Linden et al.
Fähigkeitsbeeinträchtigungen bei psychischen Erkrankungen

Hogrefe Verlag
Programmbereich Psychiatrie

W0394155

hogrefe

Michael Linden · Stefanie Baron
Beate Muschalla · Margarete Ostholt-Corsten

Fähigkeitsbeeinträchtigungen bei psychischen Erkrankungen

Diagnostik, Therapie und sozialmedizinische Beurteilung in Anlehnung an das Mini-ICF-APP

Hogrefe Verlag

Anschrift des Autors:
Prof. Dr. Michael Linden
Forschungsgruppe Psychosomatische Rehabilitation an der Charité
Universitätsmedizin Berlin
und Reha-Zentrum Seehof der Deutschen Rentenversicherung Bund
Lichterfelder Allee 55, 14513 Teltow/Berlin
Tel: 03328 345678; Fax: 03328 345555; M: 0170 5325697
E-Mail: michael.linden@charite.de

Lektorat: Dr. Klaus Reinhardt
Herstellung: René Tschirren
Bearbeitung: Ulrike Boos, Freiburg
Umschlag: Claude Borer, Basel
Druckvorstufe: punktgenau GmbH, Bühl
Druck und buchbinderische Verarbeitung: AZ Druck und Datentechnik GmbH, Kempten
Printed in Germany

Bibliografische Information der Deutschen Nationalbibliothek
Die Deutsche Nationalbibliothek verzeichnet diese Publikation in der Deutschen Nationalbibliografie; detaillierte bibliografische Daten sind im Internet über http://dnb.d-nb.de abrufbar.

Anregungen und Zuschriften bitte an:
Hogrefe AG
Lektorat Medizin/Gesundheit
Länggass-Strasse 76
3012 Bern
Schweiz
Tel. +41 31 300 45 00
info@hogrefe.ch
www.hogrefe.ch

1. Nachdruck 2020 der 1. Auflage 2015, Hogrefe AG, Bern

ISBN 978-3-456-85504-2

Inhalt

Einleitung

Die Krankheitswertigkeit von normabweichenden Gesundheitszuständen definiert sich zum einen über die Art und Intensität der Symptomatik, zum Zweiten aber auch über daraus folgende Teilhabebeeinträchtigungen, d. h. Behinderungen im Lebensvollzug. Daher sind Sommersprossen im Gesicht keine Krankheit, ein entstellendes und die soziale Interaktion behinderndes Ekzem aber sehr wohl. Teilhabebeeinträchtigungen sind von besonderer Bedeutung bei psychischen Störungen. Sie dienen als Schwellenkriterium in der Diagnostik und speziell der Abgrenzung von krank und gesund, wie das beispielsweise für die Depression oder Demenz gilt.

Mit der Einführung der ICF (Internationale Klassifikation der Funktionsfähigkeit, Behinderung und Gesundheit) durch die Weltgesundheitsorganisation (WHO, 2005) ist die Beschreibung und Klassifikation von Krankheitsfolgen international neu gegliedert worden. Unterschieden werden Funktionen, Aktivitäten und Fähigkeiten, Kontext i. S. von personbezogenen Faktoren oder Umwelt und schließlich Teilhabe als Resultante aus Fähigkeit und Kontext.

In der ICF gibt es ein eigenes Kapitel der «mentalen Funktionen». Darin sind zugleich auch Funktionsstörungen aufgeführt wie Wahn, Gedankeneingebung, Vorbeireden, Somatisierung oder Zwang, d. h. psychopathologische Krankheitssymptome. Welche Fähigkeitsbeeinträchtigungen aus solchen Krankheitssymptomen erwachsen, ist aus der ICF nicht abzuleiten, sondern bedarf einer gesonderten Analyse und Bestimmung. Ein Instrument, das diese Lücke füllt, ist das Mini-ICF-APP (Linden et al., 2009). Es gibt Fähigkeitsdimensionen vor, die regelhaft bei psychischen Erkrankungen beeinträchtigt sind und beschreibt Algorithmen, wie der Beeinträchtigungsgrad mit Blick auf Kontextfaktoren zu quantifizieren ist.

Die detaillierte Beschreibung von Fähigkeiten hat unmittelbare Bedeutung für die Patientenversorgung. Fähigkeiten sind zum einen, wie bereits angesprochen, wichtig in der Diagnostik psychischer Störungen. Zum Zweiten stellen sie wichtige Ansatzpunkte für therapeutische Interventionen dar, vom Selbstsicherheitstraining in der Psychotherapie bis zum Training beruflicher Fähigkeiten im Rahmen von Leistungen zur Teilhabe am Arbeitsleben (LTA). Zum Dritten entscheidet sich vorrangig über das «positive und negative Leistungsbild», d. h. erhaltene und beeinträchtigte Fähigkeiten, welche sozialmedizinischen Konsequenzen zu ziehen sind, d. h. von der Feststellung einer Arbeitsunfähigkeit oder Erwerbsminderung bis hin zu Unterstützungsleistungen wie betriebliches Eingliederungsmanagement oder beschütztes Wohnen.

In diesem Buch wird dargestellt, was unter Fähigkeiten zu verstehen ist, wie sie zu erfassen und zu quantifizieren sind, welche Bedeutung ihnen bei psychischen Erkrankungen zukommt und welche therapeutischen und sozialmedizinischen Folgen daraus erwachsen.

1. Psychische Fähigkeiten des Menschen

1.1 Eigenschaften und Fähigkeiten

Die belebte und die unbelebte Natur können durch Eigenschaften beschrieben werden, zum Beispiel ihre chemische Zusammensetzung, Größe, Schwere, Härte, Farbe, Schönheit oder Lebensdauer. Im Gegensatz zur unbelebten Natur hat die belebte Natur die Zusatzeigenschaft, Fähigkeiten zu haben. Die Fähigkeit von Bakterien ist, Zucker spalten zu können, von Bäumen, Kohlendioxid in Sauerstoff umzuwandeln, von Spinnen, ein Netz bauen zu können, von Hunden, sich in einem Rudel bewegen zu können oder von Menschen, philosophische Abhandlungen verfassen zu können. Die belebte Natur hat also die Eigenschaft, Aktivitäten ausüben zu können, d.h. Fähigkeiten. Auf dieses Begriffspaar «Aktivität und Fähigkeit» wird im Weiteren noch häufiger Bezug zu nehmen sein.

Der Mensch ist im Vergleich zu allen anderen Kreaturen ein besonders komplexes Wesen, das daher eine besondere Vielfalt von Fähigkeiten hat bzw. sehr unterschiedlichen Aktivitäten nachgehen kann. Die Fähigkeiten von Menschen sind nicht nur ein Unterscheidungsmerkmal zu anderen Lebewesen, sondern auch eine wesentliche Dimension der Unterscheidung zwischen verschiedenen Menschen. Die Beschreibung einer Person in Abgrenzung zu anderen Personen bedient sich einerseits Eigenschaften wie Größe, Geschlecht, Schönheit usw., andererseits aber auch Fähigkeiten, von der Fähigkeit auf andere Menschen gewinnend zugehen zu können, über die Fähigkeit, Gedichte aufsagen zu können bis hin zu der Fähigkeit, ein Auto reparieren zu können.

Fähigkeiten sind kontextgebunden. Über welche Fähigkeiten ein Mensch verfügt, hängt von seinen Anlagen, aber ganz besonders auch von seiner biografischen Entwicklung und Bildungsgeschichte ab, d.h. von sogenannten «personbezogenen Faktoren». Welche Fähigkeiten von Relevanz sind und wie sie bewertet werden, hängt von «Umweltfaktoren» ab, d.h. davon, in welchem Kontext eine Person lebt. Im Vergleich eines Möbelpackers mit einer Studentin wird eine unterschiedliche Körperkonstitution oder Intelligenz gefordert, aber auch unterschiedliche Fähigkeiten wie Heben oder Sprachfähigkeiten. Schließlich hängt der Fähigkeitsstatus eines Menschen auch noch wesentlich von seinem Gesundheits- bzw. Krankheitszustand ab, d.h. von eventuellen «Funktionsstörungen». Mit Blick auf psychische Störungen sind vor allem solche Fähigkeiten von Interesse, die emotionale, interaktive und kognitive Funktionen zur Voraussetzung haben. Hierzu gibt es eine umfangreiche psychologische Forschung, auf die im Folgenden anhand ausgewählter Beispiele näher eingegangen werden soll.

1.2 Fähigkeitsniveau und Teilleistungen

Die Zahl und das Spektrum an Aktivitäten bzw. Leistungen, die potenziell von einem Menschen erbracht werden können, sind nahezu unendlich. Dazu gehören basale Fähigkeiten des täglichen Lebens, wie beispielsweise Speisen zum Mund führen können, einen Toilettengang absolvieren oder sich anziehen können, was durch *ADL-Skalen* (Activities of Daily Living) erfasst werden kann und ein Beurteilungskriterium der Pflegebedürftigkeit ist (Katz et al., 1963). Es gibt *Intentionale Aktivitäten des täglichen Lebens*, die in IADL-Skalen operationalisiert werden. Dazu gehören im Wesentlichen komplexe Pflichtaufgaben des täglichen Lebens wie die Hausarbeit erledigen oder einkaufen zu können (Spector et al., 1987). ADL und IADL sollten jedem Menschen möglich sein. Darüber hinausgehend sind rekreative Aktivitäten des täglichen Lebens – wie Hobbys, soziale Aktivitäten, Sport oder kulturelle Aktivitäten – Unternehmungen, die nicht mehr von jedem Menschen ausgeübt werden (Linden et al., 2009). Erst recht individuell sind professionelle Aktivitäten. Menschen erwerben in ihrer schulischen und beruflichen Ausbildung sehr spezifische Fähigkeiten, wie beispielsweise eine Faktorenanalyse rechnen, einen Spagat machen, ein Herz operieren, ein Flugzeug steuern oder eine Sprache sprechen zu können. Derartige Fähigkeiten sind nicht mehr universell, sondern werden nur von ausgewählten Personen oder in speziellen Lebenssituationen gefordert.

Selbst die vergleichsweise einfachen vorgenannten Aktivitäten, wie beispielsweise sich anzukleiden, sind komplexer Natur, d.h. sie setzen jeweils bereits mehrere andere Fähigkeiten voraus. Beim Anziehen sind dies beispielsweise die Fähigkeiten, die Kleider in eine richtige Reihenfolge zu bringen, wissen, was wie in welcher Richtung anzuziehen ist, die Fähigkeit, Knöpfe oder Reißverschlüsse bedienen zu können und nicht zuletzt auch, die Fähigkeit zur Situationseinschätzung, um die richtige Kleidung nach Temperatur oder sozialer Situation auswählen zu können oder auch Farbempfinden und Modebewusstsein. Komplexe Fähigkeiten setzen zu ihrer Ausübung also eine Reihe von Mikrofähigkeiten voraus.

Will man klären, ob ein Mensch die erforderlichen Fähigkeiten besitzt, die Voraussetzung sind zur Teilhabe an einem bestimmten Lebensbereich, dann genügt es im einfachsten Fall, ihm diese Aufgabe zu stellen und zu beobachten, ob er sie hinreichend qualifiziert ausübt. Die komplexe Fähigkeit, ein Auto zu steuern, kann beurteilt werden, indem in der Fahrprüfung eine Probe dieser Fähigkeit zu geben ist. Dennoch muss in vielen Fällen auch eine gesonderte Prüfung der Einzelfähigkeiten oder «Teilleistungsfähigkeiten» erfolgen, wie der Sehfähigkeit oder des Theoriewissens beim Autofahren. Die Betrachtung solcher Teilfähigkeiten ist dann von Bedeutung, wenn diagnostisch abzuklären ist, warum jemand Beeinträchtigungen der Teilhabe zeigt bzw. wann schulend oder therapeutisch interveniert werden soll. Dies setzt theoretische Modelle darüber voraus, was unverzichtbare Teilleistungen sind, die das partizipationsrelevante Leistungsspektrum konstituieren.

Ein klassisches Beispiel sind die bereits angesprochenen Intelligenztests. Sie wurden ursprünglich entwickelt zur Auswahl von Offiziersanwärtern; dafür suchte man Menschen mit einer Mindestintelligenz. Das globale Intelligenzniveau wird gemessen, indem eine Reihe von Teilleistungen geprüft wird, die man alle als unverzichtbar ansieht. Dazu gehören Fähigkeiten, wie sich Namen oder Warenkataloge merken, Figuren erkennen oder richtig kombinieren zu können. In einschlägigen Leistungstests findet man heute ein sehr breites Spektrum von allgemeinen wie teilweise auch sehr speziellen Fähigkeiten, einschließlich motorischer oder emotionaler Tests. Die Auswahl und Zusammenstellung solcher Fähigkeiten orientiert sich jeweils am Ziel der Messung.

Ein weiterer wichtiger Ansatz zur Beschreibung von Leistungen kam aus der Schulpädagogik und im Weiteren dann aus der Kinder- und Jugendlichenpsychiatrie. Es ist seit jeher bekannt, dass Menschen sehr unterschiedliche Begabungen mitbringen. Dies gilt zum einen global, im Sinne der allgemeinen Intelligenz. Unabhängig von der Schulbildung sind Menschen unterschiedlich intelligent. Man spricht von der «fluiden Intelligenz» im Gegensatz zur bildungsabhängigen «kristallinen Intelligenz» (Cattel, 1963). Allerdings besagt dies nicht, dass alle Einzelleistungen, die in die Beurteilung des globalen Leistungsniveaus eingehen, durchgehend das gleiche Niveau haben. Manche Menschen sind sprachlich begabt, andere mathematisch, wieder andere sportlich, und am Ende erhalten alle den gleichen globalen Intelligenz- oder Leistungsquotienten.

Fallen globales und spezielles Leistungsvermögen sehr weit auseinander, dann spricht man von «Teilleistungsstörungen» (Graichen, 1973; Rösler & Retz, 2006). Es gibt sehr intelligente Menschen, die dennoch in Einzelleistungen völlig versagen. Beispiele sind eine Lese-Rechtschreibschwäche oder eine Dyskalkulie. Hier kommt dann die Psychiatrie ins Spiel, weil die Grundannahme ist, dass ein gesundes Hirn ein übliches Leistungsspektrum auf vergleichbarem Niveau erbringen muss, und dass sehr auffällige Defizite in einzelnen

Leistungen ein Hinweis auf Hirnschäden sind. Dieses Konzept der *Teilleistungsstörung (TLS)* ist weitgehend synonym mit den älteren Begriffen der *Minimal Brain Disorder (MBD)* (Strauss et al., 1947), der *Minimal Cerebral Dysfunction (MCD)* (Bax & Keith, 1963).

Das Problem mit dem Konzept der Teilleistungen ist die Schwierigkeit der Operationalisierung und Messung sowie die Abgrenzung zwischen Leistungsbeeinträchtigungen und lebensüblichen unterschiedlichen Begabungen und Persönlichkeiten von Menschen. Wann ist ein Kind «lebhaft» und wann «hyperaktiv», wann hat eine Person eine «Rechenschwäche» und wann ist sie nur mathematisch unbegabt? Einschlägige Untersuchungen von Teilleistungsstörungen kommen mit 17 % der Schulanfänger (Lempp, 1964) oder 40 % verhaltensauffälliger Kinder bei Kinderärzten (Lempp, 1971) zu Zahlen, die immner wieder Widerspruch hervorrufen und die Validität entsprechender Konzepte in Frage stellen. Die **Tabelle 1-1** zeigt die Vielfalt der potenziell zu bedenkenden Mikroleistungen bzw. Teilleistungsstörungen.

Charakteristisch auch für die Mikro- oder Teilleistungsstörungen ist, dass sie vielfach früh auftreten, d.h. schon im Kindesalter sichtbar werden, dass sie in das Erwachsenenalter hinein persistieren, zu Beeinträchtigungen der komplexen Leistungsfähigkeiten beitragen und damit auch zu erheblichen Beeinträchtigungen der Teilhabe führen. Nachuntersuchungen bei entsprechenden Kindern oder Jugendlichen zeigten, dass die Auffälligkeiten persistieren und mit zunehmendem Alter unter anderen Diagnose-Entitäten vornehmlich Persönlichkeits- und Anpassungsstörungen oder Neurosen eingeordnet werden (Focken, 1981). Die Symptome ändern sich in Abhängigkeit des Alters. Ausgehend von einer genetischen oder erworbenen Prädisposition und einer neurobiologischen Dysregulation gibt es Faktoren, die sich über die Lebensspanne altersspezifisch verändern oder nur für einen bestimmten Entwicklungsabschnitt gültig sind (Petermann, 2008). Untersuchungen an in der Kindheit betroffenen Probanden ergaben im Erwachsenenalter regelmäßig erhöhte Werte für neurophysiologische oder psychiatrische Auffälligkeiten (Milman, 1979; Sarazin & Spreen, 1986). In einer Folgeuntersuchung nach zehn Jahren fanden sich bei 15 % der inzwischen 20-jährigen Betroffenen Verhaltensstörungen gegenüber 7 % in der Vergleichspopulation (Gittelman et al., 1985).

Ein Beispiel für eine komplexe Teilleistungsstörung, die in der Kindheit beginnt und über das Erwachsenenalter hin persistiert, ist die Aufmerksamkeit-Defizit-Hyperaktivitätsstörung (ADHS). Die Übergänge vom kindlichen ADHS zum ADHS im Erwachsenenalter sind gut untersucht (Philipsen, 2008). Galt die ADHS zunächst als eine Erkrankung des Kindes- und Jugendalters, so versteht man heute darunter eine Störung über die Lebensspanne. Die Präva-

Tabelle 1-1: Beispiele potenzieller Teilleistungsstörungen

• Aufmerksamkeitsstörung
• Hyperaktivität
• Impulskontrollstörung und Selbststeuerungsdefizite
• Artikulationsstörung
• Dyspraxie
• Dyskalkulie
• Dysgrammatismus
• Legasthenie, LRS, Leserechtschreibschwäche
• Störung der Figurenhintergrunddifferenzierung
• Körperschemastörung
• Prosopagnosie
• Störung der Feinmotorik oder der Hand-Augen-Koordination
• Störung des Kurzzeitgedächtnisses
• Störung der serialen Erfassung (ABCD...)
• Störung im Nachahmen
• Störung in der Lokalisation taktiler Reize
• Synkinesien – Störung der Bewegungsunterdrückung
• vegetative Labilität (z. B. Wach-Schlaf-Störung, Erröten)
• Störung des Sozialverhaltens (z. B. Distanzminderung, Frustrationsintoleranz, Einsilbigkeit, mangelndes Durchhaltevermögen)

lenz von ADHS im Kindesalter wird mit 4 bis 10 % angegeben. Bei einer Nachuntersuchung an 119 jungen Männern, bei denen die Diagnose ADHS bereits im Kindesalter gestellt wurde, konnte zwar eine Verringerung des Symptomscores festgestellt werden, aber 90 % der untersuchten Probanden zeigten kein zufriedenstellendes Funktionsniveau (Biedermann et al., 2000). Nach Kriterien des DSM-IV ist in einer Follow-up-Untersuchung im 25. Lebensjahr bei 15 % der Betroffenen das Vollbild der ADHS diagnostizierbar, bei etwa der Hälfte kann eine Teilremission gesehen werden. Von 100 Kindern mit ADHS nach DSM-IV haben demnach 65 % im Alter von 25 Jahren laut einer Metaanalyse von Follow-up-Studien eine objektivierbare Symptomatik (Faraone et al., 2006). In einer Metaanalyse berechnete eine brasilianische Arbeitsgruppe eine weltweite Prävalenzrate für ADHS von 5,29 % im Kindesalter und 4,4 % im Erwachsenenalter (Polanczyk et al., 2007). Andere Untersuchungen bestätigen diese Prävalenzrate von 2 bis 5 % ADHS-Betroffener im Erwachsenenalter (Fayyad et al., 2007).

Zusammenfassend schreiben Rösler & Retz (2006, S. 77):

> Die ADHS ist eine häufige chronische Erkrankung des Kindes-, Jugend- und Erwachsenenalters. Die psychopathologische Kernsymptomatik besteht in allen Lebensaltern aus den Syndromen Aufmerksamkeitsstörung, Impulsivität und Hyperaktivität. Während Impulsivität und Hyperaktivität im Verlauf eine rückläufige Tendenz erkennen lassen oder einem Symptomwandel unterliegen, bleiben die Aufmerksamkeitsstörungen bei Erwachsenen oft unverändert und sind meist mit desorganisiertem Verhalten vergesellschaftet.

Die daraus resultierenden Funktionsstörungen behindern die Betroffenen im Erwachsenenalter bei einer «normalen» Lebensführung:

- mehr Unfälle (Verkehrsunfälle, Hundebissverletzungen, Haushaltsunfälle) (Fischer et al. 2007)
- häufige Wohnort- und Jobwechsel mit Verfehlen der beruflichen Möglichkeiten (Biedermann et al., 2008)
- häufige Trennung und Neuaufnahme von Lebenspartnerschaften (Robin, 2002)
- riskantes Freizeitverhalten, Suchtmittelmissbrauch, Suchtmittel-Anhängigkeit, schlechtere Gesundheitsfürsorge (Ohlmeier et al., 2007)
- psychische Erkrankungen, Komorbiditäten: Ängste, Depressionen, bipolare Störung, Persönlichkeitsstörungen (Biedermann et al., 1993; Kessler, 2007)
- erhöhte Rate an Straffälligkeit, illegalen Verhaltensweisen und Haftstrafen (Manuzza et al., 2008)
- hohe sozioökonomische Bedeutung durch krankheitsassoziierte Folgekosten (Behandlung, Komorbidität und Ausfallzeiten) (Hodgkins et al. 2011).

Tabelle 1-2 zeigt eine Skala (MCD-TLS-Skala, Minimale Cerebrale Dysfunktion –Teilleistungsstörung), die sowohl anamnestisch wie zu aktuellenVerhaltensauffälligkeiten wesentliche Indikatoren für Teilleistungsstörungen syndromal im Sinne einer MCD erfragt (Linden, 2014).

Tabelle 1-2: MCD-TLS-Skala (Linden 2014) *(Fortsetzung auf den nächsten Seiten)*

Bitte beantworten Sie die folgenden Aussagen und Feststellungen und kreuzen Sie die für Sie zutreffende Spalte an. Bitte lassen Sie keine Zeile aus!

Wenn ich an meine Kindheit denke, dann erinnere ich bzw. man hat mir von folgenden Problemen erzählt:	**gar nicht**	**trifft leicht zu**	**trifft teilweise zu**	**trifft zu**	**trifft stark zu**
1. Man hat mir erzählt, dass meine Mutter, während sie mit mir schwanger war, krank war oder es Schwangerschaftsprobleme gab.	0	1	2	3	4
2. Man hat mir erzählt, dass meine Mutter, während sie mit mir schwanger war, schweren psychischen Belastungen und Stress ausgesetzt war.	0	1	2	3	4
3. Man hat mir erzählt, dass es bei meiner Geburt Probleme gab (z. B. Frühgeburt, schwere Geburt oder anderes).	0	1	2	3	4
4. Ich weiß, dass ich als Säugling unter Ernährungs- und Gedeihstörungen gelitten habe.	0	1	2	3	4
5. Ich weiß, dass ich mit dem Laufenlernen Probleme hatte (z. B. zu spät, Tapsigkeit, Probleme mit Leitersteigen oder Rollerfahren).	0	1	2	3	4
6. Ich hatte Probleme mit der Sprachentwicklung (z. B. auffällig lange undeutlich oder stotternd).	0	1	2	3	4
7. Ich hatte mit dem Bettnässen noch nach dem 5. Lebensjahr Probleme.	0	1	2	3	4
8. Ich hatte mit Daumenlutschen oder Nägelknabbern auch nach dem 5. Lebensjahr noch Probleme.	0	1	2	3	4
9. Ich habe als Kind oder auch später unter unwillkürlichen Zuckungen oder Tics (z. B. im Kopfbereich) gelitten.	0	1	2	3	4
10. Ich weiß, dass ich als kleines Kind außergewöhnlich unruhig oder ängstlich oder erregbar war.	0	1	2	3	4
11. Ich wurde in der Schule häufiger ermahnt, Ruhe zu geben, nicht rum zu zappeln, sitzen zu bleiben oder nicht zu stören.	0	1	2	3	4
12. Ich war in der Schule außergewöhnlich leicht ablenkbar und unkonzentriert.	0	1	2	3	4

Wenn ich an meine Kindheit denke, dann erinnere ich bzw. man hat mir von folgenden Problemen erzählt:	**gar nicht**	**trifft leicht zu**	**trifft teilweise zu**	**trifft zu**	**trifft stark zu**
13. Ich hatte in der Schule mit dem Rechtschreiben besondere Probleme.	0	1	2	3	4
14. Ich hatte in der Schule mit dem Rechnen besondere Probleme.	0	1	2	3	4
15. Ich hatte in der Schule mit dem Gedächtnis, Lernen oder Behalten Schwierigkeiten.	0	1	2	3	4
16. Ich hatte in der Schule mit dem Sport Probleme (z. B. wegen Ungeschicklichkeit oder besonderen Bewegungen).	0	1	2	3	4
17. Ich war in der Schule unter den Klassenkameraden ein Außenseiter.	0	1	2	3	4
18. Ich hatte schon einmal eine Gehirnhautentzündung.	0	1	2	3	4
19. Ich hatte schon einmal einen schweren Unfall mit Kopfbeteiligung (z. B. Bewusstlosigkeit).	0	1	2	3	4

Wenn ich mich und meine Persönlichkeit beschreiben sollte, dann gilt:	**gar nicht**	**trifft leicht zu**	**trifft teilweise zu**	**trifft zu**	**trifft stark zu**
Orientierung					
20. Es passiert mir immer wieder, dass ich beim Verlassen fremder Wohnungen statt der Wohnungstür versehentlich eine andere Tür benutzen will.	0	1	2	3	4
21. Wenn ich im Wald spazieren gehe, dann habe ich ziemliche Probleme, die Himmelsrichtung zu wissen, mich zu orientieren oder die richtige Richtung zu finden.	0	1	2	3	4
22. Wenn ich in einer fremden Stadt herumlaufe, habe ich ziemliche Probleme damit, im Gewirr der Straßen noch zu wissen, in welche Richtung ich muss.	0	1	2	3	4

Wenn ich mich und meine Persönlichkeit beschreiben sollte, dann gilt:	**gar nicht**	**trifft leicht zu**	**trifft teilweise zu**	**trifft zu**	**trifft stark zu**
23. In großen oder verwinkelten Gebäuden oder Kaufhäusern habe ich kein Gespür, wo ich rauskomme.	0	1	2	3	4
24. Beim Telefonieren oder Aufschreiben von Zahlen verwechsle ich immer wieder einmal die Reihenfolge einzelner Ziffern.	0	1	2	3	4
Mnestik					
25. Ich habe Probleme damit, Gesichter wiederzuerkennen.	0	1	2	3	4
26. Ich habe ausgesprochene Schwierigkeiten, mir Namen zu merken.	0	1	2	3	4
27. Ich kann mir Telefonnummern oder Geheimnummern (z. B. EC-Karten-PIN) schon immer ganz schlecht merken.	0	1	2	3	4
28. Mir liegen ganz häufig Worte auf der Zunge, ohne dass ich drauf komme.	0	1	2	3	4
29. Beim Einkaufen vergesse ich immer wieder Dinge, die ich mitbringen sollte.	0	1	2	3	4
Kognitionen					
30. Ich verwechsle immer wieder Worte oder gebrauche sie anders, als gedacht.	0	1	2	3	4
31. Ich verhaspele mich immer wieder beim Reden, insbesondere wenn ich angespannt bin.	0	1	2	3	4
32. Grammatik oder viele komplizierte Nebensätze bringen mich aus dem Takt.	0	1	2	3	4
33. Wenn ich etwas erklären will, dann muss ich oft viele Worte machen und rede eher umständlich und kompliziert.	0	1	2	3	4
34. Es passiert mir immer wieder, dass ich beim Reden steckenbleibe oder mir der Faden reißt.	0	1	2	3	4

Wenn ich mich und meine Persönlichkeit beschreiben sollte, dann gilt:	gar nicht	trifft leicht zu	trifft teilweise zu	trifft zu	trifft stark zu
35. Es fällt mir schwer, Dinge kurz und knapp auszudrücken.	0	1	2	3	4
36. Wenn ich unter Druck bin, komme ich immer wieder ins Stottern, oder mein Redefluss ist dann wie blockiert.	0	1	2	3	4
Vegetative Labilität					
37. Wenn ich nicht genug Schlaf bekomme, dann ist mit mir überhaupt nichts mehr anzufangen.	0	1	2	3	4
38. Lärm wird mir schon immer schnell zu viel.	0	1	2	3	4
39. Ich brauche immer wieder Kaffee oder Tee, um mich in Gang zu bringen und gegen Mattigkeit anzukämpfen.	0	1	2	3	4
40. Ich bin von jeher sehr schnell erschöpfbar und überlastet.	0	1	2	3	4
41. Ich bin seit jeher leicht erschreckbar oder erregbar.	0	1	2	3	4
42. Ich hatte mit Kopfschmerzen schon immer Probleme.	0	1	2	3	4
43. Wenn ich ein paar Tassen Kaffee zu viel trinke, dann werde ich innerlich ausgesprochen unruhig oder zittrig.	0	1	2	3	4
Emotionen					
44. Ich würde sagen, dass ich mich schnell aufrege.	0	1	2	3	4
45. Es kommt immer wieder vor, dass ich mich viel mehr aufrege und gehen lasse, als ich eigentlich will.	0	1	2	3	4
46. Ich verstehe manchmal selbst nicht, warum ich mich so sehr aufrege oder aufgeregt habe.	0	1	2	3	4
47. Wenn ich einen rührseligen Film sehe, kann ich nur schwer die Tränen zurückhalten.	0	1	2	3	4
48. Ich bin im Umgang mit anderen Menschen viel ungehaltener und barscher, als ich es eigentlich sein will.	0	1	2	3	4

Wenn ich mich und meine Persönlichkeit beschreiben sollte, dann gilt:	**gar nicht**	**trifft leicht zu**	**trifft teilweise zu**	**trifft zu**	**trifft stark zu**
49. Wenn ich mich über irgendetwas geärgert habe, brauche ich furchtbar lange, bis ich mich wieder beruhige.	0	1	2	3	4
50. Ich gerate emotional schnell in unterschiedliche Gefühlszustände (z. B. eben noch gelacht haben, jetzt weinen).	0	1	2	3	4
51. Ich bin jemand, der schon bei Kleinigkeiten ausrasten oder an die Decke gehen kann.	0	1	2	3	4
Motorik					
52. Meine Handschrift war schon immer ungelenk oder krakelig.	0	1	2	3	4
53. Für das Abtrocknen von dünnen Gläsern bin ich zu ungeschickt.	0	1	2	3	4
54. Arbeiten, die eine ruhige Hand brauchen, sind nicht meine Sache.	0	1	2	3	4
55. Mein Gang ist eher unrund oder ungelenk.	0	1	2	3	4
56. Geschmeidige Bewegungen sind nicht meine Sache.	0	1	2	3	4
57. Beim Tanzen stelle ich mich eher holprig an.	0	1	2	3	4
58. Wenn ich konzentriert etwas tue, bewegen sich oft meine Lippen, die Zunge, Finger oder Füße unwillkürlich mit.	0	1	2	3	4
Aufmerksamkeit					
59. Ich bin ganz leicht ablenkbar.	0	1	2	3	4
60. Mir passieren schnell einmal Flüchtigkeitsfehler.	0	1	2	3	4

Wenn ich mich und meine Persönlichkeit beschreiben sollte, dann gilt:	**gar nicht**	**trifft leicht zu**	**trifft teilweise zu**	**trifft zu**	**trifft stark zu**
61. Wenn ich mich mit etwas beschäftige, springe ich immer von einer Sache zur anderen.	0	1	2	3	4
62. Beim Zuhören werde ich schnell ungeduldig.	0	1	2	3	4
63. Ich verlege immer wieder Gegenstände wie Schlüssel oder Papiere.	0	1	2	3	4
64. Über längere Zeit an einer Sache zu bleiben, ist nicht meine Sache.	0	1	2	3	4
Aktivität und Antrieb					
65. Ich würde mich als einen hippeligeren Mensch bezeichnen, der ständig in Bewegung ist.	0	1	2	3	4
66. Wenn ich ruhig sitzen muss, ist das für mich nicht einfach.	0	1	2	3	4
67. Ich bin ständig aktiv und in Bewegung.	0	1	2	3	4
68. Ich habe Probleme in einer Schlange zu stehen und ruhig zu warten, bis ich dran bin.	0	1	2	3	4
69. Ich unterbreche andere immer wieder mit meinen Einfällen.	0	1	2	3	4
70. Ich gehe anderen mit meiner Unruhe oder ständigen Aktivität immer wieder einmal auf die Nerven.	0	1	2	3	4

Aus den Erkenntnissen zum Zusammenhang zwischen globalem Fähigkeits- und Leistungsniveau, Teilleistungs- oder Teilfähigkeitsspektrum und Teilleistungs- oder Teilfähigkeitsbeeinträchtigungen ergeben sich mehrere wichtige Konsequenzen für die Fähigkeitsmessung, -beurteilung und das Fähigkeitstraining:

a) Es gibt eine große Zahl unterschiedlichster Fähigkeiten und Leistungen. Es wird daher im Einzelfall niemals möglich sein, alle Leistungen zu messen.
b) Komplexe Fähigkeiten sind immer Resultante einer Reihe von Teilleistungen, die von unterschiedlicher Bedeutung für die Gesamtleistung sind.
c) Soweit ein globales Fähigkeits- und Leistungsniveau erstellt werden soll, verlangt dies bereits eine Vorauswahl der eingeschlossenen Indikatoren und Leistungsanforderungen. Je nach Ziel wird man unterschiedliche Globalleistungen erstellen.
d) Ein bestimmtes Niveau der Globalleistung kann nicht ausschließen, dass es in einzelnen Teilfähigkeiten zu Minderleistungen kommt und sich daraus dann Teilhabeprobleme trotz guter Gesamtleistung ergeben.
e) Versuche einer Besserung der Beeinträchtigungen von Teilhabe bzw. Partizipation müssen vorab klären, welche Fähigkeitsdefizite die Ausübung bestimmter Aktivitäten verhindern. Dies können je nach Kontext komplexe Fähigkeiten wie auch Mikrofähigkeiten sein.

1.3 Psychische Fähigkeiten und Persönlichkeitspsychologie

«Fähigkeiten von Menschen» haben in der Psychologie seit jeher große Aufmerksamkeit erfahren unter Stichworten wie zum Beispiel Persönlichkeit, soziale Kompetenz, Problemlösung oder Coping. Es handelt sich um Persönlichkeitseigenschaften, die Leistungen ermöglichen und für eine erfolgreiche Lebensbewältigung von zentraler Bedeutung sind (Asendorpf, 1996). Es werden beispielsweise motorische, sprachliche, musikalische, soziale oder kognitive Fähigkeiten unterschieden. Nach Jost (2008) ist vor allem die Unterscheidung zwischen psychischen und körperlichen Fähigkeiten von Relevanz. Zu den psychischen Fähigkeiten zählen die Eigenschaften einer Person, die ihr die mentale Durchführung von Tätigkeiten ermöglichen, d.h. kognitive (z.B. Problemlösefähigkeit), soziale (z.B. Kommunikationsfähigkeit, Fertigkeiten zur Konfliktbewältigung) und emotionale (z.B. Regulation negativer Emotionen) Fähigkeiten sowie Fähigkeiten der Selbstregulation. Die körperlichen Fähigkeiten dagegen beschreiben die motorischen und physikalischen Eigenschaften einer Person, die eine körperliche Ausführung von Tätigkeiten möglich machen, zum Beispiel Körperkraft, Schnelligkeit oder Geschicklichkeit.

Eigenschaften von Menschen sind einerseits Attribute oder differenzielle Merkmale einer Person i. S. von «personbezogenen Faktoren». Wie bereits ausgeführt, werden aus Eigenschaften Fähigkeiten, wenn es um Handlungen und die Ausübung von Aktivitäten geht. Beweglichkeit ist eine Sache, Tennisspielen eine andere. Eigenschaften werden von der Person her definiert, Fähigkeiten von zu meisternden Aufgaben und Zielen. Diese Unterscheidung hat die Forschung in der Psychologie oder den Sportwissenschaften seit jeher beschäftigt. Ein Beispiel ist der Versuch, eine unspezifische fluide Intelligenz von einer kulturspezifischen erworbenen kristallinen Intelligenz zu unterschieden (Cattel, 1963), wobei Erstere als Grundeigenschaft einer Person verstanden wird und mit Letzterer die Anwendung von Wissen, das im Laufe des Lebens erworben wurde, auf die Lösung von Problemen. Dennoch ist eine Trennung zwischen persongebundenen Eigenschaften und Fähigkeiten zur Ausübung von Aktivitäten nur bedingt möglich. Im Folgenden sollen ausgewählte psychische Fähigkeiten näher beschrieben werden, wobei immer auch personbezogene Eigenschaften, die in die jeweiligen Fähigkeiten mit einfließen, genannt werden müssen.

Gewissenhaftigkeit und Anpassung an Regeln und Routinen

Eine wichtige menschliche Fähigkeit ist Gewissenhaftigkeit und die Fähigkeit, vorgegebene Regeln und Routinen einzuhalten. Sie ist sowohl bei der Durchführung konkreter Aufgaben wie auch in sozialen Interaktionen von Bedeutung. Gemeint ist die Fähigkeit, sich an vorgegebene Regeln zu halten, Dinge exakt nach den Vorgaben zu erledigen, Routineabläufe in immer der gleichen Form durchzuführen oder soziale Normen oder Absprachen einzuhalten. Damit verbunden sind Genauigkeit, Detailtreue und Verlässlichkeit. Die erfolgreiche Korrektur eines Textes, die Reparatur einer Waschmaschine oder die Leitung eines Betriebes setzen diese Fähigkeiten zwingend voraus. Gleichermaßen hängt aber auch das Funktionieren sozialer Systeme wesentlich davon ab. Die Durchführung einer Klinikkonferenz oder die Aufgabenverteilung in einem Team sind ohne diese Fähigkeit nicht denkbar. Die Fähigkeit der Verlässlichkeit und Regelbefolgung ermöglicht in unterschiedlichsten Kontexten eine optimale Aufgabenerledigung und stellt auch im sozialen Kontext einen wichtigen Vorteil dar (McNamara et al., 2009). Selbstbeurteilte Gewissenhaftigkeit sagt das Vorgesetztenurteil über den Berufserfolg vorher (Mount et al., 1998).

Bei übertriebener Ausprägung wird auch von skrupulös, Perfektionismus oder Zwanghaftigkeit gesprochen (Beck et al., 2004; Carson, 2010; de Bono, 1992; Gardner, 1999; Salzmann, 1968), bei zu geringer von Schlampigkeit oder

Unzuverlässigkeit. Menschen können sich hinsichtlich dieser Fähigkeit wesentlich unterscheiden (Asendorpf & Neyer, 2012). Deshalb haben sich die Persönlichkeitspsychologie und Arbeitspsychologie intensiv mit dieser Fähigkeit befasst. Oldham und Morris (1995) haben Verlässlichkeit (conscientiousness) als Persönlichkeitseigenschaft beschrieben, die charakterisiert ist, durch das Bestreben, Dinge richtig und perfekt und detailgenau zu machen. Gewissenhaftigkeit ist eine der Persönlichkeitsdimensionen des *Big-Five-Modells.* Instrumente, mit der diese Persönlichkeitseigenschaft erfasst werden kann, sind zum Beispiel das *NEO-FFI* (Thompson, 2008) oder das *Bochumer Inventar zur berufsbezogenen Persönlichkeitsbeschreibung* (Hossiep & Paschen, 2003).

Gewissenhaftigkeit, Genauigkeit und Regelbefolgung sind erst mit dem Erwachsenenalter voll ausgeprägt und nehmen im weiteren Leben noch zu. Dies weist darauf hin, dass es sich nicht nur um eine anlagebedingte Eigenschaft handelt, sondern um eine Fähigkeit, die durch Training oder Umweltvorgaben zumindest bereichsspezifisch erworben werden kann. In vielen Berufen wird Sorgfalt und Verlässlichkeit explizit gefordert, trainiert und durch Qualitätssicherungssysteme überwacht.

Problembewältigungsfähigkeit und Intelligenz

Jeder Mensch ist täglich gefordert, Aufgaben zu erfüllen, Probleme zu bewältigen und Herausforderungen zu begegnen, was auch als «Stress» definiert ist. Die Fähigkeit zur Bewältigung von Aufgaben oder «Stressoren» wird als *Coping* bezeichnet (Lazarus, 1966). Stress ist definiert als eine spezifische physiologische und psychische Reaktion auf interne und externe Reize, die das Gleichgewicht der betreffenden Person stören und eine Anpassungsleistung erfordern. Stress ist zunächst einmal weder gut noch schlecht, sondern eine Alltäglichkeit. Menschen stehen unterschiedliche Bewältigungsmechanismen zur Verfügung, die sie flexibel auf unterschiedliche Stressoren anwenden können. Stressoren sind einerseits kritische Lebensereignisse wie zum Beispiel Todesfälle oder Kündigung, zum anderen aber auch alltägliche Belastungen, von Ankleiden der Kinder im Privatleben bis zum Schreiben eines Beschaffungsantrags im Berufsleben (Seifge-Krenke, 2002). Derartige Aufgaben und Herausforderungen können punktuell und vorübergehend auf die Person treffen, aber auch anhaltend und zeitlich andauernd das Leben der Person beeinflussen.

Das *kognitiv-transaktionale Modell* von Lazarus und Folkman zählt zu den bekanntesten Stress- und Copingkonzepten (Kudielka & Kirschbaum, 2002). Im Mittelpunkt dieses Modells steht die kognitive Bewertung der Situation und der erforderlichen Anpassungsleistungen, sie bildet das Bindeglied zwischen der

Person und seiner Umwelt. In einem mehrstufigen Bewertungsprozess werden die Wahrnehmung der Stressoren, die anschließende Bewältigung und die subjektive Stressreaktion des Individuums beschrieben. Nach diesem Modell ist die gesundheitsschädigende Wirkung von Stress weniger auf die Stressoren zurückzuführen, sondern vielmehr auf Defizite im Bewältigungsverhalten bzw. in der Anpassungsfähigkeit (Seifge-Krenke, 2002). Es impliziert, «dass es ausschließlich von den individuellen Bewertungen bzw. Bewältigungsfähigkeiten einer Person abhängt, ob ein Ereignis oder ein Merkmal einen Stressor darstellt oder nicht (Zapf & Semmer, 2004, S. 1021). Ausgehend von diesem Modell kann man zwischen problemzentriertem und emotionszentriertem Coping unterscheiden. Während man beim *problemzentrierten Coping* versucht, den Stressor und damit die Umgebungsbedingungen zu modifizieren bzw. ein Problem zu lösen und auf die Belastung einzuwirken, zielt das *emotionszentrierte Coping* auf die Bewältigung negativer Emotionen ab, beispielsweise im Rahmen der Bewältigung kritischer Lebensereignisse, wenn die Situation an sich nicht mehr geändert werden kann (Kohlmann, 2002; Seifge-Krenke, 2002).

Schwarzer (2002) unterscheidet vier Formen der Bewältigung:

1) Das *reaktive Coping* bezieht sich auf die Bewältigung eines bereits eingetroffenen Ereignisses. Die Anpassungsleistung besteht hier in einer Kompensation des Schadens oder Verlustes bzw. einer Neudefinition und -bewertung von Zielen und Handlungsmöglichkeiten.
2) Beim *antizipatorischen Coping* dagegen versucht man, vorausschauend und planend einen Schaden oder einen Verlust zu vermeiden bzw. zu minimieren, noch bevor das betreffende Ereignis stattgefunden hat.
3) Von *präventivem Coping* ist die Rede, wenn unbekannte Risiken in ferner Zukunft im Fokus stehen, deren Eintreten unsicher und nicht vorhersehbar ist. In diesem Sinne werden Ressourcen aufgebaut bzw. erhalten, allgemeine Risiken minimiert und das Individuum vor Bedrohungen gestärkt.
4) Ähnliches passiert beim *proaktiven Coping*, wo es unter anderem um die kontinuierliche Optimierung von Ressourcen und Lebensbedingungen geht, um die Widerstandsfähigkeit einer Person in der Auseinandersetzung mit ihrer Umwelt zu steigern und dadurch die Funktions- und Leistungsfähigkeit ständig zu verbessern.

Ein weiteres Copingkonzept kommt aus der Entwicklungspsychologie. Die Auseinandersetzung mit und die Bewältigung von Entwicklungsaufgaben kann aus entwicklungspsychologischer Sicht auch als Herausforderung bzw. Stressor betrachtet werden (Lindenberger, 2002). Als Copingformen werden «assimilatives» und «akkomodatives» Bewältigungsverhalten unterschieden. Als assimilativ sind alle problemorientierten Handlungsmöglichkeiten zu bezeichnen, die «die Diskrepanz zwischen Situation und Entwicklungszielen durch Veränderung der Umwelt reduzieren» (Lindenberger, 2002, S. 390). Akkomodatives Bewältigungsverhalten ist hingegen durch ein Aufgeben und Abwerten von nicht zu erreichenden Zielen, die Verringerung des Anspruchsniveaus sowie eine positive Neubewertung von Zielen, die besser zu erreichen sind, gekennzeichnet und somit durch Flexibilität in der Zielanpassung.

Je nachdem, wie funktional die eingesetzten Bewältigungsfähigkeiten und -strategien in einer Anforderungs- oder Belastungssituation sind, kann das Wohlbefinden aufrechterhalten werden, oder es wird eine psychobiologische Dysstressreaktion ausgelöst. Der andauernde Einsatz dysfunktionaler Bewältigungsstrategien kann dann zu einer chronischen psychischen und körperlichen Beeinträchtigung führen (Lovallo, 2004).

Ein anderer Ansatz zur Beschreibung von Problemlösefähigkeiten und Coping kommt aus der Intelligenzpsychologie. *Intelligenz* kann definiert werden als die Fähigkeit einer Person, zielgerichtet zu denken und zu handeln bzw. kognitive Prozesse zu nutzen, um sich mit Problemstellungen auseinanderzusetzen, bei denen der Lösungsweg nicht unmittelbar erkennbar ist (Haase, 2002). Nach Klix (1971) stellt eine Situation ein Problem dar, wenn sie durch einen unerwünschten Anfangszustand, einen erwünschten Endzustand und eine Barriere gekennzeichnet ist, wobei eine direkte Überwindung der Barriere, momentan zumindest, nicht möglich erscheint. Beim Problemlösen geht es also um die Überwindung dieser Barriere, über die Suche und Schaffung neuer Lösungswege. Dies setzt auch Lernprozesse in Gang, in dem Sinne, dass Erfahrungen auf dem Weg zur Lösung abgespeichert und für die Lösung neuer Probleme zur Verfügung gestellt werden können. Ob eine Situation für eine Person ein Problem darstellt, ist individuell verschieden und hängt von deren Wissen und Fertigkeiten, also personbezogenen Faktoren, ab (Schoppek & Putz-Osterloh, 2003). Die Fähigkeit Probleme zu lösen, ist also von der Intelligenz abhängig (Schoppek & Putz-Osterloh, 2003). Sie lässt sich als Verknüpfung von Intelligenz und Wissen verstehen – als die intelligente Anwendung von Wissen. Dabei beeinflusst «die Intelligenz während eines bestimmten Problemlöseprozesses den Erwerb, die Modifizierung und Anwendung des dafür benötigten Wissens» (Schulz, 2012).

Es gibt viele verschiedene Intelligenztheorien, die Intelligenz jeweils unterschiedlich operationalisieren. Eine allgemeingültige Definition existiert nicht. Die verschiedenen Intelligenztheorien unterscheiden sich in der angenommenen Struktur und der Anzahl der beteiligten, voneinander unabhängigen Intelligenzfaktoren. Ein klassisches Modell geht auf Spearman (1904) zurück mit seiner *Zwei-Faktoren-Theorie der Intelligenz.* Er postuliert einen Faktor für allgemeine Intelligenz, den sogenannten «g-Faktor», der alle verschiedenen Leistungsbereiche beeinflusst. Daneben beschreibt er eine Reihe von bereichsspezifischen Intelligenzfaktoren (s-Faktoren), die jedoch dem allgemeinen Intelligenzfaktor untergeordnet sind. Nach diesem Modell repräsentieren verschiedene Intelligenzmessverfahren immer diese beiden Faktoren, wobei positive Korrelationen auf den g-Faktor zurückzuführen sind. In gleicher Weise unterschied Cattel (1963) zwischen fluider und kristalliner Intelligenz. Unter *fluider Intelligenz* wird die Fähigkeit verstanden, unbekannte Probleme zu lösen, sich an neue Situationen und Aufgaben flexibel anzupassen, ohne dabei auf besonderes Wissen zurückgreifen zu müssen. Bei der *kristallinen Intelligenz* handelt es sich hingegen um die Fähigkeit, erworbenes Wissen differenziert auf die Lösung von Problemen anzuwenden bzw. die Urteilskompetenz – kurz: alle Fähigkeiten, die im Laufe des Lebens erworben werden.

Einer empirischen Untersuchung hielten diese Modelle jedoch nur bedingt stand (Asendorpf, 1996), weshalb man im Weiteren von multiplen Intelligenzen ausging. In diesem Sinne beschreibt Gardner (1983) sieben voneinander unabhängige «Intelligenzen»: die sprachliche, musikalische, logisch-mathematische, räumliche, körperlich-kinästhetische, inter- und intrapersonale, denen jeweils auch eigene neuronale Schaltkreise im Gehirn zugrunde liegen sollen.

Ein Schritt weiter geht schließlich Sternberg (1985), der Intelligenz zielorientiert definiert und die bei Problemlösungen ablaufenden kognitiven Prozesse in einem triarchischen (dreiteiligen) Modell der Intelligenz beschreibt. Dazu zählt zum einen die Fähigkeit, sich in seine soziokulturelle Umwelt zu integrieren, mit anderen entsprechend der eigenen Fähigkeiten und Interessen zu interagieren und dabei soziale Normen zu achten. Zum Zweiten sind frühere Erfahrungen auf neue Situationen anzuwenden bzw. in Automatisierungen im Umgang mit bereits bekannten Situationen zu überführen. Zum Dritten bedarf es der Fähigkeit zur Prozesssteuerung, von der Planung und Auswahl von Lösungsschritten (Metakomponenten), über die Umsetzung in aktives Verhalten (Ausführungskomponenten) bis hin zur Integration neuer Informationen (Wissenserwerbskomponenten).

Flexibilität und Umstellungsfähigkeit

Jeder Mensch ist mit wechselnden Anforderungen konfrontiert und muss sich an neue Gegebenheiten anpassen können. Die gilt insbesondere in der heutigen Zeit, die durch Schnelllebigkeit, Neuerungen und häufige Veränderungen gekennzeichnet ist. Im privaten Umfeld muss man sich fortlaufend mit technischen Veränderungen auseinandersetzen (z. B. neue Betriebssysteme für den PC, neue Handy-Formate, Kommunikation via Facebook oder Twitter). Im beruflichen Bereich gilt es, sich flexibel auf neue Projekte, Kollegen, technologische Innovationen oder Umstrukturierungen einzustellen (Kröger & Staufenbiel, 2012). Die Umstellungsfähigkeit, die Fähigkeit zur Anpassung an neue Situationen und die Fähigkeit, flexibel auf Neuerungen zu reagieren, ist daher für die Alltagsbewältigung eines jeden Menschen von höchster Bedeutung (Sarges, 2000).

Arnold et al. (1993) definieren *Flexibilität* als Anpassungsfähigkeit oder Beweglichkeit in der Motorik, im Denken und Handeln. Dorsch (1982) beschreibt Flexibilität als «Umstellungsfähigkeit», als Bereitschaft, sein Verhalten und Einstellungen zu ändern. Schmuck (1996) unterscheidet darüber hinaus zwischen der Flexibilität als herausgeforderter oder spontaner Verhaltensoptimierung. Im ersten Fall machen Veränderungen in der Umwelt eine Verhaltensänderung erforderlich, um gesetzte Ziele zu erreichen. Im zweiten Fall gibt es keine umweltbedingte Notwendigkeit, aber dennoch kommt es zu einer Verhaltensänderung. Der herausgeforderten Flexibilität kann die *Rigidität* gegenüber gestellt werden. Gemeint ist eine Unbeweglichkeit des Menschen, ein Festhalten an Einstellungen, Gewohnheiten und Handlungen, obwohl diese aufgrund sich ändernder Umweltbedingungen dysfunktional geworden sind (Gönner & Bischoff, 2009). Der Gegenpart zur spontanen Flexibilität ist die *Trägheit*, also ein Festhalten an bewährten Gewohnheiten. Flexibilität ist abhängig von Situations- und Persönlichkeitsmerkmalen und kann je nach Anforderung mehr oder weniger ausgeprägt sein.

Intentionalität, Proaktivität und Spontanverhalten

Intentionalität, Zielgerichtetheit, Planungsfähigkeit und Eigeninitiative beschreiben eine Gruppe von Fähigkeiten, die vor allem in der Arbeitspsychologie erforscht wurden. Eigeninitiatives Verhalten ist charakterisiert durch die Komponenten selbststartendes Verhalten, Proaktivität und Persistenz (Fay & Frese, 2001; Frese & Fay, 2001; Frese et al., 2008). *Selbststartendes Verhalten* zeichnet sich dadurch aus, dass die Person selbst etwas tut, ohne dass dazu ein expliziter Auftrag gegeben worden ist, oder dass diese Aktivität im Aufgabenprofil enthalten ist. Proaktivität bedeutet, dass die Person aktiv, langfristig und vorausschauend die Aktivitäten verfolgt, d. h. Probleme und Chancen antizipiert und dementsprechend handelt. Es wird nicht abgewartet, bis ein Problem eintritt, sondern es wird prophylaktisch problemlösend gehandelt, und es wird nicht gewartet auf Chancen, die sich ergeben, sondern es wird versucht, selbst günstige Bedingungen für zielführende Aktivitäten zu schaffen. *Persistenz* bedeutet, dass das Verhalten auch bei auftretenden Schwierigkeiten und Hindernissen aufrechterhalten wird, die eigeninitiativ handelnde Person wird nicht so schnell aufgeben und eine Aktivität bei auftretenden Schwierigkeiten einstellen, sondern sie wird sich von Rückschlägen nicht entmutigen lassen. Planungsfähigkeit und Intentionalität bedeuten also, sich Ziele zu setzen, den Weg dorthin auszuarbeiten und einzuschlagen und sich durch auftretende Schwierigkeiten nicht beirren zu lassen.

Die Fähigkeit der *Intentionalität* ist jedoch nicht nur arbeitspsychologisch bedeutsam, sondern für die Lebensführung eines jeden Menschen unverzichtbar. So ist sie die Voraussetzung für ein lebensüberspannendes kohärentes Verhalten, sei es in der Freizeit, im Verein, in der Ehe oder beim Hausbau. Viele psychische Erkrankungen führen zu einem «Verlust der Intentionalität» mit Negativfolgen für die Teilhabe am Leben in der Gemeinschaft und biografischem Scheitern. Dies ist beispielsweise ein Kernproblem der sogenannten «Negativsymptomatik» bei schizophrenen Erkrankungen und für den Patienten beeinträchtigender als Halluzinationen.

Menschen mit eigeninitiativem Verhalten und guter Intentionalität können in ihrem Leben positive Veränderungen bewirken. Zumeist werden selbst gesteckte oder angestrebte Ziele als positiv angesehen, was jedoch von außen betrachtet keineswegs immer so sein muss. Eigeninitiative Personen können auch als anstrengend, rebellisch oder eigensinnig erlebt werden, da neue Initiativen und Veränderungen immer auch Störfaktoren für den sonstigen Arbeitsablauf darstellen können.

Es wird davon ausgegangen, dass eigeninitiatives Verhalten nicht nur von der Persönlichkeit und den Fähigkeiten einer Person abhängt, sondern auch vom Kontext, also beispielsweise der konkreten Arbeits- oder Lebenssituation (Frese et al., 2008): Wissenschaftler haben zum Beispiel beobachtet, dass problematische Arbeitsbedingungen wie Zeitdruck oder Probleme mit Arbeitsmaterial unter Umständen eigeninitiatives Verhalten fördern (Fay & Sonnentag, 2002). Arbeitslose, die viel eigeninitiatives Verhalten zeigen, finden eher wieder eine Arbeit als diejenigen die wenig eigeninitiatives Verhalten zeigen (Frese et al., 1997). Es gibt Hinweise darauf, dass Eigeninitiative eine trainierbare Fähigkeit ist (Frese et al., 2002). Ein Eigeninitiative-Training zeigte auch positive Wirkungen auf den Umsatz des Betriebes (Glaub, 2009).

Ein wichtiges Element von Proaktivität und Spontanaktivitäten ist *Kreativität*, gemeint ist die Fähigkeit zu schöpferischem Denken und Handeln. Kreative Leistungen sind durch ihre Neuartigkeit definiert (Shalley et al., 2000). Es besteht nach Asendorpf (2009) ein Zusammenhang mit der Offenheit gegenüber neuen Erfahrungen (ein Faktor der Big Five) und sogenanntem Nonkonformismus, worunter Unkonventionalität, Autonomiestreben und Eigenwilligkeit zusammengefasst wird. Guilford (1950) definiert Kreativität als eine spezielle Form des Denkens. In Abhängig von der Problemstellung und vorhandener Lösungen unterschied er zwischen «konvergentem» und «divergentem» Denken. Konvergentes Denken ist erforderlich, wenn die Problemstellung klar umrissen ist und genau eine Lösung zur Verfügung steht (z.B. bei Aufgaben in Intelligenztests). Im Gegensatz dazu ist divergentes Denken erforderlich, wenn die Problemstellung unklar ist und mehrere Lösungsalternativen möglich sind. Kreativität ist die Fähigkeit zu divergentem Denken bzw. dazu, schöpferisch tätig zu sein.

Eine weitere Definition stammt von Edward de Bono (1992), der den Begriff des «lateral thinking» oder *Querdenkens* prägte. Darunter fasst er eine Denkmethode zum kreativen Lösen von Problemen zusammen. Dabei werden konventionelle Denkmuster in Frage gestellt, indem der Prozess nicht schrittweise und in logischer Abfolge durchdacht wird, sondern beispielsweise gedankliche Sprünge, Assoziationen, intuitive Einfälle oder auch unwahrscheinliche oder unpraktische Lösungen in Betracht gezogen werden, die neue Perspektiven auf das Problem ermöglichen.

Kreativität ist nicht nur ein Persönlichkeitsmerkmal, sondern auch abhängig vom jeweiligen Kontext (Förster & Friedmann, 2003). So kann die Kreativität eines Menschen je nach Situation gesteigert oder gebremst werden. Hemmend auf die Kreativität wirken beispielsweise Leistungs- oder Zeitdruck, Normen oder sozialer Druck, indem der Ideenfluss durch gedankliche Schranken oder Barrieren gefiltert oder gestört wird. Aber auch die Angst zu versagen (Bieberich & Kuhl, 2002) oder das Perfektionismus-Streben wirken sich hinderlich auf den kreativen Prozess aus (Carson, 2010; de Bono, 1992; Gardner, 1999). Amabile (1996) konnte einen positiven Einfluss intrinsischer Motivation auf kreatives Denken nachweisen. Andere Autoren zeigten die stimulierende Wirkung guter Stimmung auf die Kreativität (Hirt et al., 1996; Isen, 1987).

Kreatives Denken erfordert auch eine gewisse Risikobereitschaft. Da die Problemlösungen meist neu und unerprobt sind, besteht Unsicherheit über ihre Richtigkeit, Funktionsweise und Akzeptanz durch die Umwelt. Gleichermaßen erfordert der Problemlöseprozess an sich riskantere Strategien als Maßnahmen, die im Detail durchdacht sind (Sternberg & Lubart, 1996; Soldat et al., 1997).

Förster & Friedmann (2003) unterscheiden in ihrer *motivationalen Theorie der Kreativität* zwischen zwei motivationalen Orientierungen: Menschen würden durch Umgebungsreize «in einen «Promotion Fokus» der Annäherung oder einen «Prevention Fokus» der Vermeidung versetzt werden können». Kreatives Denken werde durch den Promotion Fokus (durch die Suche nach Neuem, Perspektivwechsel und Risikobereitschaft gekennzeichnet) gefördert und durch den Prevention Fokus (durch Vorsicht, Sorgfalt und Struktur gekennzeichnet) blockiert. Beide Foki sind je nach Aufgabenstellung mehr oder weniger adaptiv. Je nach Situation sind beide wünschenswert. Die Autoren konnten experimentell zeigen, dass sich die Kreativität eines Menschen steigern lässt, wenn man ihn in einen Promotion Fokus versetzt. Die Art der Kommunikation und Aufgabeninstruktion spielt dabei eine wesentliche Rolle. Auf Gewinn und Nicht-Gewinn ausgerichtete Belohnungskontingenzen sind höherer Kreativität zuträglich, während auf Verlust- und Nicht-Verlust ausgerichtete Belohnungskontingenzen eher analytisches, nicht kreatives Denken fördern.

Widerstandsfähigkeit und Durchhaltefähigkeit

Widerstandsfähigkeit oder *Resilienz* bezeichnen die Fähigkeit, Belastungen oder Lebenskrisen durchzustehen und sie ohne langfristige Beeinträchtigung zu meistern und unter Umständen sogar positive Erfahrungen daraus abzuleiten (Nuber, 1999; Welter-Enderlin & Hildenbrand, 2006). Man spricht auch von psychischer und physischer Stärke oder Stresstoleranz. Eng verbunden mit den Konzepten der Widerstands- und Selbstregulationsfähigkeit ist das Konzept der *Durchhaltefähigkeit* (oder auch Ausdauer, Beharrlichkeit, Durchhalte- oder Stehvermögen). Damit ist die Fähigkeit gemeint, ein Ziel über einen definierten oder auch unbestimmten Zeitraum hinweg verfolgen zu können sowie die Motivation dafür aufrecht erhalten zu können, trotz Anstrengungen und/oder der Konfrontation mit Störfaktoren.

Das Konzept der Widerstandsfähigkeit entstand aus der Beobachtung, dass die Entwicklung im Kindes- und Jugendalter trotz ungünstiger Entwicklungsbedingungen (z.B. Vernachlässigung, Missbrauch) nicht notwendigerweise eine pathologische Richtung einschlägt. Betroffene Kinder und Jugendliche können sich auch unter negativen Entwicklungsbedingungen normal und unauffällig entwickeln. Im Laufe der Zeit wurde die Bedeutung dieses Konstrukts ausgeweitet und findet nun nicht mehr nur im Rahmen von Extremsituationen Beachtung. Allgemein gilt, dass psychische Widerstandsfähigkeit in jeder Situation hilfreich ist und beispielsweise den Zusammenhang zwischen den Belastungen am Arbeitsplatz und psychischer Gesundheit moderiert.

Resilienz umfasst zum einen den Erhalt der Funktionsfähigkeit trotz widriger Umgebungsbedingungen, zum Zweiten die Wiedererlangung der Funktionsfähigkeit nach einem erlittenen Trauma (Kruse, 2002; Rieckmann, 2002) und zum Dritten die Toleranz gegenüber Unwohlsein – sei es Angst, Unlust, Müdigkeit oder Schmerzen. Rutter (2006) definiert Resilienz als individuelle Widerstandsfähigkeit gegenüber umgebungsbedingten Risikofaktoren bzw. die Überwindung von belastenden und widrigen Erfahrungen durch protektive Faktoren. Protektive Faktoren sollten dabei die Entstehung psychischer Störungen abpuffern, indem sie die krankmachenden Auswirkungen vorhandener Risikofaktoren mindern (Petermann & Schmidt, 2006). Resilienz impliziert somit das Vorhandensein latenter Ressourcen, die bei Vorliegen ungünstiger Entwicklungsbedingungen aktiviert werden.

Wie auch andere Fähigkeiten, so ist auch Resilienz eine komplexe Fertigkeit, die durch verschiedene Merkmale der Person (z.B. Intelligenz, Fähigkeiten zur Emotions- und Handlungskontrolle, Problemlösefähigkeit) wie auch der Umwelt (z.B. ein unterstützendes soziales Netz, Kultur) beeinflusst wird, und die erst in ihrer Interaktion die Widerstandsfähigkeit einer Person im Umgang mit ungünstigen Entwicklungsbedingungen kennzeichnen (Rieckmann, 2002).

Resiliente Menschen können bei der Konfrontation mit Belastungen oder Stressoren eine funktionale Adaptation und ein hohes psychisches Funktionsniveau realisieren (Noeker & Petermann, 2008). Nach Nuber (1999) zeichnen sich resiliente Menschen im Vergleich zu weniger widerstandsfähigen Personen dadurch aus, dass sie Krisen und die damit verbundenen Gefühle akzeptieren und tolerieren, aktiv nach Lösungen und Auswegen suchen und weniger in Resignation und Hoffnungslosigkeit verfallen. Sie können soziale Unterstützung annehmen, bewahren sich trotz allem ihren Optimismus und attribuieren Schicksalsschläge oder negative Ereignisse selbstwertstabilisierend. Darüber hinaus haben sie die Fähigkeit zum Vorausdenken und -planen und wappnen sich gegen zukünftige Widrigkeiten.

Das wiederum geht nicht ohne selbstregulatorische Fähigkeiten. Dazu gehören die Fähigkeit, Gefühle zu regulieren, Handlungsabsichten in zielgerichtetes Verhalten zu überführen sowie Selbstdisziplin und Selbstkontrolle im Rahmen der Bedürfnisbefriedigung. Grossarth-Maticek (2003) definiert *Selbstregulation* als «eine permanente, flexible, bedürfnisorientierte Eigenaktivierung» mit dem Ziel einer kurzzeitigen Bedürfnisbefriedigung wie auch einer langfristig angestrebten Optimierung der Problemlösefähigkeit. Selbstregulatorische Prozesse beginnen in der frühen Kindheit, beispielsweise im Rahmen der Sauberkeitserziehung und gestalten sich im Verlauf der Entwicklung vor dem Hintergrund sozialer Normen und Erwartungen zunehmend komplexer. Resilienz, Widerstandfähigkeit und Selbstkontrolle können trainiert und optimiert werden. Ein erprobter Ansatz zum Erlernen einer besseren

Selbststeuerung ist beispielsweise die *Selbstmanagement-Therapie* von Kanfer et al. (1996).

Resilienz ist ein sehr umfassendes Konstrukt, das sowohl die biografische Entwicklung wie auch das Bestehen konkreter Anforderungen einschließt. Wenn es aber um die Durchhaltefähigkeit im konkreten Augenblick geht, dann sind auch zusätzliche Fähigkeiten von Bedeutung, die unter den Begriffen wie Frustrationstoleranz, Distress-Toleranz oder Aversionstoleranz zu finden sind. Damit ist im engeren Sinne die Fähigkeit gemeint, negativen Emotionen widerstehen zu können und das eigene Verhalten trotz widrigen körperlichen oder psychischen inneren Erlebens oder ablenkender äußerer Umstände zielgerichtet steuern und beibehalten zu können (Leyro et al., 2010). Es ist damit etwas deutlich anderes gemeint als mit der Funktion der Konzentration. Messinstrumente dieser psychologischen Dimension der Widerstands- und Durchhaltefähigkeit sind beispielsweise die *Distress Tolerance Scale (DTS)* (Simons & Gaher, 2005) oder die *Frustrations-Discomfort Scale (FDS)* (Harrington, 2005).

Kommunikationsfähigkeit und Durchsetzungsfähigkeit

Soziale Kompetenz ist ein Sammelbegriff für eine Vielzahl von Fertigkeiten und Fähigkeiten, die einer Person helfen, sich in unterschiedlichen Situationen sozial angemessen zu verhalten (Ferris et al., 2002; Kanning, 2002). Dazu zählen beispielsweise Fähigkeiten wie Kommunikationsfähigkeit (z. B. Smalltalk, sich entschuldigen, Gefühle offen zeigen), Durchsetzungsfähigkeit (z. B. Nein sagen, Widerspruch äußern), Teamfähigkeit (z. B. Komplimente machen und annehmen) oder Konfliktfähigkeit (z. B. auf Kritik reagieren) (Gambrill, 1995; Kleinmann, 2003; Riemann, 1997).

Asendorpf (1996) definiert soziale Kompetenz als Fähigkeit, die eigenen Interessen gegenüber Dritten umzusetzen (Durchsetzungsfähigkeit) und dabei mit anderen positive und für beide Seiten zufriedenstellende Beziehungen aufzubauen und aufrechtzuerhalten (Beziehungsfähigkeit). Um sich sozial kompetent zu verhalten, muss man in der Lage sein, beide Fähigkeiten in einem ausgewogenen Verhältnis zum Einsatz zu bringen.

Darüber hinaus lassen sich die beiden Aspekte «soziale Sensitivität» und «soziale Handlungskompetenz» (Thorndike, 1920) unterscheiden. Mit *sozialer Sensitivität* ist das Einfühlungsvermögen in andere gemeint, während sich *soziale Handlungskompetenz* auf die Fähigkeit bezieht, schwierige soziale Situationen zu meistern. Eine hohe soziale Handlungskompetenz setzt auch ein hohes Maß an sozialer Sensitivität voraus. Eine ausgeprägte Fähigkeit, andere zu verstehen, bedeutet jedoch nicht, dass man auch in der Lage ist, sozial kompetent zu handeln. Eine Operationalisierung sozialer Sensitivität erfolgt teilweise über das Konstrukt der *Empathie* (Lichtenberg et al., 1984). Damit ist die Fähigkeit gemeint, das Erleben und die Weltsicht des Gegenübers nachzuvollziehen bzw. miterleben zu können. Soziale Handlungskompetenz wird erfasst, entweder indem Probanden ihre sozialen Fertigkeiten selbst beurteilen oder sie reale oder gestellte soziale Probleme lösen müssen und dabei von Experten beurteilt werden (Ullrich de Muynck & Ullrich, 1987).

Hinsch und Pfingsten (2002) definieren soziale Kompetenz als «Verfügbarkeit und Anwendung von kognitiven, emotionalen und motorischen Verhaltensweisen, die in bestimmten sozialen Situationen zu einem langfristig günstigen Verhältnis von positiven und negativen Konsequenzen für den Handelnden führen». Sozial kompetent ist demnach, wer in der Interaktion mit anderen seine eigenen Interessen erfolgreich durchsetzen bzw. verwirklichen kann (Hinsch & Pfingsten, 2002).

Andere Theorien fokussieren im Gegensatz dazu eher auf den Aspekt der sozialen Erwünschtheit bzw. Angepasstheit des Verhaltens, indem sie auf rechtliche, moralische oder gesellschaftliche Normen Bezug nehmen (Bastians & Runde, 2002). Sozial kompetent ist demnach, wer sich an die sozialen Bedingungen seiner Umwelt anpassen kann (DuBois & Felner, 1996; Waters & Sroufe, 1983). Anpassungsfähigkeit ist Teil der Kommunikations- und Durchsetzungsfähigkeit, weil sozial kompetentes Verhalten zwischen den eigenen Interessen und denen der Interaktionspartner Kompromisse finden muss (z.B. Anton & Weiland, 1993; Döpfner et al., 1981). Ein Verhalten kann nicht per se als sozial kompetent oder inkompetent bezeichnet werden, sondern es ist immer auch die Perspektive der sozialen Umgebung einzubeziehen. Die Bewertung erfolgt also einmal aus der Perspektive des Handelnden, inwieweit es ihm gelungen ist, eigene Interessen zu verwirklichen, andererseits aber auch unter dem Blickwinkel der Akzeptanz durch den sozialen Kontext. Vor diesem Hintergrund schlägt Kanning (2001) vor, zwischen sozialer Kompetenz als Potenzial und sozial kompetentem Verhalten als Anwendung sozialer Kompetenz in einer spezifischen Situation zu unterscheiden.

Auch im Berufsleben reicht es oftmals nicht aus, die erforderlichen fachlichen Fähigkeiten mitzubringen. Es wird auch soziale Kompetenz erwartet und entsprechend in den Stellenanzeigen darauf hingewiesen (Crisand, 2002). Zudem erfordern viele Tätigkeiten Interaktionen mit anderen Menschen, wozu soziale Kompetenzen unerlässlich sind. Um als Führungskraft, im Team oder mit Kundenkontakt erfolgreich arbeiten zu können, muss man sich in andere hineinversetzen und sein eigenes Verhalten den situativen Anforderungen anpassen können (Kanning, 2003). Verschiedene Studien zeigen, dass sozial kompetente Personen aufgrund dessen auch eine höhere aufgabenbezogene Leistung erbringen (z. B. Ferris et al., 2001; Hochwarter et al., 2006).

Verwandt mit dem Konzept der sozialen Kompetenz sind Konstrukte wie «soziale Intelligenz» Thorndike, 1920), «interpersonale Kompetenz» (Buhrmester, 1996), «soziale Fertigkeiten» (z.B. Becker & Heimberg, 1988) oder «emotionale Intelligenz» (Salovey & Mayer, 1989). Diese können unter dem Oberbegriff der sozialen Kompetenz subsummiert bzw. synonym verwandt werden. Thorndike (1920, S. 228) definiert soziale Intelligenz als die Fähigkeit, andere Menschen zu verstehen und in sozialen Beziehungen weise zu handeln. Interpersonale Kompetenz ist dann gefragt (z. B. sich anderen gegenüber öffnen zu können), wenn vor allem enge Beziehungen zwischen Beziehungspartnern oder Freunden im Zentrum der Betrachtung stehen (Buhrmester et al., 1988). Soziale Fertigkeiten beschreiben konkrete bis abstrakte Verhaltensdimensionen, die sich vollständig in Definitionen der sozialen Kompetenz wiederfinden (Becker & Heimberg, 1988; Riggio, 1986).

Das Konzept der *emotionalen Intelligenz* wurde von Salovey & Mayer (1989) entwickelt und durch den Wissenschaftsjournalisten Goleman (1995) populär gemacht. Sie definieren emotionale Intelligenz als die Fähigkeit, eigene Emotionen sowie die Emotionen anderer Menschen erkennen und differenzieren zu können, um sie anschließend zur Selbstregulation zu nutzen (Kanning, 2002). Damit beinhaltet das Konzept aber nur einen Teilbereich sozialer Kompetenz und sollte demnach nicht synonym verwandt werden. In der Literatur findet man auch den Begriff der *emotionalen Kompetenz*, worunter Fähigkeiten subsummiert werden, Emotionen verbal und nonverbal ausdrücken sowie eigene und Emotionen anderer erkennen, verstehen und regulieren zu können (z. B. Denham, 1998; Petermann & Wiederbusch, 2003; Saarni, 1999).

Fähigkeit zu engen oder intimen Beziehungen

Die im vorangegangenen Abschnitt beschriebene allgemeine soziale Kompetenz bezieht sich auf den Umgang mit Menschen im Allgemeinen. Davon zu unterscheiden ist die Fähigkeit, enge, persönliche und auch intime Beziehungen aufzunehmen und aufrecht zu erhalten. Es gibt Menschen, die im Umgang mit anderen sehr kompetent und gewinnend auftreten und dennoch nicht in der Lage sind, sich zu binden oder stabile familiäre Beziehungen aufrecht zu erhalten. Diese Fähigkeit ist daher nochmals gesondert zu sehen.

Eine partnerschaftliche Kommunikation benötigt spezielle Fähigkeiten im Sinne von Berechenbarkeit und Stetigkeit über die Zeit hin. Erforderlich ist eine ständige Pflege der emotionalen Qualität der Beziehung mit der Fähigkeit zum Ausdruck von positiven und negativen Gefühlen. Gefordert sind eine beziehungsfreundliche Gesprächskultur und grundlegende Sprecher- und Zuhörerfertigkeiten wie beispielsweise die Fähigkeit zum «aufnehmenden Zuhören». Es bedarf der Fähigkeit, Konflikte so zu bearbeiten, dass sie nicht eskalieren und nicht zu anhaltenden Anklagen, Vorwürfen und überdauernden Verletzungen führen. Dies schließt auch die Fähigkeit zum Krisenmanagement und die Vermeidung von Verallgemeinerungen wie «immer» oder «nie» ein (Barsfeld, 2012; Bodenmann, 1996, 1997; Engl et al., 2001; Hahlweg et al., 1993; von Schlippe & Schweitzer, 1996)

Eng verbunden mit der Qualität partnerschaftlicher oder familiärer Beziehungen ist auch das Konzept der *Work-Life-Balance.* Darunter wird meist die Vereinbarkeit von Erwerbsarbeit und Familienleben verstanden (Michalk & Nieder, 2007). Eine klare Trennung, wie der Begriff impliziert, ist aber meist gar nicht möglich, denn Arbeit kann auch außerhalb der Berufstätigkeit stattfinden (z. B. Hausarbeit, Kindererziehung etc.) und andererseits muss Arbeit nicht zwangsläufig nur als belastend und kräftezehrend empfunden werden. In beiden Bereichen – im Berufs- wie auch im Privatleben – lassen sich also positive und negative Aspekte ausmachen (Kastner, 2004). Das Ziel einer erfolgreichen Work-Life-Balance besteht nach Kastner (2004) in einer Maximierung von Lebensqualität. Angestrebt wird ein positiver Erlebenszustand der aus einer gelungenen Ausbalancierung zwischen Berufs- und Privatleben resultiert. Dabei bezieht sich die Balance nicht nur auf den Faktor Zeit, der für die verschiedenen Lebensbereiche aufgebracht wird, sondern vor allem auf die Maximierung positiver und die Minimierung negativer Erlebnisqualitäten (Resch & Bamberg, 2005).

Gelingt es nicht, eine zufriedenstellende Balance herzustellen, können Konflikte zwischen Beruf und Familie entstehen. Wird das Familienleben durch berufliche Anforderungen gestört, spricht man von *Beruf-Familie-Konflikten (B-F-Konflikte).* Umgekehrt bezeichnen *Familie-Beruf-Konflikte (F-B-Konflikte)* Zustände, bei denen sich partnerschaftlich-familiäre Anforderungen beeinträchtigend auf den beruflichen Bereich auswirken (Frone et al., 1997). Greenhaus und Beutell (1985) unterscheiden auch noch zwischen zeitbasierten (Anforderungen in einem Lebensreich sind zu zeitaufwendig), beanspruchungsbasierten (psychische Beanspruchung in einem Lebensbereich ist zu hoch) und verhaltensbasierten Konflikten (unvereinbaren Verhaltensanforderungen in den verschiedenen Lebensbereichen), so dass man den Anforderungen in den anderen Lebensbereichen nicht mehr gerecht werden kann.

Selbstfürsorge und Selbstpflege

Eine der ältesten Zusammenstellungen von Fähigkeiten und Aktivitäten wird unter dem Oberbegriff der *Aktivitäten des täglichen Lebens (ADL)* (Katz et al., 1963; Mahoney & Barthel, 1965; Prosiegel et al., 1996) bzw. erweitert unter *Intentionalen Aktivitäten des täglichen Lebens (IADL)* (Lawton & Brody, 1968; Spector et al., 1987) zusammengefasst. Damit sind im Wesentlichen Aktivitäten der Selbstpflege gemeint. Dies beginnt mit einfachen Aktivitäten wie Waschen, Anziehen oder Toilettengang, umfasst aber auch komplexe Aktivitäten wie Selbstversorgung, Einkaufen oder Kochen. Es bedarf keiner weiteren Begründung, dass die Fähigkeit zur Ausübung dieser Aktivitäten entscheidend für eine selbstständige Lebensführung ist bzw. ihr Verlust zur Pflegebedürftigkeit führt.

Auf einer nächsten Komplexitätsebene der Selbstpflege und des gesunden Lebens werden *rekreative Aktivitäten des täglichen Lebens (RAD)* (Antonovsky, 1987, 1997; Linden et al., 2009; Linden & Weig, 2009) und Selbstfürsorge beschrieben. RADL sind umschreibbare Aktivitäten wie die Teilnahme an kulturellen Aktivitäten, die Ausübung von Hobbys oder sonstige Aktivitäten, die der Rekreation und erweiterten Selbstpflege dienen.

Das Konzept der *Selbstfürsorge* geht darüber nochmals deutlich hinaus. Es hat enge Beziehungen zur Stressbewältigung, weshalb das Konzept im Zusammenhang mit Belastungen von pflegenden Angehörigen oder von Ärzten und Psychotherapeuten diskutiert wird (Grepmair et al., 2007; Hoffmann & Hofmann, 2008; Kurz & Wilz, 2011; Lutz, 2006; Shapiro et al., 2007). Es hat auch Bedeutung für die unmittelbare Selbstpflege und Gesunderhaltung, weshalb Selbstfürsorge und Selbstpflege auch bezüglich der Bewältigung chronischer Krankheiten intensiv untersucht wurden, wie beispielsweise bei Diabetes oder anderen chronischen körperlichen und psychischen Erkrankungen (Bayliss et al., 2003; Kennedy et al., 2007). Schließlich wird Selbstfürsorge auch als wesentliches Element in der Arbeitswelt, sowohl zum Erhalt der Gesundheit, der Produktivität oder auch ethischer Arbeitsbedingungen angesehen (Barnett & Cooper, 2009; Fengler & Sanz, 2011; Gottschall & Voß, 2005; Kaiser & Ringlstetter, 2010). Schlussendlich wird Selbstfürsorge und Selbstpflege im Sinne der Salutogenese (Antonovski, 1979; Linden & Weig, 2009) als allgemeiner Lebensstil und unverzichtbare menschliche Fähigkeit angesehen (Dean, 1989; Barnett & Cooper, 2009; Küchenhoff, 2011). Zu einem selbstfürsorglichen Lebensstil gehören einerseits psychologische Formen des Umgangs mit sich selbst, von Selbstakzeptanz bis hin zu «Achtsamkeit» (Grepmair, et al. 2007; Lutz, 2006). Zum anderen gehören dazu Formen der Lebensorganisation, von hinreichender Zeit für Mahlzeiten, Schlaf, Erholung, Freizeit, Urlaub, Sozialkontakte oder die Fähigkeit, Grenzen zu setzen (Barnett & Cooper, 2009).

Psychomotorische Fähigkeiten und Mobilität

Zu den psychischen Fähigkeiten gehören auch psychomotorische Fähigkeiten. Dies gilt insbesondere für intentionales Handeln. Viele Alltagsaufgaben erfordern eine Kombination aus psychischer und motorischer Leistungsfähigkeit, sei es das Schreiben auf einer Tastatur, das Kassieren im Supermarkt oder der Besuch eines Kunden im Außendienst. Auch zur sozialen Kompetenz gehören psychomotorische Fähigkeiten, wie aufrecht zu stehen, eine kräftige Sprache zu haben, ein guter Händedruck oder eine angemessene Mimik, was bei einem Training der sozialen Kompetenz immer auch mit trainiert wird.

Motorik ist zum einen abhängig von Skelett und Muskulatur im engeren Sinne. Krankheiten dieser Körpersysteme, wie Gelenkveränderungen oder Muskelerkrankungen, können zu Beeinträchtigungen in den motorischen Fähigkeiten führen. Eine große Zahl motorischer Probleme ist jedoch psychischer Natur. Die in den ADL-Listen (Katz et al., 1963) aufgeführten Beeinträchtigungen, wie zum Beispiel die Unfähigkeit, vom Bett aufzustehen oder ein Brot zu schneiden, sind typischerweise nicht durch Knochen- oder Muskelerkrankungen bedingt, sondern Symptome einer dementiellen Störung. Analoge motorische Störungen, die zentralnervös bedingt sind, sind psychomotorische Entwicklungsstörungen und Störungen der psychomotorischen Koordination (Zwicker et al., 2012). Typische Beeinträchtigungen sind Probleme mit der Balance, der Gangsicherheit, mit der Feinmotorik, Koordination und Ausübung unterschiedlichster Aufgaben wie der Benutzung von Messer und Gabel, Zuknöpfen von Hemden, Öffnen von Verschlüssen. Derartige Störungen werden unter Stress verstärkt, da das motorische System nicht nur bei der Willkürmotorik, sondern generell durch höhere psychische Funktionszustände beeinträchtigt werden kann. Ein Beispiel ist die Verstärkung der Kleinschrittigkeit beim Parkinson-Kranken oder die Schreibhemmung unter Stress und Anforderung.

Eine gewisse Ähnlichkeit mit den hirnorganisch bedingten motorischen Störungen haben die Konversionsstörungen bzw. dissoziativen Störungen, bei denen auch diskutiert wird, ob hierbei nicht leichtere hirnorganische Störungen eine ätiologische Rolle spielen. Ein häufiges Symptom sind nichtwillentliche Störungen der Motorik, von Ataxie bis zu Lähmungen. Sie treten teilweise spontan auf, aber auch nach psychischer Belastung oder auch im Kontext von Unfällen (Allin et al., 2005; Bryant & Harvey, 1995; Cojan et al., 2009; Halligan et al., 2000; Roelofs et al., 2002;).

Zu einem gewissen Grad mit dissoziativen Störungen verwandt sind schließlich auch psychisch bedingte Einschränkungen der Mobilität, wie sie bei Angsterkrankungen beobachtet werden im Sinne der Agoraphobie und Panik. Symptome sind beispielsweise Standunsicherheit, Gangunsicherheit, die Unfähigkeit, eine Leiter zu besteigen, Stimmversagen, die Unfähigkeit zur Benutzung öffentlicher Verkehrsmittel oder zum Aufsuchen bestimmter Orte (Chambless et al., 1985; Öst, 1990). Schlussendlich ist auch der motorische Trainingszustand eines Menschen als psychomotorisches Phänomen zu verstehen, da er unmittelbar von der Bewegungs- und Anstrengungsrate der Person abhängt.

Nach Bös (1987) lassen sich basale motorische Fähigkeiten differenzieren in konditionelle und koordinative Fähigkeiten und in die Dimensionen Kraft, Ausdauer, Beweglichkeit, Koordination und Schnelligkeit. Bei der *Kraft* handelt es sich um die Fähigkeit, Widerstände mittels Muskelaktivität zu überwinden. Von Schnellkraft spricht man, wenn beim Speerwurf oder Kugelstoß ein möglichst großer Kraftimpuls in kurzer Zeit generiert wird. Um Ausdauerkraft handelt es sich, wenn ein Turner sekundenlang den Kreuzhang an den Ringen halten kann. Ein Gewichtheber hingegen muss eine Maximalkraft aufbringen (Hottenrott & Hoos, 2013). Mit *Ausdauer* wird das Durchhaltevermögen für eine bestimmte Aufgabe umschrieben. Im Sport ist auch von Ermüdungswiderstandsfähigkeit die Rede. Bei der *Schnelligkeit* wird unterschieden zwischen Reaktions- und Aktionsschnelligkeit. Bei der Reaktionsschnelligkeit geht es um die Fähigkeit, auf ein Signal so schnell wie möglich zu reagieren. Aktionsschnelligkeit ist definiert als Fähigkeit, Bewegungen in höchster Geschwindigkeit oder kürzester Zeit auszuführen. Schnellkraft, Bewegungstechnik und -koordination sowie elementare Schnelligkeitskomponenten bilden dabei jeweils ein komplexes Zusammenspiel. *Koordination* beschreibt das Zusammenwirken des Zentralnervensystems und der Skelettmuskulatur innerhalb eines gezielten Bewegungsablaufes. Verwandte Begriffe sind «Geschicklichkeit» und «Gewandtheit», wobei sich der Grad der Geschicklichkeit vor allem auf die Qualität feinmotorischer Bewegungen von einzelnen Teilen des Körpers bezieht und Gewandtheit die koordinative Qualität der Gesamtmotorik beschreibt (vgl. Hollmann & Strüder, 2009). Die *Beweglichkeit* schließlich ist eine motorische Fähigkeit, Bewegungen und Haltungen im Rahmen der anatomisch vorgegebenen Bewegungsamplituden auszuführen bzw. einzunehmen (Hottenrott & Hoos, 2013). Für den Erhalt der Alltagsmobilität ebenso wie für alle leistungssportlichen Disziplinen ist ein Mindestmaß an Beweglichkeit unerlässlich. Beeinflusst wird die Beweglichkeit von der Gelenkigkeit, der Dehnfähigkeit sowie exogenen Faktoren wie Tageszeit, Außentemperatur oder externe Kräfte durch

Partner. Weitere motorische Kennzahlen sind die *Wegefähigkeit* (DRV 2013), die sozialrechtlich definiert ist als Fähigkeit eines Versicherten, eine Arbeitsstelle aufzusuchen. Nach der Rechtsprechung des Bundessozialgerichts bedeutet das, dass jemand mindestens 500 Meter pro Tag in weniger als 20 Minuten zurücklegen kann. Noch komplexer ist die allgemeine *Verkehrsfähigkeit*, d.h. das Vermögen, sich überall hin bewegen oder alle üblichen Verkehrsmittel benutzen zu können.

Die allgemeine körperliche oder motorische Leistungsfähigkeit unterliegt einem typischen Altersgang (Weiss, 1978). Sie steigt etwa bis zum 20. Lebensjahr steil an und bleibt dann bei Untrainierten bis zum 30. Lebensjahr erhalten, während dies bei trainierten Menschen bis zum 40. Lebensjahr der Fall ist. Danach kommt es zu einem Rückgang (Ahnert, 2005; Ahnert et al., 2003; Willimczik et al., 2006). Betrachtet man jedoch spezifische motorische Fähigkeiten, dann zeigen sich erhebliche Unterschiede bei der Steilheit des Leistungsanstiegs bzw. -abfalls sowie des Leistungshöhepunktes über die Lebensspanne (Bös, 1994). Zu den motorischen Fähigkeiten, bei denen bereits im Jugendalter der Leistungshöhepunkt erreicht wird, gehören beispielsweise der Sprint oder der Gewandtheits-/Schlängellauf (Crasselt et al., 1985; Kemper & Mechelen, 1995). Bei der Körperkraft (Crasselt et al., 1985) und beim Gleichgewicht (Schott, 2000) lassen sich hingegen die besten Ergebnisse im frühen Erwachsenenalter erreichen und für Ausdauerleistungen im mittleren Lebensalter.

2. Krankheit und Behinderung

2.1 Die Definition von «Krankheit»

Der allgemeine, subjektive Krankheitsbegriff umfasst die subjektiv erlebte Beeinträchtigung des Lebensgefühls eines Menschen durch den gesundheitlichen Zustand. Der spezielle, objektive oder medizinische Krankheitsbegriff bezieht sich auf Diagnosen, die anhand möglichst objektiver Kriterien nach medizinisch-wissenschaftlichen Algorithmen gestellt werden. Krankheit ist immer auch charakterisiert durch unwillkürlich gestörte Lebensfunktionen eines Menschen, die eine Zeitdimension aufweisen und in der Regel eine Beeinträchtigung der Leistungsfähigkeit zur Folge haben (Häfner, 1983). Beim medizinischen Krankheitsbegriff geht es um die Ursache, Symptomatik (Organsysteme), Therapierbarkeit und den Verlauf einer Erkrankung. Im juristischen und speziell forensischen Sinne geht es unabhängig von der Ursache und der Therapierbarkeit vorwiegend um die Ausprägung und die sozialen Folgen einer Störung (Nedopil, 2003). Bei der sozialversicherungsrechtlichen Krankheitsbestimmung steht die Leistungs- oder Arbeitsunfähigkeit im Vordergrund (Pschyrembel Sozialmedizin, Brüggemann et al., 2007).

Die Klassifizierung von Krankheiten orientiert sich an der *ICD* (Internationale Statistische Klassifikation der Krankheiten und verwandter Gesundheitsprobleme bzw. International Statistical Classification of Diseases and Related Health Problems, WHO, 1991). Die Diagnose ist in der Psychiatrie sowie in der übrigen Medizin die Schlussfolgerung aus dem psychopathologischen Befund, den Zusatzuntersuchungen und anamnestischen Hinweisen zu Verlauf und gegebenenfalls verursachenden Faktoren (Linden, 2003). Teilweise fließen auch Krankheitsfolgen oder Leistungsbeeinträchtigungen als Schwellenkriterien in Definitionen von Krankheiten ein, wie dies, wie bereits erwähnt, beispielsweise bei Demenzen oder Depressionen der Fall ist. Psychiatrische Diagnosen und Schlussfolgerungen dürfen sich nicht an der Alltagspsychologie orientieren, sondern müssen auf empirisch geprüftem Fachwissen basieren, um die Gefahr zu vermeiden, dass Symptome psychischer Erkrankungen als «normal» fehlgedeutet werden oder dass «normale» Lebensereignisse fälschlicherweise pathologisiert werden. Für die psychischen Erkrankungen ist alternativ auch das *DSM* (Diagnostische Klassifikationssystem der amerikanischen psychiatrischen Gesellschaft in Verwendung bzw. Diagnostic and Statistical Manual of Mental Disorders, APA, 1994).

Die *ICD* oder das *DSM* sind, wie im Namen mit dem Begriff «statistisch» bereits erkennbar, keine medizinischen Lehrbücher, sondern Klassifikationssysteme der Krankheiten, die ermöglichen, Krankheitszuständen eine Nummer zuzuordnen, die dann wiederum für gesundheitsstatistische Zwecke benutzt wird. So werden von Krankenversicherungen anhand solcher Nummern Plausibilitätsprüfungen bei abgerechneten Behandlungsleistungen durchgeführt, oder es wird die Gesundheitsstatistik in Krankenhäusern oder auch Ländern auf dieser Basis erstellt.

Im Bereich der psychischen Störungen, das heißt im DSM wie im Kapitel F der ICD, wird diese Klassifikation erweitert um «diagnostische Algorithmen». Es werden Voraussetzungen genannt, die erfüllt sein müssen, damit eine bestimmte Nummer auf einen konkreten Fall Anwendung finden darf. Diese Algorithmen haben inzwischen auch teilweise als diagnostische Leitlinien Einzug in die klinische Diagnostik gefunden, obwohl immer wieder darauf hingewiesen werden muss, dass klinische Diagnosen einerseits und Diagnosekategorien nach ICD andererseits nicht identisch sind. Die Diagnosealgorithmen nennen in der Regel als A-Kriterien obligate Symptome. Als B-Kriterien werden dann fakultative Symptome aufgeführt, von denen eine Mindestzahl vorliegen muss, und die als Schwerekriterium dienen. Es werden des Weiteren als C- und D-Kriterien Verlaufscharakteristika und Ausschlusskriterien genannt. Im Ergebnis werden Klagen, Leidenszustände und medizinisch-diagnostische Auffälligkeiten übersetzt in Symptome, die wiederum zu Syndromen zusammengefasst werden, woraus dann wiederum auf Krankheiten geschlossen wird, die mit Diagnosebegriffen benannt werden.

Um im Weiteren die Beziehung zwischen Beschwerden, Diagnosen und Beeinträchtigungen richtig verstehen zu können, ist ein kurzer wissenschaftstheoretischer Exkurs nötig. *Diagnosen* sind ihrer Natur nach keine realen Entitäten, sondern hypothetische Konstrukte bzw. Schlussfolgerungen. Die Diagnose «Appendizitis» (Blinddarmentzündung) kann nicht unmittelbar beobachtet werden. Beobachtbare Symptome sind Schmerzangaben, Laborwerte, Temperaturen oder auch Farbveränderungen an einem Teil des Darmes. Die Diagnose Appendizitis ist die Schlussfolgerung aus der Zusammenschau all dieser Beobachtungen und beinhaltet zugleich auch prognostische Aussagen derart, dass wenn ein bestimmter Darmteil chirurgisch entfernt wird, sich die Überlebenswahrscheinlichkeit eines Patienten erhöht. Derartige Schlussfolgerungen basieren immer auf probabilistischen Annahmen und sind daher durchaus auch fehleranfällig, wie an der Diagnose Appendizitis und den daraus abgeleiteten therapeutischen Konsequenzen vielfach empirisch gezeigt wurde (Lichtner & Pflanz, 1971). Diagnosen und Klassifikationen sind unter wissenschaftlicher Betrachtung zudem auch nicht nach ihrem «Wahrheitsgehalt» zu beurteilen, sondern nach den Kriterien der Utilität, Prognosezuverlässigkeit und Einfachheit (Sprung & Sprung, 2001). Deshalb findet in der Medizin auch ein ständiger Wechsel diagnostischer Konzepte statt, in Abhängigkeit von neuen diagnostischen Differenzierungsmöglichkeiten oder therapeutischen Optionen. So gibt es inzwischen von der ICD bereits die 11. Revision.

Die Feststellung einer Diagnose hat eine Reihe von wichtigen Konsequenzen. Diagnosen erlauben in der Regel eine gewisse Vorhersage über den weiteren Krankheitsprozess und geben damit auch Ansätze für die Therapie. Von besonderer Bedeutung ist die sozialmedizinische Konsequenz einer Diagnose. Durch die Stellung einer Diagnose wird aus einem Leidenszustand ein Krankheitszustand. Ein Mensch, der sich schwach fühlt und deswegen Stärkungsmittel nimmt, betreibt Doping. Wird der Schwächezustand als Krankheit diagnostiziert, führt dies zu einer Behandlungserlaubnis, das heißt, dieselbe Medikation ist nun legitim, weil sie eine Therapie ist. Ist ein Mensch nicht in der Lage, seine Arbeitsanforderungen zu erfüllen, dann ist dies ein Grund für eine Schulung oder gegebenenfalls Kündigung. Wird die Nichterfüllung einer Arbeitsanforderung als Ausdruck einer Krankheit verstanden, dann erfolgt über ein Arbeitsunfähigkeitsattest eine Freistellung von der Arbeit ohne Sanktionen.

Die Grenzen einer Diagnose liegen darin, dass sie zum einen keinen Rückschluss auf den Krankheitsverlauf und zum Zweiten den aktuellen Leidens- oder Beeinträchtigungszustand zulassen. Ein wichtiger Zusatzparameter der Krankheitscharakterisierung, der von der Diagnose alleine nicht abgebildet wird, ist die Unterscheidung zwischen akuten und chronischen Erkrankungen. Erstere sind episodisch, Letztere erstrecken sich über einen Zeitraum von länger als sechs Monaten bis hin zu lebenslanger Krankheit. Nach der Definition des Sozialgesetzbuches IX werden chronische (psychische) Erkrankungen explizit Behinderungen gleichgestellt (§ 2 Abs. 1 und § 26 Abs. 1 SGB IX). Der Begriff Behinderung wird im § 2 SGB IX folgendermaßen definiert:

> Menschen sind behindert, wenn ihre körperliche Funktion, geistige Fähigkeit oder seelische Gesundheit mit hoher Wahrscheinlichkeit länger als sechs Monate von dem für das Lebensalter typischen Zustand abweichen und daher ihre Teilhabe am Leben in der Gesellschaft beeinträchtigt ist.

Das *Behinderungskonzept* erfordert nach der Trennung zwischen Akuterkrankungen oder akuten Erkrankungsepisoden einerseits und chronischen Erkrankungen andererseits des Weiteren eine Unterscheidung zwischen chronischen Erkrankungen mit und ohne Beeinträchtigungen der Teilhabe. Dabei ist zu berücksichtigen, dass Beeinträchtigungen der Teilhabe unmittelbar wie auch verzögert auftreten können. Eine Rhinitis (laufende Nase), die länger als ein halbes Jahr anhält, führt dazu, dass der Betroffene von Beginn an nicht mehr als Chirurg, Kellner oder Kundenberater arbeiten kann. Ein Hypertonus führt erst mittelfristig über die Folgekomplikationen zu Leistungsausfällen, Berufsunfähigkeit oder sogar Pflegebedürftigkeit. Eine chronische allergische Rhinitis ist daher ebenso wie eine Hypertonie als «Behinderung» anzusehen.

Das Behinderungskonzept hat weitreichende Bedeutung für die Diagnostik, Therapie und sozialmedizinischen Konsequenzen bei der Betreuung der Betroffenen. Es erzwingt eine ganzheitliche Betrachtung unter Berücksichtigung von (a) Krankheitssymptomen und -prozessen, d.h. Funktionsstörungen, (b) damit einhergehenden Einschränkungen der Leistungsfähigkeit und (c) daraus resultierenden sozialen Beeinträchtigungen.

Diagnosen alleine erlauben auch keine Steuerung der Behandlung im Einzelfall. Aus der Diagnose Hypertonie allein kann nicht abgeleitet werden, was im konkreten Moment zu tun ist. Dazu bedarf es einer genauen Messung der aktuellen Blutdruckhöhe und besser noch der Blutdruckschwankungen über den Tag und die Nacht hinweg, die Berücksichtigung von Alter, Geschlecht, Gewicht, Trainingszustand, Verlauf und einer Reihe weiterer medizinischer Parameter. Die Behandlung von Erkrankungen orientiert sich in der Regel weniger an der Diagnose, sondern an sogenannten «Zielsyndromen» (Freyhan, 1965). Dies gilt erst recht, wenn neben den unmittelbaren Krankheitssymptomen und Funktionsstörungen der Patient als ganze Person in seiner bio-psycho-sozialen Ganzheitlichkeit in den Blick kommt.

2.2 Das bio-psycho-soziale Krankheitsmodell und die mehraxiale Klassifikation

Um diese Begrenzung der Diagnosekategorien im engeren Sinne zu überwinden, wurde bereits Anfang des letzten Jahrhunderts das sogenannte *bio-psycho-soziale Modell* (Meyer, 1917) entwickelt, das neben der aktuellen Psychopathologie auch den somatischen Status und psychische und soziale Rahmenbedingungen als Beschreibungsdimensionen eines Krankheitszustandes einschließt. Im Bereich der Psychiatrie war am ehesten evident, dass ein Krankheitsfall nicht hinreichend erfasst wird, wenn nur die akute Krankheitssymptomatik berücksichtigt wird, sondern dass ebenso auch der gesamte Gesundheitsstatus und die sozialen Rahmenbedingungen mit berücksichtigt werden müssen. Dies war die konzeptuelle Grundlage für die Entwicklung der Sozialpsychiatrie seit Mitte des vergangen Jahrhunderts (Wancata et al., 2007). Dieses Konzept hat dann auch im Kontext der Klassifikation psychischer Erkrankungen seinen Niederschlag gefunden in der «mehraxialen Diagnostik». Im *DSM-IV* (APA, 1994) werden fünf Achsen unterschieden, die in jedem Krankheitsfall parallel zu beschreiben sind. Die «Achse I» umfasst die bereits angesprochenen Diagnosen im engeren Sinne, die auf den aktuellen Beschwerden und Befunden aufbauen. Ergänzend dazu sind auf der «Achse II» die Persönlichkeitseigenschaften eines Patienten zu beschreiben, traditionellerweise werden darunter auch Persönlichkeitsstörungen verstanden. Auf «Achse III» ist der somatische Status eines Patienten, das heißt wesentlich die somatische Komorbidität zu beschreiben. «Achse IV» beschreibt psychosoziale oder umgebungsbedingte Probleme des Patienten und «Achse V» das soziale Adaptationsniveau.

Dieses mehraxiale System stellt bereits eine deutliche Erweiterung und Differenzierung gegenüber den primären Krankheitsdiagnosen dar. Dieses Konzept gilt nicht nur für die Psychiatrie, sondern grundsätzlich für die gesamte Medizin. Ob bei einem Patienten erfolgreich eine Nierentransplantation durchgeführt werden kann, hängt außer von der aktuellen Nierenfunktion auch davon ab, ob der Patient als Persönlichkeit in der Lage ist, diese eingreifende Behandlung adäquat mitzutragen, wie sein sonstiger psychischer und körperlicher Gesundheitsstatus ist und welche Lebensbedingungen und sozialen Ressourcen gegeben sind. Die letztgenannten Faktoren sind in manchen Fällen für die Therapiewahl von größerer Bedeutung als die Primärerkrankung.

Viele sozialpsychiatrische Kliniken nehmen in ihren Entlassungsbriefen zu Beginn explizit Bezug auf die fünf Achsen und geben damit pro Fall quasi fünf Diagnosen. Auch Empfehlungen oder Vorgaben für Arztbriefe und Entlassungsberichte wie zum Beispiel von der Deutschen Rentenversicherung verlangen selbstverständlich Angaben zum somatomedizinischen Status und den sozialen Lebensbedingungen. Das bio-psycho-soziale mehraxiale Konzept ist in der Medizin allgemein und in der Psychiatrie und Psychosomatik insbesondere Grundlage des täglichen Handelns. Wissenschaftlich und konzeptionell ist das mehraxiale Diagnosekonzept über die Vorgabe eines theoretischen Rahmens allerdings nur selten hinausgekommen, und eine wissenschaftliche Ausarbeitung dessen, was die Achsen II bis V umfassen, ist nie erfolgt. Entsprechend umfasst das Handbuch des DSM-IV zu den klassischen Diagnosen, die der Achse I zugeordnet werden, 642 Seiten, während den Achsen II bis V nur 63 Seiten gewidmet sind.

Um dieses Defizit auszugleichen, hat die WHO in Ergänzung zur ICD die *ICIDH* (WHO, 1980) und als Nachfolger die *ICF* (WHO, 2001, 2005) herausgegeben. Sie gibt einen wesentlich differenzierteren Ansatz zur Beschreibung der funktionalen Aspekte von Gesundheit und Krankheit. Die ICF soll im Folgenden näher dargestellt werden.

3. ICF

3.1 Grundstruktur der ICF

Im Zusammenhang mit der Erstarkung der Sozialmedizin befasste sich die Weltgesundheitsorganisation (WHO) seit 1972 mit der Beschreibung und Klassifikation von Krankheitsfolgen. Das Ergebnis war die Herausgabe der ersten Ausgabe der Internationalen Klassifikation zur Beschreibung von Behinderung (ICIDH, International Classification of Impairments, Disability and Handicaps, WHO, 1980). Ergänzend zur Klassifikation der Krankheiten (ICD) sollte dadurch ermöglicht werden, die Folgen chronischer Erkrankungen oder Gesundheitsstörungen auf mehreren Ebenen zu beschreiben.

Der *ICIDH* lag ein lineares Modell zugrunde (siehe **Abb. 3-1**). Danach führen Krankheiten (diseases) zu Gesundheitsschäden (impairments) im Sinne organischer Defizite oder Mängel. Geschädigte Organe oder Organsysteme

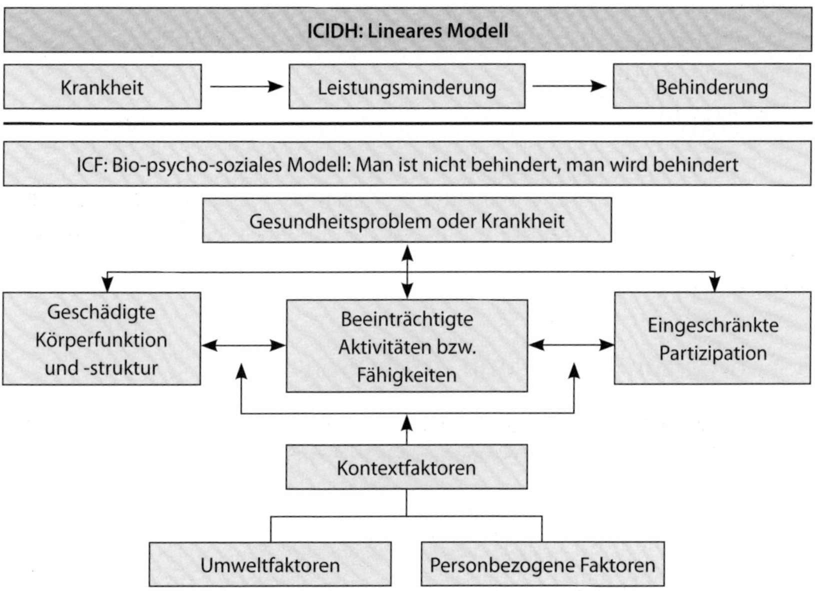

Abbildung 3-1: Grundstruktur von ICIDH und ICF

sind wiederum Ursache für eine eingeschränkte Funktionsfähigkeit dieser Organe bzw. Fähigkeitsstörungen (disability). In der Folge ist die Person beeinträchtigt in der Durchführung komplexer Fähigkeiten und Fertigkeiten, so dass letztlich die soziale Integration beeinträchtigt ist (handicap). Neben diesem kausal-linearen Verständnis von Behinderung war diese nach der ICIDH auch ausschließlich eine Eigenschaft der Person. Behinderungen waren die ausschließliche und direkte Folge der zugrunde liegenden Krankheit.

Dieser störungs- und defizitorientierte Ansatz wurde jedoch insbesondere von Menschen mit Behinderungen als zu eindimensional gesehen. Ihre Gegenposition war: «Man ist nicht behindert, man wird behindert.» Wenn eine Person eine Tür nicht öffnen oder einen Bus nicht besteigen kann, dann ist dies nicht die Folge des Zustandes der Person, sondern des Zustandes der Umwelt, d.h. die Tür ist schwergängig, die Stufe in den Bus zu hoch. Dies führte zur Revision der ICIDH. Die revidierte Fassung wurde aus sprachlichen Gründen nicht unter ICIDH-2, sondern unter dem neuen Namen ICF (Internationale Klassifikation der Funktionsfähigkeit, Behinderung und Gesundheit, WHO, 2005) in Parallelität zur ICD herausgegeben.

Die ICF will in Ergänzung zu den ICD-Diagnosen den Krankheitsstatus bzw. die «Funktionsfähigkeit» beschreiben. Dazu gehören:

a) Körperfunktionen und -strukturen
b) Aktivitäten bzw. Fähigkeiten (capacity) und Teilhabe
c) Kontextfaktoren, die wiederum zu trennen sind in personbezogene Faktoren und Umweltfaktoren.

Aus dem Verhältnis von Fähigkeiten und Kontext wird schließlich noch auf Teilhabe bzw. Partizipation geschlossen. Die Art der Beeinträchtigung in der Ausübung einer Aktivität entscheidet im Zusammenhang mit Rollenanforderungen einer Person über das Ausmaß der Krankheitsfolgen und damit auch über die Krankheitswertigkeit des aktuellen Gesundheitszustands.

3.2 Körperfunktionen und -strukturen

Körperfunktionen sind in der ICF definiert als physiologische und psychologische Funktionen von Körpersystemen und Körperstrukturen. Sie sind unterteilt in:

- mentale Funktionen
- Sinnesfunktionen und Schmerz
- Stimm- und Sprechfunktionen

- Funktionen des kardiovaskulären, hämatologischen, Immun- und Atmungssystems
- Funktionen des Verdauungs-, des Stoffwechsel- und des endokrinen Systems
- Funktionen des Urogenital- und reproduktiven Systems
- neuromuskuloskeletal- und bewegungsbezogene Funktionen sowie
- Funktionen der Haut und verwandter Strukturen.

Für den Bereich psychischer Störungen sind vor allem die unter der Überschrift «Mentale Funktionen» zusammengefassten Funktionen von Bedeutung. Ein Beispiel ist «b114 Funktionen der Orientierung» mit der Unterteilung in:

- *b1140 Orientierung zur Zeit:* Mentale Funktionen, die sich im bewussten Gewahrsein von Wochentag, Datum, Tag, Monat und Jahr äußern.
- *b1141 Orientierung zum Ort:* Mentale Funktionen, die sich im bewussten Gewahrsein der örtlichen Situation äußern, z. B. in welcher unmittelbaren Umgebung, in welcher Stadt oder in welchem Land man sich befindet.
- *b1142 Orientierung zur Person:* Mentale Funktionen, die sich im bewussten Gewahrsein der eigenen Identität und von Personen in der unmittelbaren Umgebung äußern.

Die ICF führt unter den Funktionen auch explizit Funktions-«Störungen» auf. So lautet die Definition der Kategorie «b1602, Inhalt des Denkens» beispielsweise: «Mentale Funktionen, die Ideen und Inhalte im Denkprozess und das, was konzeptualisiert wird, betreffen (inhaltliches Denken), Inkl.: Störungen wie Wahn, überwertige Ideen und Somatisierung». Es werden also auch eindeutige Krankheitszeichen genannt. Insofern kann jeder übliche psychopathologische Befund, beispielsweise in Anlehnung an das AMDP-System (AMDP, 2006), als Operationalisierung und Umsetzung der mentalen Funktionen nach ICF angesehen werden (Baron & Linden, 2008). Die Symptome, die in der ICD als diagnostische Kriterien dienen, und die Funktionsstörungen aus der ICF stehen also in enger Beziehung zueinander, wenn auch die verwendete Terminologie nicht in allen Punkten aufeinander abgestimmt ist.

3.3 Aktivitäten und Partizipation

Im Abschnitt «Aktivitäten und Partizipation (Teilhabe)» wird *Aktivität* definiert als «die Durchführung einer Aufgabe oder Handlung (Aktion) durch einen Menschen» und *Partizipation* als «Einbezogensein in eine Lebenssituation». Da Aktivitäten und Partizipation fließend ineinander übergehen und nur bedingt zu trennen sind, stellt die ICF nur eine einzige Liste zur Verfügung, so dass der Anwender nach eigenen Regeln zwischen Aktivität und Partizipation differenzieren muss. Die terminologische Konfundierung in der ICF zwischen Aktivität und Fähigkeit einerseits und Partizipation andererseits erschwert die Steuerung von therapeutischen Interventionen oder auch eine sozialmedizinische Beurteilung, weshalb im klinischen Kontext diese Unterscheidung von zentraler Bedeutung und unververzichtbar ist.

Des Weiteren unterscheidet die ICF bezüglich der Komponente der Aktivitäten und Partizipation im Grundsatz zwischen Leistung (performance) und Leistungsfähigkeit (capacity), wofür allerdings ebenfalls keine unterschiedlichen Kategorien vorgehalten werden. Der Begriff *Leistung* beschreibt, was eine Person in ihrer gegenwärtigen Umwelt tut, womit implizit zugleich auch der Gesichtspunkt des Einbezogenseins der Person in den aktuellen Lebenskontext (= Teilhabe) abgebildet wird. *Leistungsfähigkeit* beschreibt, was eine Person bezüglich einer Aktivität höchst möglich tun könnte, wenn sie wollte und die Situation es zuließe oder fordern würde. Insofern spiegelt die Leistungsfähigkeit ein Umwelt-adjustiertes Leistungsvermögen wider. Dies kann im konkreten Fall eine definierte Lebenssituation sein oder allgemein eine «uniforme Standardumwelt».

Im klinischen Kontext interessieren Leistungen vor allem zur Beschreibung von Umweltcharakteristika in dem Sinne, dass über geforderte Leistungen Rollenerwartungen oder zum Beispiel Arbeitsanforderungen definiert werden können. Therapeutisch stehen in der Regel aber Fähigkeitsbeeinträchtigungen im Vordergrund. Dabei werden Therapieziele dann definiert über die «Reservekapazität oder Leistungsreserve (reserve capacity)» (Baltes et al., 1992; Baltes et al., 1999), die in der ICF allerdings nicht erwähnt wird. Reservekapazität kann definiert werden als die potenzielle Leistungsfähigkeit, die nach Training oder Therapie erreichbar ist. Die Differenz zwischen aktueller Fähigkeit und Reservefähigkeit bezeichnet die Prognose einer Therapie und ist damit für die Behandlungsplanung von entscheidender Bedeutung.

Die ICF führt im Abschnitt «Aktivitäten und Partizipation» neun Kapitel an (siehe **Tab. 3-1**). Die einzelnen Kategorien sind eher unscharf definiert. Es finden sich Definitionen, die reine Aktivitäten beschreiben, wie zum Beispiel die Kategorie «d4300 Anheben: Einen Gegenstand anheben, um ihn von einem niedrigen Niveau auf ein höheres zu bewegen, wie ein Glas auf einem Tisch anheben». Es finden sich aber auch Definitionen, die eine Mischung aus Aktivitäten und Anwendung der Aktivität, d.h. also *Partizipation* darstellen. So lautet beispielsweise die Definition der Kategorie «d7601 Kind-Eltern-Beziehung: Mit seinen Eltern Beziehungen aufbauen und aufrechterhalten, wie als

Tabelle 3-1: ICF-Kapitel: Aktivitäten und Partizipation (d-Ziffern)

1.	Lernen und Wissensanwendung (z. B. Aufmerksamkeit fokussieren)
2.	Allgemeine Aufgaben (z. B. mit Stress umgehen)
3.	Kommunikation (z. B. sprechen, kommunizieren)
4.	Mobilität (z. B. Gegenstände heben, gehen)
5.	Selbstversorgung (z. B. sich waschen, kleiden)
6.	Häusliches Leben (z. B. Mahlzeiten bereiten)
7.	Interpersonelle Interaktionen und Beziehungen (z. B. mit Fremden umgehen, intime Beziehungen)
8.	Bedeutende Lebensbereiche (z. B. Bildung, wirtschaftliche Transaktionen)
9.	Gemeinschafts-, soziales und staatsbürgerliches Leben (z. B. Erholung, politisches Leben)

junges Kind seinen Eltern gehorchen und sich als erwachsenes Kind um seine alten Eltern kümmern». Gehorchen ist als Aktivität zu verstehen. Mit seinen Eltern eine Beziehung zu haben, ist eine Partizipation. Schließlich finden sich in diesem Abschnitt Definitionen, die nahezu ausschließlich eine Partizipation beschreiben, wie beispielsweise die Kategorie «d8500 Selbständige Tätigkeit: Eine selbständige Erwerbstätigkeit ausüben, die das Individuum selbst gesucht oder geschaffen hat, oder von anderen ohne formelles Arbeitsverhältnis vertraglich zugesichert wurde, wie landwirtschaftliche Wanderarbeit, Tätigkeit als freiberuflicher Autor oder Berater, kurzfristige Vertragsarbeit, Tätigkeit als Künstler oder Handwerker, ein Geschäft oder ein Unternehmen besitzen und führen». Hier ist keine Aktivität im engeren Sinne mehr benannt, sondern nur noch ein Lebensbereich beschrieben, der zu bewältigen ist.

Viele Kategorien sind ein Konglomerat aus unterschiedlichen Subaktivitäten und -fähigkeiten. So nennt beispielsweise die Kategorie «d8502 Vollzeitbeschäftigung» in der Definition unter anderem Subdimensionen wie «rechtzeitig bei der Arbeit erscheinen» oder «andere Arbeitnehmer überwachen». Die ICF ist hinsichtlich des Detailniveaus, auf dem Aktivitäten und Fähigkeiten kategorisiert werden, sehr unterschiedlich (ein Glas heben versus eine Vollzeitstelle ausfüllen). Bei der Anwendung der ICF müssen also Adjustierungen an das konkrete Anwendungsfeld vorgenommen werden, einschließlich der Entscheidung, welche Aktivitäten relevant sind.

Andererseits werden in der ICF detaillierte Fähigkeiten genannt, die durchaus sinnvollerweise in Oberkategorien zusammengefasst werden könnten. So finden sich beispielsweise in der ICF die Kapitel «Konversation (d350)», «Diskussion (d355)» oder «Elementare interpersonelle Aktivitäten (d710)» mit jeweils noch einer Reihe von detaillierten Untergliederungen wie:

- «d3500 Eine Unterhaltung beginnen: Einen Dialog oder einen Gedankenaustausch eröffnen, wie sich selbst vorstellen, die üblichen Grußformeln auszudrücken und in ein Thema einzuführen oder eine Frage stellen.»
- «d3501 Eine Unterhaltung aufrechterhalten: Einen Dialog oder Gedankenaustausch durch zusätzliche Gedanken, Einführung eines neuen Themas oder Wiederaufnahme eines vorangegangenen Themas sowie durch abwechselndes Sprechen oder Geben von Zeichen fortsetzen und gestalten.»
- «d3502 Eine Unterhaltung beenden: Einen Dialog oder einen Gedankenaustausch mit den üblichen abschließenden Äußerungen oder Bemerkungen und durch Abschluss des gegenwärtigen Themas beenden.»
- «d3503 Sich mit einer Person unterhalten: Mit einer Person einen Dialog oder einen Gedankenaustausch initiieren, aufrechterhalten, gestalten und beenden, wie mit einem Freund über das Wetter sprechen.»
- «d7101 Anerkennung in Beziehungen: In einer kontextuell und sozial angemessenen Weise Zufriedenheit und Dankbarkeit zeigen und darauf reagieren.»
- «d7102 Toleranz in Beziehungen: In einer kontextuell und sozial angemessenen Weise Verständnis und Akzeptanz für Verhalten zu zeigen und darauf zu reagieren.»

Es ist kaum nachvollziehbar, dass eine derartige Detaildifferenzierung je sinnvoll sein könnte; deshalb bietet es sich an, alle diese Kategorien unter «Kontaktfähigkeit zu anderen Menschen» zusammenzufassen.

Zusammenfassend bedeutet dies, dass die ICF einen heuristischen Rahmen liefert, die vorliegende Klassifikation und Kategorisierung jedoch für die klinische Praxis wenig tauglich ist und problem- und anwendungsorientierter Ergänzungen bedarf. Welches Abstraktionsniveau und damit auch welche Kategorien im konkreten klinischen Kontext zu wählen sind, wird letztlich vor allem von den verfügbaren Interventionsmöglichkeiten abhängen müssen.

3.4 Kontextfaktoren

Die ICF unterscheidet unter der Überschrift der *Kontextfaktoren* zwischen «Umweltfaktoren» und «personbezogenen Faktoren». Für Umweltfaktoren werden als Subkategorien mehrere Globalbereiche unterschieden:

- «Produkte und Technologien»
- «Natürliche und vom Menschen veränderte Umwelt»
- «Unterstützung und Beziehungen»
- «Einstellungen» und
- «Dienste, Systeme und Handlungsgrundsätze».

Darunter gibt es dann wiederum Einzelitems, die aber in der Regel ebenfalls einen hohen Abstraktionsgrad haben. Zur Illustration mag das Item «e1250 Allgemeine Produkte und Technologien für die Kommunikation» dienen, das definiert wird als «Von Menschen für ihre Aktivitäten des Sendens und Empfangens von Informationen benutzte Ausrüstungsgegenstände, Produkte und Technologien wie optische und akustische Geräte, Tonaufnahme- und Empfangsgeräte, Fernseh- und Videogeräte, Telefongeräte und Zubehör, Tonübertragungssysteme, Verständigungshilfen bei Nahkommunikation, weder angepasst noch speziell entworfen». Es gibt dann noch die nächste Unterkategorie «e1251 Hilfsprodukte und unterstützende Technologien für die Kommunikation» mit der Konkretisierung: «Angepasste oder speziell entworfene Ausrüstungsgegenstände, Produkte und Technologien, die Menschen helfen, Informationen zu senden und zu empfangen, wie optische und optisch-elektronische Geräte, Spezialschreib-, -zeichen- oder -handschreibgeräte, Signalsysteme sowie spezielle Computersoftware und -hardware, Cochlear-Implantate, Hörgeräte, FM-Hörtrainer, Stimmprothesen, Kommunikationstafeln, Brillen und Kontaktlinsen».

Neben den Umweltfaktoren sind dem Oberkapitel «Kontext» auch noch die «personbezogenen Faktoren» zugeordnet, die in der ICF definiert sind als «der spezielle Hintergrund des Lebens und der Lebensführung eines Menschen und Gegebenheiten des Menschen, die nicht Teil des Gesundheitsproblems oder -zustands sind. Diese Faktoren können Geschlecht, ethnische Zugehörigkeit, Alter, andere Gesundheitsprobleme, Fitness, Lebensstil, Gewohnheiten, Erziehung, Bewältigungsstile, sozialer Hintergrund, Bildung und Ausbildung, Beruf sowie vergangene oder gegenwärtige Erfahrungen (vergangene oder gegenwärtige Ereignisse), allgemeine Verhaltensmuster und Charakter, individuelles psychisches Leistungsvermögen und andere Merkmale umfassen, die in ihrer Gesamtheit oder einzeln bei Behinderung auf jeder Ebene eine Rolle spielen können». Zu den personbezogenen Faktoren gibt es in der ICF jedoch keine Kategorien, Klassifikation oder Nummerierung, da dies als zu komplex angesehen wurde.

3.5 Beziehung zwischen Funktionen, Fähigkeiten, Kontext und Partizipation

Es gibt keinen linearen Zusammenhang zwischen Funktionen und Aktivitäten bzw. Fähigkeiten. Unterschiedliche Fähigkeiten haben zum Teil die gleichen Funktionen zur Voraussetzung. Die Fähigkeiten, eine Mitteilung machen, ein Auto steuern oder ein Regal einräumen zu können, verlangen alle eine ungestörte Funktion des Gedächtnisses. Gleichermaßen kann eine einzige Funktionsstörung, wie zum Beispiel Störung der Emotion, sehr unterschiedliche Fähigkeiten beeinträchtigen, von der Fähigkeit zum Kontakt mit anderen Menschen, über die Fähigkeit, sachgerechte Urteile zu fällen, die Fähigkeit zur Selbstpflege bis hin zur Mobilität.

Mit Blick auf psychische Erkrankungen sind naheliegender Weise nicht alle Aktivitäten von Relevanz. «Sich knien (d41202)» oder «Setzen (d41203)» dürfte nur in Extremfällen von psychischen Funktionsstörungen betroffen sein, zum Beispiel bei einer Katatonie. Andere Aktivitäten sind hingegen häufig betroffen, wie beispielsweise die Kommunikationsfähigkeit. Sie kann beeinträchtigt werden durch eine Störung der Wachheit ebenso wie durch eine Gedächtnisstörung, Aufmerksamkeitsstörung, Denkstörung, Sinnestäuschung, Affektstörung oder Antriebsstörung. Jede Form von Funktionsstörung kann also im Prinzip zu jeder Form von Fähigkeitsbeeinträchtigung führen. Dies ist in **Abbildung 3-2** am Beispiel der «Durchhaltefähigkeit» exemplarisch dargestellt.

Ebenso gibt es auch keine Eins-zu-Eins-Beziehung zwischen Funktion und Partizipation. Am Beispiel der beruflichen Partizipation, d.h. Erfüllung beruflicher Rollenanforderungen, zeigt die Abbildung 3-2, dass jede Fähigkeitsbeeinträchtigung zu Beeinträchtigungen in den unterschiedlichsten sozialen Rollen führen kann. Wie bereits angesprochen, gibt es dabei, anders als in der ICIDH, in der ICF keine lineare Beziehung, sondern eine Wechselbeziehung (siehe Kapitel 3.6).

3.6 Kontextadjustierung von Fähigkeiten

Wenn es darum geht, die Schwere einer Funktionsstörung zu beschreiben, dann ist dies vergleichsweise einfach. Bei Funktionsstörungen gibt es ein weitgehend universelles Verständnis darüber, was eine ausgeglichene Grundstim-

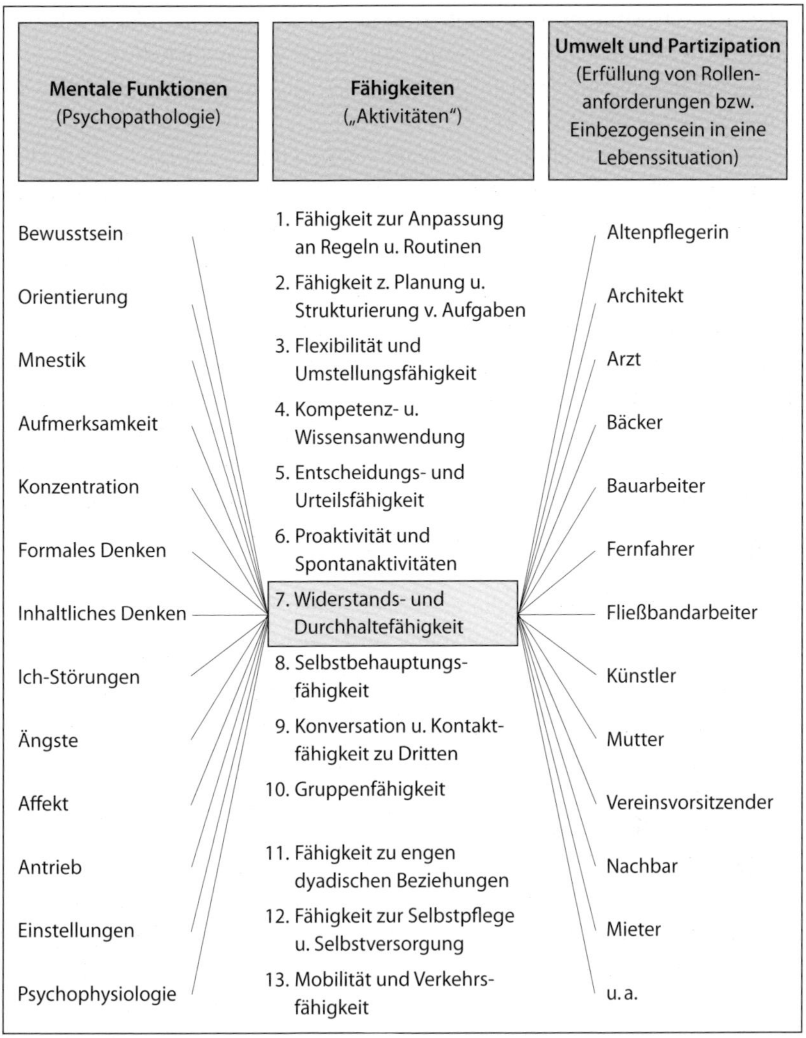

Abbildung 3-2: Beziehung zwischen Funktionen, Fähigkeiten, Kontext und Partizipation

mung ist, dass man orientiert sein oder dass man keine Stimmen hören sollte. Gleiches gilt auch für einen «erhöhten Blutdruck (b4200)» oder «Schmerzerleben (b280)». Es gibt natürliche und international vergleichbare Schweregradienten. Je höher der systolische Blutdruck von 120 mm/Hg abweicht, desto schwerer ist die Funktionsstörung. Gleiches gilt für die Intensität und Gestalt akustischer Halluzinationen, für den Grad der Vergesslichkeit oder die Intensität einer Verstimmung. Die Lebensumstände, der Beruf, das Alter oder das Geschlecht spielen in der Beurteilung von Funktionen keine Rolle.

Bei der Beurteilung von Fähigkeiten ist dies völlig anders. So enthält die ICF das Item «d4304 Auf dem Kopf tragen: Einen Gegenstand auf dem Kopf von einem Platz an einen anderen zu tragen oder zu transportieren, wie ein Wassergefäß auf dem Kopf tragen». Hat ein Mensch, der in Deutschland lebt, eine Beeinträchtigung, wenn er nicht über diese Fähigkeit verfügt, so wie es sicher der Fall wäre, wenn er gemäß d4300 nicht einen Gegenstand wie zum Beispiel ein Glas von einem niedrigen Niveau auf ein höheres anheben könnte? Das Beispiel macht deutlich, dass die Leistungsfähigkeit und insbesondere Beeinträchtigungen der Leistungsfähigkeit nicht absolut, sondern relativ zum Kontext zu beurteilen sind, d. h. hier zur Umwelt. Auch haben ein junges Mädchen und ein Möbelpacker selbstverständlich ein sehr unterschiedliches Leistungsniveau, wenn es um die Fähigkeit «Heben (ICF d4300)» geht. Dennoch kann das Mädchen nicht als leistungsgemindert bezeichnet werden, weil es weniger heben kann als der Möbelpacker. Und ein leistungsgeminderter Möbelpacker wird unter Umständen immer noch mehr heben können als das gesunde Mädchen. Hier geht es also um die personbezogenen Faktoren «Geschlecht» und «Konstitution». Aus dieser Überlegung wird ersichtlich, dass es kein objektives Leistungsniveau gibt, sondern jegliche Leistung nach der Terminologie der ICF «kontext-adjustiert» werden muss. Die Notwendigkeit zur Umweltadjustierung ist ein grundsätzliches Problem jeder Leistungsbeurteilung und damit auch jeder Fähigkeitsbestimmung. Dasselbe objektive Fähigkeitsniveau kann abhängig vom Kontext, sei es der Umwelt oder der Person, sehr unterschiedliche Konsequenzen haben und muss damit auch unterschiedlich bewertet werden.

Dies ist in der Leistungsdiagnostik ein seit Langem bekanntes Prinzip. Das wohl bekannteste Beispiel für eine «adjustierte» Fähigkeitsdiagnostik ist der *Intelligenztest.* Ein Intelligenztest ist ein Instrument zur Messung der kognitiven Leistungs-«Fähigkeit». Intelligenztests verlangen eine Reihe von Leistungen, wie beispielsweise Ziffern merken, Figuren wiedererkennen oder Wege finden. Findet sich bei einem Probanden, dass er sich fünf Items aus einem Warenkorb merken kann und bei einem anderen, dass er acht behält, dann ist damit noch nicht gesagt, wem von beiden ein höherer Intelligenzquotient, d. h. IQ, zugesprochen wird. Sinnvoll interpretiert und in einen IQ übersetzt werden können solche Leistungen erst, wenn sie in einen bestimmten Kontext gestellt bzw. an der Umwelt und der Person adjustiert werden. Das Prinzip der Messung besteht im Vergleich der Leistung zu einer Referenzgruppe, d. h. die objektiven Ergebnisse werden adjustiert an das Alter oder den Bildungsstand.

Dieses methodische Prinzip wurde von Stern (1912) mit der Beschreibung des Intelligenzquotienten

(Intelligenzalter/Lebensalter · 100)

eingeführt und seit Wechsler (1939) werden die Testergebnisse für einen Intelligenztest für jede Altersstufe und im Weiteren auch Bildungsklasse gesondert normiert. Das Verfahren ist so, dass die gemessenen Rohwerte in sogenannte «Normtabellen» übertragen werden, aus denen dann der Intelligenzquotient IQ entnommen werden kann. Der Intelligenztest ist also ein klassisches Beispiel dafür, wie eine Fähigkeit (hier Intelligenz) am Kontext adjustiert wird, also daran, wie alt der Betreffende ist und über welche Schulbildung er verfügt. Verändert sich der Kontext, dann ändert sich auch die Bewertung der Leistung, d.h. der IQ.

Das gleiche Prinzip gilt auch bei der Messung jeglicher anderer Leistungsfähigkeit, sei es das Heben oder die Fähigkeit zur sozialen Kommunikation. Das Problem ist aber, dass es außerhalb der Intelligenztests kaum Instrumente gibt, für die unterschiedliche Normen für verschiedene Populationen und Referenzgruppen vorliegen. Tests für Selbstsicherheit oder soziale Kompetenz geben nur Globalwerte. Es gibt aber keine gesonderten Normtabellen für Arbeiter oder Akademiker. Dies bedeutet, dass in der Fähigkeitsmessung dem Untersucher eine große Bedeutung als «Normgeber» zukommt. Eine Beurteilung von Fähigkeiten und Fähigkeitseinschränkungen setzt also eine gute Kenntnis der Referenzgruppe voraus.

3.7 Die Beziehung zwischen ICD und ICF

Es wurde bereits ausgeführt, dass eine ganzheitliche Betrachtung von Krankheiten und Kranken eine mehraxiale bio-psycho-soziale Perspektive erfordert. ICD und ICF sind insofern als komplementär zueinander zu sehen, was in **Abbildung 3-3** schematisch veranschaulicht wird. Beschwerden eines Menschen werden unter Anwendung diagnostischer Algorithmen als Krankheitssymptom erkannt und zu Syndromen zusammengefasst. Unter Berücksichtigung zusätzlicher Kriterien wie Verlauf, aber auch Leistungseinschränkungen oder Behinderung wird auf das Vorliegen einer Krankheit rückgeschlossen, d.h. eine Diagnose gestellt. Wie oben dargelegt, begründet eine Diagnose zunächst einmal nur eine Behandlungserlaubnis, sie ermöglicht jedoch keine Behandlungssteuerung. Hierzu bedarf es einer Präzisierung des konkreten Krankheitszustandes. Ein Mensch mit der Diagnose einer bipolaren Depression kann aktuell manisch sein, depressiv, hyper- oder dysthym oder völlig beschwerdefrei. Die

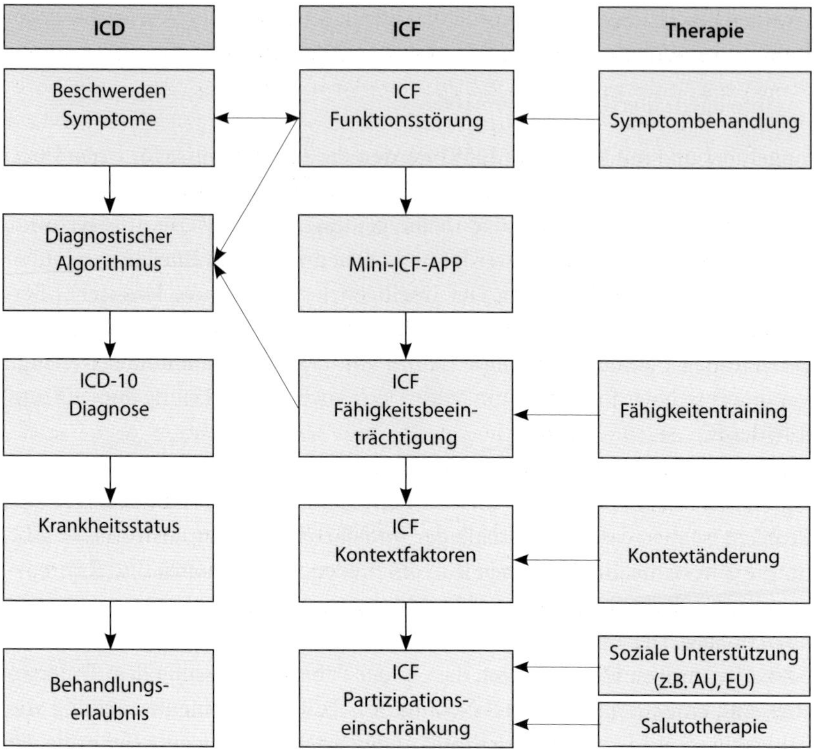

Abbildung 3-3: Beziehung zwischen ICD und ICF in der Diagnostik und Behandlungsplanung

Therapiewahl hängt dementsprechend im ersten Schritt von den aktuell vorliegenden Funktionsstörungen (= aktueller Befund) ab.

Im zweiten Schritt ist ergänzend zu den Funktionsstörungen der Fähigkeitsstatus zu erheben. Therapeutisch von Relevanz sind Fähigkeiten, die aufgrund der vorliegenden Funktionsstörungen bzw. Krankheit beeinträchtigt sind, zum Beispiel Einschränkungen der Kommunikationsfähigkeit wegen einer depressiven Verstimmung. Von Relevanz kann aber auch die Ausprägung solcher Fähigkeiten sein, die zur Kompensation bestehender sonstiger Einschränkungen benötigt werden. Ein Beispiel wäre die Kommunikationsfähigkeit, die bei einer Phobie nicht krankheitsbedingt beeinträchtigt ist, die jedoch in besonderem Maße benötigt wird, um Kollegen zu gewinnen, Wege zu übernehmen, zu denen man selbst nicht in der Lage ist. Fähigkeiten bieten auch einen Ansatzpunkt für therapeutische Interventionen, auch und gerade dann, wenn es nicht zu einer Remission der Funktionsstörungen kommt. Ein Training der sozialen Kompetenz bei schizophrenen Patienten ermöglicht durchaus zusätzliche relevante positive Entwicklungen des Patienten, trotz fortbestehender schizophrener Kernsymptomatik (Vauth et al., 2000).

Im dritten Schritt ist dann der Kontext zu überprüfen, d.h. die Lebenssituation des Patienten. Dazu gehören Rollenerwartungen in der Familie, im Beruf oder der Freizeit ebenso wie materielle Gegebenheiten, das soziale Netz, das Alter, der Bildungsstatus usw. Es ist zu prüfen, welche vom Patienten zu erbringenden Aktivitäten nicht ausgeübt werden können und welche Teilhabe- bzw. Partizipationsbeeinträchtigungen sich daraus ergeben. Dies erfordert einen Abgleich zwischen dem gegebenen Fähigkeitsniveau und den geforderten Aktivitäten. Die genaue Art der krankheitsbedingten Fähigkeitsbeeinträchtigung entscheidet im Zusammenhang mit dem Kontext, zum Beispiel Rollenanforderungen einer Person bei der Arbeit (z.B. überwiegend Routinetätigkeiten oder täglich wechselnde Aufgabenbereiche), über das Ausmaß der Krankheitsfolgen, d.h. der Partizipationsbeeinträchtigung (z.B. Nichterfüllung von Leistungsanforderungen an einem speziellen Arbeitsplatz mit wechselnden Tätigkeiten), und damit unter anderem auch wesentlich über die Krankheitswertigkeit und die sozialmedizinische Bedeutung des aktuellen Gesundheitszustandes.

Soweit eine therapeutische Beeinflussung des Fähigkeitsniveaus nicht möglich ist, bleiben immer noch therapeutische Interventionen zur Änderung des Kontextes im Sinne kompensatorischer Maßnahmen und einer Kontextanpassung an die unveränderlichen Leistungseinschränkungen. Es kann beispielsweise für den Kranken ein leidensgerechter Arbeitsplatz oder leidensgerechte Lebensumwelt hergestellt werden, in der die vorliegenden Fähigkeitsbeeinträchtigungen nicht zum Tragen kommen. Je genauer die Art der Fähigkeitsbeeinträchtigung bekannt ist, desto gezielter und erfolgreicher kann vorgegangen werden. Durch die Beschreibung der gegebenen oder geminderten Fähigkeiten und geforderten Aktivitäten kann entschieden werden, welche Tätigkeiten der Betroffene gegebenenfalls trotz fortbestehender Gesundheitsstörungen verrichten kann.

Da «Teilhabe» bei Behinderung nach § 2 SGB IX das «Leben in der Gesellschaft» betrifft, ist neben dem beruflichen Kontext auch das gesamte Lebensumfeld mit zu berücksichtigen, d.h. die Lebensqualität in einem umfassenden Sinn. Auch diesbezüglich gibt es vielfältige Behandlungsansätze, die unter dem Stichwort der *Salutotherapie* (Linden & Weig, 2009) zusammengefasst werden können. Die erweiterte bio-psycho-soziale Betrachtung eines Krankheitszustands hat also unmittelbar Konsequenzen für die Therapiesteuerung und ermöglicht wirkungsvolle Interventionen weit über die reine Symptombehandlung hinaus.

Diese Gesamtbetrachtung von ICD und ICF ist auch bei sozialmedizinischen Gutachten von Bedeutung, da sie eine Differenzierung und getrennte Beschreibung von Funktion, Fähigkeit und Kontext nahelegt. Dies führt zu einer Befundobjektivierung und damit höheren Reliabilität entsprechender Urteile.

4. Messinstrumente für Fähigkeits-, Aktivitäts- und Partizipationsbeeinträchtigungen

Die Diagnostik nach dem mehraxialen Krankheitsmodell, wie auch die Therapieplanung oder sozialmedizinische Beurteilung, erfordern Instrumente zur differenzierten Erfassung und Quantifizierung von Funktionen bzw. Krankheitssymptomen einerseits und Fähigkeiten andererseits. Es mag noch relativ einfach sein, zwischen einer Entzündung oder Fraktur eines Arms (Funktions- bzw. Strukturstörung) einerseits und der damit einhergehenden Unfähigkeit zu heben (Aktivitäts- bzw. Fähigkeitsbeeinträchtigung) und die für die Arbeit als Kellner (Kontext) resultierende Behinderung (Beeinträchtigung der Partizipation) andererseits zu unterscheiden. Bei anderen Dimensionen kann dies jedoch erhebliche konzeptionelle und methodische Probleme aufwerfen. Dies gilt insbesondere bei psychischen Störungen, beispielsweise wenn zu beschreiben ist, worin die durch eine depressive Erkrankung bedingte Funktionsstörung der Konzentration resultierenden Fähigkeitsbeeinträchtigungen bestehen.

Es gibt viele Instrumente zur Erfassung von Funktionsstörungen bei psychischen Erkrankungen, das heißt zur Quantifizierung der Psychopathologie. Beispiele sind:

- Selbst- oder Fremdratingskalen zur Depressivität (z. B. ADS, Hautzinger & Bailer, 1993; BDI-II, Hautzinger, Kühner & Keller, 2006)
- Angst (PAS, Bandelow, 1997; STAI, Laux, Glanzmann, Schaffner & Spielberger, 1981)
- demenzielle Symptomatik (SIDAM, Zaudig et al., 1996; MMST, Folstein, Folstein & McHugh, 1975; dt. Fassung: Kessler, Markowitsch & Denzler, 1990).

Auch zur Erfassung von Fähigkeitseinschränkungen gibt es eine Reihe von Messinstrumenten. Im Folgenden sollen ausgewählte Beispiele mit Bezug zu psychischen Erkrankungen dargestellt werden. Sie sind im Aufbau sehr unterschiedlich und erfassen je nach Anwendungsgebiet einzelne Fähigkeiten oder ein ganzes Spektrum von Fähigkeiten, weshalb es große Überschneidungen gibt. Sie beziehen sich teilweise nur auf Fähigkeiten oder bilden Funktionen und Aktivitäten bzw. Fähigkeiten gleichzeitig ab. Sie erfordern mehr oder weniger eine Kontextadjustierung und erlauben explizit oder nur implizit eine Schwerebeurteilung.

4.1 Aktivitäten des täglichen Lebens (ADL- und IADL-Skalen)

In klinischen Kontexten sind Skalen zur Beurteilung basaler Alltagsfähigkeiten in täglichem Gebrauch. Erfasst werden der Fähigkeitsstatus und damit das Ausmaß an benötigter Hilfe bei basalen selbstbezogenen Aktivitäten wie Waschen, Anziehen, Toilettenbenutzung, Wechsel vom Bett in den Rollstuhl und umgekehrt, Stuhl- und Harnkontrolle und Nahrungsaufnahme, d.h. alltägliche Aktivitäten der persönlichen Pflege. Bekannte und häufig verwandte Verfahren sind der *Barthel Index (BI)* von Mahoney und Barthel (1965) und andere *Activities of Daily Living Skalen (ADL)* (Katz et al., 1963). Sie erlauben eine sehr konkrete Quantifizierung der Fähigkeitsbeeinträchtigung. So können beispielsweise für die Aktivität «Essen» 10 Punkte vergeben werden, das heißt beispielsweise, der Proband kann selbständig mit Geschirr und Besteck essen (10 Punkte); er benötigt Hilfe zum Beispiel beim Schneiden (5 Punkte); er ist total hilfsbedürftig (0 Punkte). Im Barthel-Index fehlen Items zur Kognition und zu basalen kommunikativen und sozialen Kompetenzen, die ebenfalls für die Hilfsbedürftigkeit oder selbständige Lebensführung von Bedeutung sind. Von daher wurde von Prosiegel et al. (1996) der *Erweiterte Barthel Index (EBI)* publiziert mit ergänzenden Items wie soziale Interaktion, Verstehen, Problemlösen und Orientierung.

Die ADL-Skalen dienen zur Feststellung der Pflegebedürftigkeit. Sie erfassen ausschließlich Fähigkeitseinschränkungen, die unabhängig von der vorliegenden Störung sind, sei es eine Demenz oder eine Multiple Sklerose. Die Anwendung einer ADL-Skala erfordert daher auch kein spezielles medizinisches Krankheitswissen und geschieht im Auftrag der Pflegeversicherung vorwiegend durch Pflegekräfte und nicht durch Ärzte. Eine Umweltadjustierung findet nicht statt, da kulturfreie und universelle Fähigkeiten erfasst werden, die jedem Menschen in gleicher Form zur Verfügung stehen sollten.

Spector et al. (1987) erweiterten die ADL-Skalen um Items zu *Instrumental Activities of Daily Living*. Erfasst werden komplexe instrumentelle Aktivitäten und Fähigkeiten des täglichen Lebens wie die Fähigkeit zur Benutzung des Telefons, zum Einkaufen, zum Kochen, zur Haushaltsführung, zur Wäscheversorgung, zur Nutzung von Verkehrsmitteln, zur Medikamenteneinnahme oder zu Geldgeschäften (Lawton & Brody, 1968). Für die selbständige Ausführung jeder dieser Aktivitäten wird jeweils ein Punkt vergeben (z.B. selbständig einkaufen; führt selbständig kleine Hausarbeiten aus oder wäscht kleine Sachen). Wenn die Aktivitäten nicht mehr oder nur mit intensiver Unterstützung Dritter ausgeübt werden können, gibt es 0 Punkte (z. B. kann das Telefon gar nicht mehr benutzen, benötigt beim Einkaufen Begleitung oder kann nicht mehr mit Geld umgehen).

Auch die IADL-Skalen erfassen unabhängig von Funktionsstörungen grundlegende Komponenten des sozialen Funktionierens, d.h. eine Mischung aus Beeinträchtigungen von Fähigkeiten und Teilhabe. Wenn jemand nicht einkaufen kann, ist dies zunächst einmal eine Beeinträchtigung der Teilhabe, und es wäre zu klären, welche Fähigkeitseinschränkung diesem zugrunde liegt.

In Bezug zur Umweltadjustierung geben die Messvorschriften der IADL-Skalen vor, dass die Beurteilung unabhängig von der Umwelt ausgeführt werden sollte. Dies ist allerdings nur innerhalb eines bestimmten Kulturkreises möglich, da zum Beispiel die Abwicklung von Geldgeschäften voraussetzt, dass jemand in derartigen Aktivitäten geschult ist. Dies kann für Deutschland weitgehend für jedermann vorausgesetzt werden, nicht jedoch für andere Länder.

4.2 Diagnostik von psychomotorischen Fähigkeiten und Mobilität

Bereits bei der Erfassung der Aktivitäten des täglichen Lebens mittels der ADL-Skalen ist Mobilität ein wichtiges Item als Voraussetzung für die Fähigkeit der Selbstversorgung. Darüber hinaus sind motorische Fähigkeiten und Mobilität auch generell aufgrund ihres Zusammenhangs mit dem körperlichen und psychischen Gesundheitszustand von großer Bedeutung (Knoll, 1997; Woll, 1996). Auch im Rahmen der medizinischen Rehabilitation kommt der Erfassung motorischer Fähigkeiten bzw. der Mobilität entscheidende Bedeutung zu.

Es gibt eine Reihe von Fragebögen speziell zur Erfassung der körperlichen Leistungsfähigkeit wie der *Funktionsfragebogen Hannover* (Haase et al., 2001; Kohlmann & Raspe, 1994; Lautenschläger et al., 1997) oder der *Fragebogen zur Erfassung des motorischen Funktionsniveaus (FFB-Mot)* (Bös et al., 2002) oder der adaptive, an der ICF orientierte *Fragebogen zu Mobilität und Selbstversorgung (MOSES-Fragebogen)* (Farin et al., 2007). Der FFB-Mot versucht mit 28 Selbstbeurteilungsfragen motorische Fähigkeiten wie Ausdauer, Kraft, Beweglichkeit und Koordination zu erfassen. Es existieren Ergänzungen für minimale körperliche Leistungsfähigkeit (ADL-Skala) und die sportliche Leistungsfähigkeit (Sport-Skala). Es wurde gezeigt, dass der FFB-Mot hoch mit Leistungsmessungen zur Fitness korreliert.

Der MOSES-Fragebogen (Farin et al., 2007) ist ein rehabilitationsspezifisches ICF-orientiertes Assessmentinstrument zu Erfassung von Mobilität und

Selbstversorgung, das sich des Prinzips des «adaptiven Testens» bedient (Kubinger, 2003a). Dies ermöglicht, dass Personen miteinander verglichen werden können, auch wenn sie unterschiedliche Aufgaben oder Fragebogen-Items bearbeitet haben (Tesio, 2003). Der MOSES-Fragebogen ist in einer Selbst- und Fremdrating-Version erhältlich. Die 58 Items sind zwölf Skalen zuordenbar und wurden unter direktem Bezug auf die Inhalte der drei- und vierstelligen ICF-Kategorien aus den Kapiteln «Mobilität», «Selbstversorgung» und «Häusliches Leben» der Komponente «Aktivitäten und Partizipation» entwickelt. Der Fragebogen enthält im Wesentlichen ADL-analoge Items («Der Proband ist in der Lage sich auf ein Bett zu legen und wieder aufzustehen» oder «ein Hemd an- und auszuziehen» oder «eine Scheibe Brot zu essen» oder «alltägliche Lebensmittel einzukaufen») und darüber hinausgehend noch einige Leistungsitems («Der Proband ist in der Lage einen 10 kg schweren Gegenstand vom Boden auf einen Tisch zu stellen» oder «eine kurze Strecke zu rennen»), Items zur Feinmotorik («Der Proband kann Knöpfe an seiner Kleidung zumachen») und zur allgemeinen Verkehrsfähigkeit («Der Proband kann ein öffentliches Verkehrsmittel wie Bus oder Bahn benutzen»).

Methoden der motorischen Leistungsdiagnostik, die ursprünglich für den Leistungssport entwickelt wurden, finden inzwischen auch im Gesundheits-, Breiten-, Freizeit- und Fitnesssport ihre Anwendung. Sie sind sehr vielfältig und reichen von einfachen Beobachtungen über differenzierte sportmotorische Tests bis hin zu komplexen biomechanischen, biochemischen, neuromuskulären und leistungsphysiologischen Verfahren (Bös, 1996, Hottenrott & Hoos, 2013). Beispiele aus dem Schulsport sind zum Beispiel der *Cooper-Test* (zwölfminütiger Lauf mit maximaler Anstrengung und möglichst konstanter Laufgeschwindigkeit; zurückgelegte Strecke wird gemessen und beurteilt; Cooper, 1968). Im Hochleistungssport werden computergesteuerte Messungen benutzt (Krug & Minow, 2002) wie die Kinemetrie und die Dynametrie (Meinel & Schnabel, 2007). Bei den kinemetrischen Verfahren handelt es sich um Bildfolgeverfahren, mit denen zu bestimmten Zeitpunkten Bilder vom Bewegungsverlauf aufgezeichnet werden, die dann durch Zeit und zusätzliche Weginformationen (Kalibrierung) ergänzt werden (z. B. Aufzeichnung eines Kugelstoßes mit zwei Kameras für eine dreidimensionale Bewegungsanalyse). Ein Vertreter der dynamometrischen Verfahren ist die Kraftmessplatte, um Bodenreaktionskräfte und Drehmomente im Stand, beim Gehen oder anderen sportlichen Bewegungen zu bestimmen.

Zur Erfassung komplexer Bewegungsabläufe dienen Bewegungsbeobachtungen (Meinel & Schnabel, 2007). Im Training dienen sie dazu, den motorischen Lernprozess zu begleiten und Fehler zu erkennen, im Wettkampf zur

Leistungsbeurteilung, wie beispielsweise beim Geräteturnen oder Eiskunstlaufen. Auch im Bereich der Sportmedizin oder des Rehabilitationssportes bedient man sich dieser Methode, um sich zum Beispiel nach einer Knieverletzung anhand des Gangbildes einen ersten Eindruck zu verschaffen und entsprechende Funktionsdiagnostik anzuschließen.

Ein Verfahren zur Analyse psychisch bedingter motorischer Einschränkungen ist die *Spiroergometrie* (Hollmann & Strüder, 2009), bei der während körperlicher Belastung die erreichte Wattzahl, die Herzfrequenz und die Atemgase gemessen werden. Dies ergibt einen Aufschluss darüber, ob ein Proband sich ausbelastet oder sich schont und Belastung vermeidet.

Schließlich gibt es auch noch Instrumente zur Erfassung ausgewählter komplexer motorischer Beeinträchtigungen. Ein Beispiel ist der *Bruininks-Oseretsky Test of Motor Proficiency (BOTMP-BOT-2)*, der als Subtest Laufgeschwindigkeit, Arm- und Beinkoordination Kraft, Reaktionszeit, visuomotorische Kontrolle und Lateralisierung erfasst und ursprünglich zur Erfassung psychomotorischer Entwicklungsstörungen bei Kindern entwickelt wurde (Fine, 1979). Ein anderes allgemein bekanntes Beispiel ist das *Deutsche Sportabzeichen*. Es wird verliehen für eine Kombination sportlicher Leistungen und enthält Disziplinen aus der Leichtathletik, dem Turnen, dem Schwimmsport und dem Radfahren (DOSB, 2012). Bei der Erfassung und Beurteilung derartiger motorischer Leistungen muss, wie bei allen Leistungstests, eine Adjustierung nach Geschlecht, Alter und Trainingsstand vorgenommen werden. Für den Bruininks-Oseretsky-Test gibt es Normen für verschiedene Altersgruppen und beim Deutschen Sportabzeichen sind die geforderten Leistungen gestaffelt nach Altersstufen und Geschlecht.

Auch für komplexe motorische Fähigkeiten gibt es Skalen, wie beispielsweise zur Erfassung der Verkehrsfähigkeit oder agoraphober Einschränkungen die *Agoraphobie-Skala* (Öst, 1990) oder das *Mobilitätsinventar für Agoraphobie* (Chambless et al., 1985). Letzteres enthält 27 Items zur Selbstbeurteilung und gibt 26 Situationen vor, für die jeweils der Grad der Vermeidung mit und ohne Begleitung eingeschätzt wird.

4.3 Diagnostik der Proaktivität und Kreativität

Für die Diagnostik von Selbststeuerungsfähigkeit, Eigeninitiative, Proaktivität und Kreativität wurden Interviews wie auch Selbst- und Fremdbeurteilungsinstrumente entwickelt. In einem strukturierten Interview (Frese & Fay, 2001) werden Personen gefragt, ob sie früher oder aktuell eigeninitiatives Verhalten bei ihrer Arbeit gezeigt haben, zum Beispiel durch die Teilnahme an Weiterbildungen. Die Antworten werden von einem externen Rater hinsichtlich der Ausprägung von Eigeninitiative beurteilt. Weiterhin werden den Probanden verschiedene Problemsituationen vorgelegt, zu denen sie so viele Lösungsideen wie möglich entwickeln sollen. Diese Lösungsideen werden gezählt und ihr Eigeninitiativegehalt beurteilt.

Frese et al. (1997) haben auch Selbst- und Fremdbeurteilungsfragebögen entwickelt, in denen entweder der Proband selbst oder Vorgesetzte oder Mitarbeiter eigeninitiatives Verhalten einschätzen können. Items lauten beispielsweise:

- «Ich gehe Probleme aktiv an.»
- «Wenn sich Möglichkeiten anbieten, etwas zu gestalten, dann nutze ich sie aus.»
- «Ich ergreife sofort die Initiative, wenn andere dies nicht tun.»
- «Ich bin besonders gut darin, Ideen umzusetzen».

Eine weitere Fragebogenvariante gibt Situationen vor, für die die Probanden in vorgegebenen Kategorien angeben sollen, wie sie sich am ehesten in der Situation verhalten würden (Bledow & Frese, 2009).

Kreativitätstests erfassen vor allem Komponenten wie:

a) Sensitivität gegenüber Problemen
b) Flüssigkeit
c) Originalität und
d) Flexibilität des Denkens.

Beispiele sind der *Verbale Kreativitätstest (VKT)* von Schoppe (1975) oder der *Verwendungstest (VWT)* von Facaoaru (1985).

Eine wichtige Gruppe proaktiven Verhaltens sind *Rekreative Aktivitäten des täglichen Lebens* (Recreational Activities of Daily Living, RADL) und Freizeitverhalten. Dazu gehören die Teilhabe an kulturellen Aktivitäten, Hobbys, sportlichen Aktivitäten, Sozialkontakten usw. Derartige Aktivitäten sind dadurch gekennzeichnet, dass kein «Muss» dahinter steht. Es hängt weitgehend nur von der Initiative des Einzelnen ab, ob und wann er oder sie ins Kino geht. Derartige Aktivitäten können durch Krankheit wesentlich und oft auch als Erstes beeinträchtigt werden. Wenn es einem Menschen schlecht geht, dann wird er gegebenenfalls zuerst Theaterbesuche einstellen und erst in zweiter Linie Arbeitsaktivitäten.

In der Verhaltenstherapie und Gesundheitspsychologie sind derartige rekreative Aktivitäten seit Langem wissenschaftlich bearbeitet und beschrieben worden, und es gibt eine Reihe von Instrumenten in diesem Bereich. Sie figurieren unter Titeln wie Aktivitätslisten, Lebensqualität, Ressourcen, Gesundheitsverhalten oder explizit RADL (Aguiar & Hurst, 2007; Faltermaier, 1999; Franke, 1993; Hasenbring, 1994; Horn, 1998; Linden et al. 2009; Linden & Weig, 2009; Marshall et al., 2007; Schneider, 2000; Viehauser, 2000; Zitterbarth, 1995). Ein Aktivitätsaufbau gehört in der Verhaltenstherapie auch zu den klassischen Interventionen, die in der Behandlung vieler Erkrankungen genutzt werden.

Tabelle 4-1 zeigt als Beispiel eine derartige Skala, die in Anlehnung an die *NPI-Interessen-Checkliste* (Klyczek et al., 1997; Matsutsuyu, 1969; Rogers et al., 1978), die *Pleasent Event Skala* von Lewinsohn und Libet (1972) und mit Blick

Tabelle 4-1: Freizeitcheckliste (RADL-ICF) *(Fortsetzung n. Seite)*

		Früher einmal		In den letzten 12 Monaten					Habe ich es gerne gemacht		Das möchte ich in Zukunft ... machen				
Aktivität	**ICF-Nr**	**Ja**	**Nein**	**0**	**1**	**2**	**3**	**4**	**Ja**	**Nein**	**0**	**1**	**2**	**3**	**4**
Theater/Konzerte	d9202														
Kino	d9202														
Museum	d9202														
Ausflüge/Reisen	d460														
Lernen: VHS, Sprache	d810														
Musizieren	d9202														
Basteln, Handarbeiten	d9203														
Handwerkliche Arbeit	d9203														
Modellbau	d440														
Fotografieren	d160														
Malen/Zeichnen	d9203														
Feiern	d9102														
Freunde treffen	d9205														
Familienaktivitäten	d7609														

0 = nie, 1 = jährlich, 2 = monatlich bzw. alle paar Monate, 3 = wöchentlich, 4 = täglich; © M. Linden, Berlin

		Früher einmal		In den letzten 12 Monaten					Habe ich es gerne gemacht		Das möchte ich in Zukunft … machen				
Aktivität	**ICF-Nr**	Ja	Nein	0	1	2	3	4	Ja	Nein	0	1	2	3	4
Gesellschaftsspiele	d9200														
Vereine, Klubs	d9100														
Ehrenamtliche Tätigkeit	d855														
Schwimmen	d4554														
Radfahren	d4750														
Laufen/Joggen	d4552														
Tanzen	d7105														
Wandern	d4501														
Spazierengehen	d450														
Fitnessstudio/Sportkurse	d9201														
Fernsehen/DVD	d110														
Musik hören	d115														
Computer	d160														
Lesen	d166														
Rätseln/Sudoku	d163														
Yoga, PMR, Meditieren	d9208														
Sauna	d510														
Bummeln gehen	d620														
Einkaufen	d620														
Kochen	d630														
Um Tiere kümmern	d6506														
Garten/Balkonpflanzen	d6505														
Putzen, Bügeln	d640														

0 = nie, 1 = jährlich, 2 = monatlich bzw. alle paar Monate, 3 = wöchentlich, 4 = täglich; © M. Linden, Berlin

auf einschlägige ICF-Aktivitäten entwickelt wurde (Linden et al., 2009). Die *RADL-ICF-Skala* (recreational activities of daily living according to ICF) listet eine Reihe von Aktivitätsgruppen auf (z. B. basteln, Freunde treffen), die den Bereichen kulturelle, handwerklich-produktive, soziale, sportliche, konsumierende und häusliche Aktivitäten zugeordnet werden können. Die Patienten können für jede Aktivität angeben, ob sie sie in den letzten vier Wochen ausgeübt haben, ob sie Interesse daran finden, oder ob sie diese Aktivität gerne häufiger ausüben würden. Im Ergebnis kann ein Global- wie Teilscore errechnet werden.

Diese Skala erfasst «Aktivitäten», d. h. ihr Spektrum und ihre Häufigkeit. Sie können eins zu eins in Kategorien der ICF übersetzt werden. Methodisch sind RADL-Skalen den IADL-Skalen gleichzusetzen. Das Aktivitätsniveau ist zugleich ein Maß der Partizipation. Es werden keine Fähigkeiten (capacities) im engeren Sinne erfasst. Es ist gegebenenfalls in einem eigenen weiteren Schritt zu klären, ob Aktivitäten nicht ausgeübt werden, weil der Proband nicht über die dazu erforderlichen Fähigkeiten verfügt (z. B. Kochen können), der Kontext sie nicht zulässt (z. B. Theaterbesuche) oder schlicht kein Interesse an dieser Aktivität besteht (z. B. Rätseln).

4.4 Intelligenz- und Eignungsdiagnostik

Intelligenztests wurden ursprünglich entwickelt zur Auswahl von Offiziersanwärtern oder Vorhersage des Schulerfolgs (Binet & Simon, 1905). Sie sind die ältesten standardisierten Messverfahren zur Eignungsdiagnostik und Fähigkeitsbeurteilung. Der Intelligenzbegriff ist eng mit der Entwicklung entsprechender Testverfahren verknüpft im Sinne des Satzes: «Intelligenz ist das, was Intelligenztests messen bzw. die Fähigkeit, in einem Intelligenztest gute Ergebnisse zu erzielen». Es existiert kein Intelligenztest, der alle denkbaren Leistungsbereiche erfasst, sondern es werden, je nach zugrunde liegender Intelligenztheorie und Zweck der Untersuchung, immer nur ausgewählte Aufgaben gestellt. So gibt es derartige Leistungstests, die eher eine globale kulturfreie Fähigkeit zur Lösung neuer Probleme abbilden wollen und andere, die sehr konkrete berufliche Fähigkeiten erfassen, wie dies bei der Personalauswahl der Fall ist.

Ein Beispiel für einen kulturell fairen Test, der sprach- und zahlenfrei das logische Denken erfasst, ist der *CFT 20-R* (Grundintelligenztest Skala 2; Weiß, 2008). Theoretische Grundlage ist die *Zwei-Faktoren-Theorie der Intelligenz* von Cattell (1963). Erfasst werden soll vor allem die fluide Intelligenz, also die Fähigkeit, figurale Beziehungen und formal-logische Denkprobleme mit unterschiedlichem Komplexitätsgrad zu erkennen und innerhalb einer bestimmten Zeit zu verarbeiten. Andere Tests erfassen partiell auch die kristalline Intelligenz, also gelernte Fähigkeiten wie zum Beispiel der *Wechsler Intelligenztest (WAI)* (Wechsler, 2006).

Das Messprinzip besteht bei diesen Instrumenten darin, dass dem Probanden Aufgaben gestellt werden, die häufig mit Schularbeiten vergleichbar sind. Es werden Problemstellungen vorgegeben, die in einer bestimmten Zeit zu lösen sind. Beispiele sind die Ergänzung von Zahlenreihen nach logischen Prinzipien, Puzzleaufgaben, die Wiedererkennung gedrehter dreidimensionaler Figuren, Rechenaufgaben oder auch allgemeine Wissensfragen wie zum Beispiel: Wie heißt der Bundespräsident?

Zur Gruppe der Intelligenztests gehören auch Verfahren der Personalauswahl in der Arbeitspsychologie, Arbeitsmedizin oder Verkehrspsychologie. Hier geht es im Sinne des *Person-Environment-Fit-Modells* (Caplan et al., 1975; Edwards & van Harrison, 1993; French, 1973) darum, Mitarbeiter oder Stellenbewerber so auszuwählen, dass ihr Leistungsvermögen und ihre Fähigkeiten den Anforderungen eines bestimmten Arbeitsplatzes entsprechen. Fluglotsen benötigen eine gute Signalerkennung, Manager gute soziale und kommunikative Kompetenzen oder Autofahrer eine hinreichende Sehfähigkeit. Für derartige Personalbeurteilungen wurden in der Arbeitspsychologie verschiedene methodische Zugangswege entwickelt (Schuler, 2006).

Der «eigenschaftsorientierte Ansatz» versucht, stabile Merkmale einer Person zu erfassen, beispielsweise Persönlichkeitseigenschaften wie Gewissenhaftigkeit, aber auch spezifische Fähigkeiten wie verbale oder numerische Intelligenz-Dimensionen (Brickenkamp, 2002; Jäger et al., 1997; Krampen, 1991; Ostendorf & Angleitner, 2004). Der «Simulationsansatz» hat zum Ziel, mittels Arbeitsproben direkt Verhalten zu beobachten, welches in ähnlicher Weise am Arbeitsplatz gefordert wird. Hierzu werden standardisierte Aufgaben gestellt, die entweder motorische Aktivitäten verlangen, wie beispielsweise ein elektronisches Bauteil zusammenbauen. Es wurden auch sogenannte «Trainierbarkeitstests» entwickelt, um das Arbeitsprobenprinzip auch bei Menschen einsetzen zu können, die in einem bestimmten Bereich keine Vorerfahrungen haben (Robertson & Downs, 1989). Im «biografischen Ansatz» wird der Stellenaspirant befragt zu seinem bisherigen Lebenslauf. Dabei werden unmittelbar berufsbezogene Erfahrungen erfasst («Können Sie einen Rechnungsabschluss machen?»), aber auch sonstige «soft skills» wie die Kommunikationsfähigkeit oder Stresstoleranz. Aus diesen Informationen erwartet man, Aufschlüsse über die vorhandenen Fähigkeiten und vor allem Prognosen über zukünftiges Verhalten ziehen zu können.

Schließlich gibt es, so wie im Sport, auch zu Intelligenz-, Arbeits- und Problemlösefähigkeiten Verhaltensbeobachtungen. Sie werden in der Schule (Chafouleas, 2007) ebenso eingesetzt wie zur Personalauswahl oder zur Beurteilung von Mitarbeitern in Betrieben (Latham & Wexley, 1977; Wiersma & Latham, 1996). Methodisch erfordern Verhaltensbeobachtungen:

a) die Konkretisierung eines Verhaltensziels
b) die Operationalisierung von Ratinginstruktionen
c) die Eingrenzung einer Beobachtungsperiode
d) die Festlegung der Bewertung von unterschiedlichen Beobachtungen und
d) ein Ratertraining mit Sicherstellung einer hinreichenden Reliabilität.

Will man Verhaltensbeobachtungen methodisch korrekt durchführen, dann gehören sie zu den aufwändigen Messinstrumenten. Gleichzeitig kommt es immer wieder zu einem Missbrauch dieses Messprinzips, weil Verhaltensbeurteilungen vorgenommen werden, ohne dass die methodischen Voraussetzungen erfüllt sind.

Es gibt in größeren Firmen eigene Assessmentcenter, die entsprechend der relevanten Auswahlkriterien verschiedene diagnostische Ansätze, Tests, Fragebögen und Verhaltensproben kombinieren. Anhand des Anforderungsprofils der Tätigkeit müssen möglichst konkret verhaltensbezogene Beurteilungsdimensionen expliziert und dann geeignete Aufgaben zur Erfassung dieser Verhaltensweisen ausgesucht werden. In einer schweizerischen Kreditanstalt wurden beispielsweise in einem «Anforderungsprofil an höhere Führungskräfte» als zu prüfende Dimensionen genannt: das Persönlichkeitsformat, Verhalten in Gruppen, Lenkungsverhalten, Durchsetzungsverhalten, Ausdrucksverhalten, Problemlösungsverhalten, Planungs- und Organisationsverhalten. Zu jeder dieser genannten Dimensionen ist verhaltensnah operationalisiert, was genau Gegenstand der Beobachtung sein soll (siehe **Tab. 4-2**).

Solche Instrumente erbringen pro Dimension jeweils einen Globalwert oder auch Werte für mehrere Subdimensionen. In der Regel werden Normwerte mitgeliefert, die sagen, ab wann eine Auffälligkeit vorliegt. Es ist Aufgabe des Anwenders, zu prüfen, ob diese Normierung, d.h. Umweltadjustierung, auf den konkreten Fall anwendbar ist. Meist gibt es keine gesonderten Normen für alte und junge Menschen, Männer und Frauen oder Arbeiter und Akademiker, obwohl unmittelbar einsichtig ist, dass Werte auf einer Skala zur sozialen Kompetenz je nach Gruppe sehr unterschiedlich zu interpretieren sind.

Auch in der Berufswahl wird im Rahmen von Beratungen auf standardisierte Instrumente zur Messung von Fähigkeiten zurückgegriffen, um die Ratsuchenden dann entsprechend ihrer Fähigkeiten und den von ihnen bevorzugten

Tabelle 4-2: Auszug aus einem Anforderungsprofil an Führungskräfte der Schweizerischen Kreditanstalt (Wolf et al., 1995)

Verhalten in Gruppen
Sich in ein Team integrieren, es gut verstehen, auf andere einzugehen, und sich allgemein kollegial und fair verhalten. Sich für Andere und deren Bedürfnisse interessieren und sich dafür einsetzen. Mit anderen störungsfrei kommunizieren können.
Ausdrucksverhalten
Sich dem Gegenüber mündlich oder schriftlich mit geeigneten Hilfsmitteln gut verständlich machen können. Wirksam präsentieren können.
Problemlösungsverhalten
Komplexe Probleme und Zusammenhänge erkennen und richtige Schlussfolgerungen ziehen. Sich einen Überblick auch über den eigenen Bereich hinaus verschaffen. Sinnvolle Lösungen erarbeiten und neue Ideen entwickeln.
Planungs- und Organisationsverhalten
Die tägliche Arbeit sinnvoll organisieren und eine umfassende realistische Planung vornehmen können. Richtige Prioritäten setzen und Aufgaben sinnvoll delegieren und überwachen. *Delegationsverhalten* Delegiert fast alles versus will zu viel selbst erledigen. Delegiert gezielt an bestimmte Personen versus delegiert ohne die Möglichkeiten, Fähigkeiten, Zuständigkeiten oder Zeitbeschränkungen der entsprechenden Person zu berücksichtigen. *Prioritäten setzen* Setzt sachliche Prioritäten versus macht keine Unterschiede bezüglich Wichtigkeit einzelner Aufgaben und Tätigkeiten. *Kontrollverhalten* Erkennt Kontrollmöglichkeiten versus sieht sie nur mangelhaft oder gar nicht. Arbeitet mit Kontrollsystem versus kein Kontrollsystem erkennbar. *Vorgehensweise/Überblick* Geht systematisch, gezielt, planmäßig vor versus lässt sich überraschen. Behält Ganzes im Auge versus verliert sich im Detail.

Aktivitäten zu vermitteln. Hierbei werden teilweise sehr komplexe Fähigkeiten erfasst (Moser & Schmook, 2006). Ein Beispiel ist die Klassifikation von Holland (1985). Probanden werden unterteilt in einen «Realistic»-Typ mit einer praktisch-technischen Orientierung und der Bevorzugung von Tätigkeiten, die Kraft, Koordination und Handgeschicklichkeit erfordern und zu konkreten, sichtbaren Ergebnissen führen. Der «investigative» intellektuell-forschende Typ bevorzugt Aktivitäten, die eine systematisch forschende und beobachtende Auseinandersetzung mit physikalischen, biologischen oder kulturellen Phänomenen erfordern. Der «Artistic»-Typ mit sprachlich-künstlerischer Orientierung mag eher offene unstrukturierte Aktivitäten, die eine künstlerische Selbstdarstellung und kreatives Schaffen beinhalten. Der «Enterprising»-Typ hat eine unternehmerische Orientierung. Ihm liegt es auch, andere zu beeinflussen und zu führen. Schließlich wird noch ein «Conventional»-Typ beschrieben, der Aktivitäten bevorzugt, die eine strukturierte und regelgeleitete Beschäftigung mit Daten und Dokumentationen vorsehen, wie beispielsweise ordnend verwaltende Tätigkeiten.

4.5 Diagnostik von Stressbewältigungsfähigkeiten

Die Messung der Fähigkeit zum Umgang mit Belastungen und Stress hat in der psychologischen Forschung eine lange Tradition. Beispiele für entsprechende Messinstrumente sind der *Stressverarbeitungsfragebogen (SVF)* (Erdmann & Janke, 2008) oder der *Fragebogen zur Erfassung von Ressourcen und Selbstmanagementfähigkeiten (FERUS)* (Jack, 2007). Der FERUS ist ein Selbstrating-Fragebogen mit 66 Items und den sieben Subskalen «Veränderungsmotivation», «Selbstbeobachtung», «aktives und passives Coping», «Selbstwirksamkeit», «Selbstverbalisation», «Hoffnungserleben» und «soziale Unterstützung». Derartige Fragebögen sind zumeist eine Mischung aus personbezogenen Einstellungen und konkreten Aufgabenvorgaben unter Bezug auf etablierte psychologische Theorien. Grundlagen des FERUS bildeten beispielsweise das salutogenetische Modell von Antonovsky (1979, 1987), das Selbstmanagementkonzept nach Kanfer et al. (1996), die Theorie der Selbstwirksamkeit nach Bandura (1977), die Selbstinstruktionstechniken nach Meichenbaum (1977), die Depressionstheorie nach A. T. Beck et al. (1986) und Konzepte der sozialen Unterstützung von Sommer und Fydrich (1989). Bei Betrachtung der Einzelitems wird deutlich, dass zum einen «Fähigkeiten» im engeren Sinne abgebildet werden wie beispielsweise: «Um etwas Schwieriges zu erreichen, mache ich mir vorher klar, wie ich mich verhalten muss, um zum Ziel zu kommen.» Andererseits werden aber auch Wünsche erfasst wie: «Ich möchte lernen, mit schwierigen Situationen besser umgehen zu können.» Oder Attributionen wie: «Ich möchte meine jetzige berufliche oder private Situation verändern, weil ich mit vielen Dingen unzufrieden bin.»

Ein Instrument, dass sehr viel näher an Aktivitäten und Fähigkeiten bleibt, ist das *Belastbarkeits-Assessment (BACO)* (Ortner et al., 2011). Da Selbstbeurteilungsskalen überwiegend Einstellungen oder Wünsche messen und sich daher von dem tatsächlichen Verhalten wesentlich unterscheiden können, wurden *Objektive Persönlichkeitstests* entwickelt, die Stil-Merkmale und Leistungsfähigkeit einer Person aus beobachtbarem Verhalten ableiten (Kubinger, 2003b, 2006). Man spricht auch von «Performance-Tests of Personality» (Cronbach, 1970) oder «Experimentalpsychologischer Verhaltensdiagnostik (Kubinger, 2006). Im BACO wird entsprechend untersucht, ob es einer Person gelingt, Belastungen standzuhalten im Sinne von «Zeitdruck», «Anwesenheit anderer», «Aufgabenkollision», «Verhinderung des planmäßigen Vorgehens», «inadäquatem Feedback» und «ungünstigen Arbeitsbedingungen». Probanden müssen vorgegebene Aufgaben lösen, während sie gleichzeitig bei der Lösung gestört werden. «Belastbarkeit» wird definiert als Fähigkeit, derartigen Störfaktoren standzuhalten, und ihren Einfluss auf die Leistungsfähigkeit und Befindlichkeit so gering wie möglich zu halten (Schrott, 2003).

4.6 Diagnostik interaktioneller Fähigkeiten

Zur Messung interaktioneller Fähigkeiten bzw. der sozialen Kompetenz existieren sehr unterschiedlicher Verfahren, beispielsweise strukturierte Interviews (z.B. Huffcutt et al., 2001), Selbstberichtsverfahren (Übersicht bei Kanning, 2003), aber auch Verhaltensbeobachtungen in Rollenspielsituationen und Realsituationen. Kanning (2009) hat ein *Inventar Sozialer Kompetenzen (ISK)* entwickelt, das sich vor allem für den Einsatz in der Personalauswahl eignet. Der Fragebogen erfasst grundlegende allgemeine soziale Kompetenzen, welche in einer Vielzahl sozialer Situationen wirksam werden. Erfasst werden:

a) soziale Orientierung (Prosozialität, Perspektivübernahme, Wertepluralismus, Kompromissbereitschaft, Zuhören)
b) Offensivität (Durchsetzungsfähigkeit, Konfliktbereitschaft, Extraversion, Entscheidungsfreudigkeit)
c) Selbststeuerung (Selbstkontrolle, Emotionale Stabilität, Handlungsflexibilität, Internalität) und
d) Reflexibilität (Selbstdarstellung, direkte Selbstaufmerksamkeit, indirekte Selbstaufmerksamkeit, Personenwahrnehmung).

Die Beurteilung erfolgt auf einer vierstufigen Skala von 1 = trifft gar nicht zu bis 4 = trifft sehr zu. Beispielitems für die vier Skalen sind:

- «In den meisten Situationen versuche ich, die Welt auch mit den Augen meines Gesprächspartners zusehen» (soziale Orientierung).
- «Im Allgemeinen fällt es mir leicht, Entscheidungen zu treffen» (Offensivität).
- «Ich habe meine Gefühle immer gut unter Kontrolle» (Selbststeuerung).
- «Fast immer, wenn ich mit anderen Menschen zusammenkomme, versuche ich herauszubekommen, ob mein Verhalten beim Gegenüber so ankommt, wie ich es gemeint habe» (Reflexivität).

Ein anderes Verfahren ist der *Interpersonal Competence Questionnaire (ICQ)* (Riemann & Allgöwer, 1993). Erfasst wird soziale Kompetenz in fünf Bereichen mit insgesamt 40 Items (8 pro Skala):

1) Initiierung von Interaktionen und Beziehungen
2) Behauptung persönlicher Rechte und Fähigkeit, andere zu kritisieren
3) Preisgabe persönlicher Informationen
4) emotionale Unterstützung anderer Personen und
5) effektive Handhabung interpersonaler Konflikte.

Die Beurteilung erfolgt auf einer fünfstufigen Ratingskala von –2: «Dieses Verhalten auszuführen, gelingt mir gewöhnlich schlecht. Ich fühle mich unwohl in einer solchen Situation» bis +2: «Dieses Verhalten auszuführen gelingt mir gewöhnlich gut. Ich fühle mich wohl in einer solchen Situation».

Derartige Fragebögen erfassen zumeist nicht direkt soziale Kompetenz, sondern die Einschätzung, wie jemand glaubt, dass er sich in einer bestimmten Situation verhält, oder ob er eher soziale Angst bzw. Unsicherheiten in sozialen Situationen empfindet (z.B. *Interaktions-Angst-Fragebogen, IAF;* Becker, 1997 oder *Unsicherheitsfragebogen, UF;* Ullrich & Ullrich, 1977, 1978). Wie bei den o.g. Belastungstests gibt es auch hier objektive Tests, bei denen eine Person in vorgegebenen oder realen sozialen Situationen beobachtet wird, was definierte und operationalisierte Ratingkategorien verlangt (Ullrich de Muynck & Ullrich, 1987).

Ein weiterer Ansatz zur Messung der sozialen Kompetenz besteht in der Erfassung der sozialen Partizipation, d.h. der Anzahl, Häufigkeit und Qualität seiner sozialen Kontakte bzw. seines sozialen Netzes, also seine Familienangehörigen, Freunde, Arbeitskollegen, aber auch Nachbarn und Freizeitkontakte (Linden et al., 2007). Daraus kann dann auf die soziale Kompetenz rückgeschlossen werden. Je weniger Sozialkontakte eine Person hat, desto eingeschränkter ist ihre Fähigkeit zur Aufnahme oder zum Erhalt von Beziehungen.

Ein Interviewverfahren zur Erfassung des sozialen Netzes stellt der *Multidimensionale Sozialkontakt Kreis (MuSK)* von Linden et al. (2007) dar. Dem MuSK liegt das Grundprinzip der *Social Network Map (SNM)* von Tracy und Whittaker (1990) zugrunde. Zur Abbildung der wichtigsten Parameter des sozialen Netzes dient ein grafisches Verfahren in Form eines Kreisdiagramms. Untersucht werden die Existenz und Quantität sozialer Kontakte in den Lebensbereichen «Haushalt», «weitere Familie», «Arbeit/Bildung», «gute Freunde», «Freizeit», «Nachbarschaft» und «Andere». Bezugnehmend auf die Theorie zur Rollenakkumulation (Marks, 1977; Sieber, 1974; Thoits, 1983) gründet sich das theoretische Konzept des MuSK auf der Annahme, dass bei einem intakten sozialen Netz möglichst in allen Lebensbereichen soziale Kontakte vorhanden sein sollten. Damit wird verschiedenen Arten von Sozialpartnern Bedeutung eingeräumt: Arbeitskollegen, Nachbarn und Freizeitkontakten wie Familienangehörigen und Freunden. Daran anschließend wird für jeden Lebensbereich eingeschätzt, wie groß die dort erhaltene soziale Unterstützung ist bzw. wie stark die Belastung durch die einzelnen Sozialpartner eingeschätzt wird, jeweils getrennt für den emotionalen und praktischen Fokus. Das Instrument gibt damit einen Überblick über die Zusammensetzung und die Lücken des Kontaktnetzes, ermöglicht detaillierte Analysen der Unterstützungs- und Belastungsquellen sowie eine Beurteilung des Patienten zur Zufriedenheit mit der Unterstützung (Linden et al., 2007). Es erlaubt damit eine verhaltensnahe Operationalisierung der gegebenen sozialen Fähigkeiten.

4.7 Groningen Social Disability Schedule

Mit der detaillierten Erfassung sozialer Beeinträchtigungen hat sich die WHO seit 1977 in einer Mehrländerstudie befasst. Als Ergebnis wurde 1987 das *Disability Assessment Schedule (DAS)* publiziert, woraus im Weiteren das *Groningen Social Disability Schedule (GSDS)* (WHO, 1987; Wiersma et al., 1988, 1990) entstand, ein halbstandardisiertes Interview zur Messung sozialer Fähigkeitsstörungen mit Bezug auf die ICIDH (WHO, 1980). Das GSDS basiert auf der Theorie sozialer Rollen und auf der Existenz einer Hierarchie sozialer Beeinträchtigungen. Acht soziale Rollen werden zugrunde gelegt, die jeweils in zwei oder mehrere Dimensionen unterteilt werden können (Rolle der Selbstpflege, Teilnahme an Haushaltsaktivitäten, Beziehung zur Herkunftsfamilie, Partnerschaft, Elternrolle, Rolle als Bürger, soziale Rolle und Rolle der Beschäftigung). Das Interview setzt ein Training der Rater voraus und ist zeitaufwändig, weshalb es für die klinische Praxis ungeeignet ist. De Jong et al. (1985) konnten zeigen, dass sich soziale Behinderungen zuerst im gesellschaftlichen Rahmen bemerkbar machen und erst bei Verstärkung in das Privatleben eingreifen.

Das GSDS misst Beeinträchtigungen der Partizipation. Eine Differenzierung und Beurteilung von Fähigkeitseinschränkungen ist nicht möglich. Das GSDS hat sehr explizit das Prinzip der Umweltadjustierung eingeführt, wie es dann im Weiteren wesentlich unter dem Einfluss dieser Arbeitsgruppe auch in die ICF übernommen wurde. Soziale Beeinträchtigung wird definiert als ein Abweichen der Verhaltensmuster eines Individuums von den sozialen Erwartungen seiner normgebenden Bezugsgruppe. Da sich soziale Beeinträchtigungen überall dort auswirken, wo Kranke Mitglied eines Sozialsystems sind, müssen Bezugssysteme sehr unterschiedlicher Art berücksichtigt werden, zum Beispiel Partnerbeziehungen, Familien, Arbeitsgruppen, Bildungseinrichtungen oder die Gesellschaft allgemein. Der Rater ist im GSDS also gehalten, sich nach klinischem Urteil ein Bild über das für den Patienten geltende soziale Referenzsystem zu machen und dann die Abweichungen von den Erwartungen zu beurteilen.

4.8 Global Assessment Scale und Global Assessment of Functioning Scale

Mit dem Ziel, die Gesamtheit psychischer Beeinträchtigungen eines Menschen abzubilden, veröffentlichten Endicott et al. (1976) die *Global Assessment Scale (GAS)*. Die Skala fand 1980 als separate Achse-V Eingang in das DSM-III. Die Einschätzung des allgemeinen psychischen Funktionsniveaus erfolgt auf einem 100-Punkte-Kontinuum, das in zehn Einschränkungsklassen aufgeteilt ist. Durch die Vergabe eines Zahlenwertes ist die allgemeine psychische Angepasstheit des Patienten einzuschätzen.

Eine modifizierte Version der GAS wurde im DSM-III-R bzw. DSM-IV publiziert als *Global Assessment of Functioning Scale (GAF)* (Sass et al., 1998). Auf der GAF-Skala soll nur die psychische, soziale und berufliche Leistungsfähigkeit des Patienten auf einer Skala von 0 bis 100 eingeschätzt werden. Funktionsstörungen aufgrund von körperlichen oder umgebungsbedingten Einschränkungen sollen nicht einbezogen werden. Ein Skalenwert von 50 wird als Grenzwert angesehen, der auf die Notwendigkeit weiterer professioneller Unterstützung hinweist (Möller, 1994), wobei einige Autoren auch bei höheren Funktionswerten eine Behandlung für notwendig erachten (Köpcke, 1994). Die Skala wird zur Fremdbeurteilung im Erwachsenenbereich sowohl in der klinischen (v.a. psychiatrischen) Praxis wie in der empirischen Forschung zur

Diagnostik, Therapieplanung, Verlaufskontrolle, Prognosestellung und zur Validierung neuer Messinstrumente eingesetzt.

In der GAF werden Funktionsstörungen, Fähigkeits- und Partizipationsbeeinträchtigungen sowie sich negativ auswirkende Kontextbedingungen vermischt. So werden in den Ankerdefinitionen eindeutige Funktionsstörungen wie Affektverflachung, weitschweifige Sprache oder gelegentliche Panikattacken als Ratingkriterium genannt, aber auch eindeutig Kontextbedingungen wie wenige Freunde oder Bezugspersonen und schließlich auch eindeutige Partizipationsbeeinträchtigungen wie Konflikte mit Arbeitskollegen. Letztlich können Fähigkeiten und Fähigkeitseinschränkungen nur implizit erschlossen werden. Aus den genannten Gründen ist die GAF-Skala im DSM-5 (APA, 2013) auch nicht mehr enthalten und wurde durch das WHODAS 2.0 (WHO, 2004; siehe Kapitel 4.10) ersetzt.

4.9 Skala zur Erfassung des Sozialen und Beruflichen Funktionsniveaus (SOFAS) und Personal and Social Performance Scale (PSP)

Wegen der in der GAF unzureichenden Trennung zwischen Funktionsstörungen bzw. Psychopathologie einerseits und Fähigkeits- und Partizipationsbeeinträchtigungen andererseits wurde die *Skala zur Erfassung des Sozialen und Beruflichen Funktionsniveaus (SOFAS)* (Sass et al., 1996) und als überarbeitete Version die *Personal and Social Performance Scale (PSP)* (Morosini et al., 2000), bzw. *Persönliche und Soziale Leistungs(fähigkeits)-Skala (PSL)* (Schaub & Juckel, 2011) entwickelt, die nur noch das soziale und berufliche Funktionsniveau einer Person erfassen sollen.

Die PSP wurde mit dem speziellen Ziel entwickelt, eine Veränderung im Krankheits- oder Therapieverlauf zu untersuchen. Im Unterschied zur SOFAS erfasst die PSL das persönliche und soziale Funktionsniveau getrennt in vier Bereichen:

a) sozial nützliche Aktivitäten, Arbeit und Studium eingeschlossen
b) private und soziale Beziehungen
c) Selbstpflege und
d) störendes und aggressives Verhalten.

Für jeden Bereich wird das Vorhandensein von Schwierigkeiten beurteilt (abwesend, leicht, offensichtlich, ausgeprägt, schwerwiegend oder äußerst schwerwiegend). Die Skalenwerte der einzelnen Kategorien bilden dann einen Gesamtscore auf einer 100-Punkte-Skala, die in zehn Kategorien unterteilt ist (z. B. 60-51: «Ausgeprägte Schwierigkeiten in einem der Bereiche a–c, oder offensichtliche Schwierigkeiten in d, oder 80-71: «Leichte Schwierigkeiten in einem oder mehreren Bereichen a–c»). Mit dem Gesamtscore lassen sich nur allgemeine Aussagen hinsichtlich Status oder Veränderungen von Behinderungen machen. In der klinischen Anwendung kann allerdings der Vergleich zwischen den einzelnen Funktionsbereichen durchaus von Interesse sein.

Die Ratings auf diesen Skalen erfolgen unabhängig von Funktionsstörungen. Obwohl diese Skalen im Titel die Begriffe «Performance» bzw. «Leistungsfähigkeit» tragen, messen sie weder Performance noch Capacity im Sinne der ICF, sondern Rollenperformanz (role performance), d. h. Beeinträchtigungen der Partizipation. Sie ermöglichen also keine Messung von Fähigkeitsniveaus im engeren Sinne. Eine Umweltadjustierung ist nicht explizit geregelt. In den Ratinganweisungen wird ein Urteil von Bezugspersonen verlangt über das Ausmaß der Behinderung in den einzelnen Lebensbereichen. Implizit erfolgt damit eine Kontextadjustierung an den Erwartungen des sozialen Umfelds.

4.10 WHODAS 2.0

Das *World Health Organization Disability Assessment Schedule II (WHODAS 2.0)* ist ein krankheitsübergreifendes Messinstrument zur Erfassung der funktionalen Gesundheit und Behinderung, das von der WHO veröffentlicht wurde (WHO, 2004). Beim Vorgänger, dem WHODAS (WHO, 1988), handelte es sich lediglich um ein Instrument zur Beurteilung von Störungen im Sozialverhalten und der sozialen Anpassung bei Patienten mit psychischen Störungen. Mit dem WHODAS 2.0 kann ein erweitertes Spektrum von mit dem Gesundheitszustand assoziierten Beeinträchtigungen der Aktivitäten und Partizipation beurteilt werden. Dies sind die Bereiche:

- «Verständnis und Kommunikation»
- «Mobilität»
- «Für sich selbst sorgen»
- «Umgang mit anderen Menschen»
- «Tätigkeiten im alltäglichen Leben» sowie
- «Teilnahme am gesellschaftlichen Leben».

Die Beurteilung erfolgt auf einer fünfstufigen Ratingskala in Bezug auf Einschränkungen bei der Durchführung der aufgeführten Aktivitäten (von «1: keine Einschränkung vorhanden» bis «5: sehr starke Einschränkung/nicht möglich») und bezieht sich auf die letzten 30 Tage.

Es existieren drei Versionen, die in mehr als 30 Sprachen verfügbar sind: eine 36-Item-Langform, eine 12-Item-Kurzform und eine 12+24-Item-Version. Für die 36- und die 12-Item-Version gibt es jeweils einen Selbstbeurteilungsfragebogen, eine Interview-Version sowie eine Fragebogenversion für Angehörige (12+24-Item-Version nur in Interview-Format oder «computer-adaptive-testing» erhältlich). Bei der 36-Item-Version können Scores für die sechs Bereiche sowie ein Gesamtscore gebildet werden. Sobald ein Item größer 1 beurteilt wird, wird zusätzlich gefragt, an wie vielen der letzten 30 Tage das Problem auftrat.

Das WHODAS 2.0 gilt als der bislang einzige international validierte, generische Fragebogen, der konzeptionell mit dem Klassifikationssystem der ICF (bzw. ICIDH-Beta-2-Version) vergleichbar ist und kulturübergreifend eingesetzt werden kann. In deutscher Übersetzung gibt es eine 12- und eine 36-Item-Version. Von Üstün et al. wurde 2010 ein englischsprachiges Manual inklusive Normen veröffentlicht.

Das WHODAS 2.0 gibt zwar vor, Beeinträchtigungen in den Bereichen der Aktivitäten und Partizipation der ICF zu messen, es lassen sich aber auch Überschneidungen mit anderen Komponenten der ICF finden. So kann die Frage: «Wie viele Schwierigkeiten hatten Sie in den letzten 30 Tagen, sich für zehn Minuten auf etwas zu konzentrieren?» (D1.1), unter «b1400: Daueraufmerksamkeit» (B-Kapitel, Funktionsstörung) oder «d160: Aufmerksamkeit fokussieren» (D-Kapitel, Aktivitätsbeeinträchtigung) in der ICF kodiert werden. Des Weiteren nehmen einige Items explizit Bezug auf Kontextfaktoren. Während sich das Item: «Wie viele Schwierigkeiten gab es für Sie aufgrund gesellschaftlicher Benachteiligungen» (D6.2), auf die allgemeine Umwelt bezieht, stellt das Item: «Wie viele Schwierigkeiten hatten Sie, aufgrund der Einstellungen und Handlungen Ihrer Mitmenschen in Würde zu leben?» (D6.3), eine Verbindung zu einer spezifischen Domäne der Kontextfaktoren her. Andere Items des WHODAS 2.0 sind in der ICF wiederum nicht klassifiziert, beispielsweise «… einige Tage allein zu bleiben?» (D3.4) oder: «Welchen zeitlichen Aufwand hatten Sie aufgrund Ihres Gesundheitszustandes oder durch dessen Konsequenzen?» (D6.4). Eine klare Trennung zwischen Aktivität und Partizipation ist zudem nicht immer möglich. So kann das Item «die Haushaltsaktivitäten so schnell wie möglich erledigen» (D5.5) unter dem Aspekt des Einbezogenseins in die Gesellschaft beurteilt werden, indem versucht wird, den geltenden Normen und Werten zu entsprechen. Es kann aber auch als reine Aktivität «Haushaltsaktivitäten erledigen» verstanden und beurteilt werden.

4.11 ICF Core Sets

Um die Auswahl von Items, die für bestimmte Krankheiten von besonderer Bedeutung sind, aus der umfangreichen Liste der ICF-Kategorien zu erleichtern, ist eine Reihe von Vorschlägen für Kurzlisten bzw. «Core Sets» entwickelt worden. Sie stellen eine Auswahl von ICF-Kategorien zur Verfügung, die für ein bestimmtes Gesundheitsproblem, eine Gruppe von Gesundheitsstörungen oder einen bestimmten Anwendungsbereich relevant sind (ICF Research Branch, DIMDI, 2012b). Die ICF-Kategorien wurden im Rahmen eines Delphi-Prozesses durch Experten ausgewählt und sollen die Anwendbarkeit der ICF erleichtern.

Es existieren ICF Core Sets für verschiedene Bereiche der Gesundheitsversorgung (akut, post-akut und Langzeit) sowie für verschiedene Arten von Gesundheitsstörungen (z.B. Depression, generalisiertes Schmerzsyndrom, Schlafstörungen, bipolare Störungen, Schädel-Hirn-Trauma, Multiple Sklerose, rheumatoide Arthritis, Osteoarthrose, Adipositas, chronische ischämische Herzkrankheit, Diabetes Mellitus, obstruktive Lungenerkrankung etc.), jeweils in einer umfassenden und einer Kurzform (Cieza et al., 2004). Für den Bereich psychischer Erkrankungen relevante Core Sets sind beispielhaft in der **Tabelle 4-3** aufgeführt.

Tabelle 4-3: ICF Core Sets für psychische Störungen (Kurzformen; ICF Research Branch, 2013) *(Fortsetzung nächste Seite)*

ICF Core Set Depression
Körperfunktionen: b1263 Psychische Stabilität, b1265 Optimismus, b1300 Ausmaß der psychischen Energie, b1301 Motivation, b1302 Appetit, b140 Funktionen der Aufmerksamkeit, b147 Psychomotorische Funktionen, b1521 Affektkontrolle, b1522 Spannweite von Emotionen
Aktivität und Partizipation (Leistung, Leistungsfähigkeit): d163 Denken, d175 Probleme lösen, d177 Entscheidungen treffen, d2301 Die tägliche Routine planen, d2303 Das eigene Aktivitätsniveau handhaben, d240 Mit Stress und anderen psychischen Anforderungen umgehen, d350 Konversation, d510 Sich waschen, d570 Auf seine Gesundheit achten, d760 Familienbeziehungen, d770 Intime Beziehungen, d845 Eine Arbeit erhalten, behalten und beenden, d850 Bezahlte Tätigkeit
Umweltfaktoren (Barrieren, Förderfaktoren): e1101 Medikamente, e310 Engster Familienkreis, e320 Freunde, e325 Bekannte, Seinesgleichen (Peers), Kollegen, Nachbarn und andere Gemeindemitglieder, e355 Fachleute der Gesundheitsberufe, e410 Individuelle Einstellungen der Mitglieder des engsten Familienkreises, e415 Individuelle Einstellungen der Mitglieder des erweiterten Familienkreises, e420 Individuelle Einstellungen von Freunden, e450 Individuelle Einstellungen von Fachleuten der Gesundheitsberufe, e580 Dienste, Systeme und Handlungsgrundsätze des Gesundheitswesens

ICF Core Set Bipolare Störung

Körperfunktionen: b126 Funktionen von Temperament und Persönlichkeit, b130 Funktionen der psychischen Energie und des Antriebs, b134 Funktionen des Schlafes, b140 Funktionen der Aufmerksamkeit, b144 Funktionen des Gedächtnisses, b152 Emotionale Funktionen, b160 Funktionen des Denkens

Aktivität und Partizipation (Leistung, Leistungsfähigkeit): d175 Probleme lösen, d230 Die tägliche Routine durchführen, d240 Mit Stress und anderen psychischen Anforderungen umgehen, d570 Auf seine Gesundheit achten, d760 Familienbeziehungen, d770 Intime Beziehungen, d845 Eine Arbeit erhalten, behalten und beenden

Umweltfaktoren (Barrieren, Förderfaktoren): e1101 Medikamente, e320 Freunde, e355 Fachleute der Gesundheitsberufe, e410 Individuelle Einstellungen der Mitglieder des engsten Familienkreises, e460 Gesellschaftliche Einstellungen

ICF Core Set Schlafstörungen

Körperfunktionen: b110 Funktionen des Bewusstseins, b130 Funktionen der psychischen Energie und des Antriebs, b134 Funktionen des Schlafes, b140 Funktionen der Aufmerksamkeit, b440 Atmungsfunktionen

Körperstrukturen: s110 Struktur des Gehirns, s330 Struktur des Pharynx, s430 Struktur des Atmungssystems

Aktivität und Partizipation (Leistung, Leistungsfähigkeit): d160 Aufmerksamkeit fokussieren, d230 Die tägliche Routine durchführen, d240 Mit Stress und anderen psychischen Anforderungen umgehen, d475 Ein Fahrzeug fahren

Umweltfaktoren (Barrieren, Förderfaktoren): e310 Engster Familienkreis, e355 Fachleute der Gesundheitsberufe, e580 Dienste und Handlungsgrundsätze des Gesundheitswesens

ICF Core Generalisiertes Schmerzsyndrom (Kurzform)

Körperfunktionen: b130 Funktionen der psychischen Energie und des Antriebs, b134 Funktionen des Schlafes, b147 Psychomotorische Funktionen, b152 Emotionale Funktionen, b1602 Inhalt des Denkens, b280 Schmerz, b455 Funktionen der kardiorespiratorischen Belastbarkeit, b730 Funktionen der Muskelkraft, b760 Funktionen der Kontrolle von Willkürbewegungen

Aktivität und Partizipation, (Leistung, Leistungsfähigkeit): d175 Probleme lösen, d230 Die tägliche Routine durchführen, d240 Mit Stress und anderen psychischen Anforderungen umgehen, d430 Gegenstände anheben und tragen, d450 Gehen, d640 Hausarbeiten erledigen, d760 Familienbeziehungen, d770 Intime Beziehungen, d850 Bezahlte Tätigkeit, d920 Erholung und Freizeit

Umweltfaktoren (Barrieren, Förderfaktoren): e1101 Medikamente, e355 Fachleute der Gesundheitsberufe, e410 Individuelle Einstellungen der Mitglieder des engsten Familienkreises, e570 Dienste und Handlungsgrundsätze der sozialen Sicherheit

Die Beurteilung erfolgt für alle Komponenten auf einer fünfstufigen Ratingskala. Für die Körperfunktionen und -strukturen sowie die Aktivitäten- und Partizipations-Items bezieht sich die Beurteilung auf das Vorhandensein eines Problems:

«0» ein Problem ist nicht vorhanden
«1» ein Problem ist leicht ausgeprägt
«2» ein Problem ist mäßig ausgeprägt
«3» ein Problem ist erheblich ausgeprägt
«4» ein Problem ist voll ausgeprägt.

Bezüglich der Aktivitäten- und Partizipations-Items kann noch zwischen Leistung und Leistungsfähigkeit unterschieden werden. Umweltfaktoren werden auf dieser fünfstufigen Skala in Bezug auf das Ausmaß positiver oder negativer Effekte geratet (z. B. «0» Barriere bzw. Förderfaktor nicht vorhanden). Förderfaktoren werden dabei mit einem «+» statt des Punktes vor dem Beurteilungsmerkmal kodiert (z. B. e110+2), Barrieren mit einem «–» (z. B. e110–2).

Die Kurzformen der «ICF Core Sets» sind vor allem für die Forschung entwickelt worden und enthalten eine Mindestmenge der relevanten Bereiche der Funktionsfähigkeit, die in Studien berücksichtigt werden sollten. Die umfassenden Core Sets werden hingegen genutzt, um ausführliche Informationen über den Funktionsstatus eines einzelnen Patienten abzubilden. Dies geschieht beispielsweise im Rahmen der Eingangsdiagnostik für eine Rehabilitationsbehandlung oder einer Patientenbegutachtung. Die Rehabilitationsziele lassen sich dann direkt aus diesem umfassenden Befund ableiten.

Neben diesen störungsspezifischen Core Sets gibt es auch noch ein störungsübergreifendes «Generic Core Set». Er wurde auf der Basis einer psychometrischen Studie entwickelt (Cieza et al., 2006; ICF Research Branch, 2012a), in der Patientendaten aus allen bisher durchgeführten ICF Core Set-Studien sowie Daten der Allgemeinbevölkerung Deutschlands (Bundesgesundheitssurvey, 1998) und den USA (National Health and Nutrition Examination Survey, 2007/2008) eingeflossen sind. Es besteht aus sieben ICF-Kategorien, um Funktionsfähigkeit und Behinderung im Rahmen klinischer und wissenschaftlicher Anwendungen in unterschiedlichen Populationen zu beschreiben. Es ist somit für Menschen mit als auch ohne Gesundheitsstörungen und damit auch für die Allgemeinbevölkerung einsetzbar. **Tabelle 4-4** zeigt die darin enthaltenen ICF-Kategorien.

Die ICF Core Sets bilden Funktions-, Aktivitäts-, Partizipations- und Kontextfaktoren in einem ab und erlauben damit eine umfassende Fallbeschreibung. Es bestehen jedoch in der konkreten Anwendung nur begrenzte Erfah-

Tabelle 4-4: ICF Core Set – Generic Set

Körperfunktionen:
b130 Funktionen der psychischen Energie und des Antriebs
b152 Emotionale Funktionen
b280 Schmerz
Aktivität und Partizipation (Leistung, Leistungsfähigkeit):
d230 Die tägliche Routine durchführen
d450 Gehen
d455 Sich auf andere Weise fortbewegen
d850 Bezahlte Tätigkeit

rungen. Das ungelöste Problem ist, dass es keine Operationalisierung der geforderten vielfältigen Ratings gibt. Wann wäre wie zu beurteilen, ob jemand «Probleme lösen» oder «einer bezahlten Arbeit nachgehen» kann. Was ist damit überhaupt gemeint und wann läge eine Beeinträchtigung vor? Im Manual der ICF wird explizit ausgeführt, dass es sich bei der ICF um ein Klassifikationssystem und kein Messinstrument handelt. Durch Herausnahme einzelner Kategorien und Zusammenstellung in einer Kurzliste wird das Grundproblem der ICF nicht gelöst und aus den einzelnen Kategorien kein Instrument, sondern es wird nur der Umfang der zu berücksichtigenden Punkte reduziert.

4.12 ICF-AT-50-Psych

Ein weiterer auf die ICF Bezug nehmender Selbstbeurteilungs-Fragebogen ist der *ICF-AT-50-Psych* («Aktivitäten und Teilhabe»; Nosper, 2008). Der ICF-AT-50-Psych besteht aus 50 Items, die sechs Subskalen zugeordnet werden können:

1) verbale Kompetenz
2) Anforderungen erfüllen
3) soziale Beziehungen und Aktivitäten
4) Nähe in Beziehungen
5) soziale Rücksichtnahme
6) Fitness und Wohlbefinden.

Auf einer fünfstufigen Ratingskala (0 = kein Problem – 4 = volles Problem) soll der Proband beurteilen, ob es «ein Problem für ihn wäre, zurzeit eine bestimmte Tätigkeit auszuüben, wenn er die Gelegenheit dazu hätte» (z. B. «Ich kann mich ... sportlich betätigen, ... mit Worten ausdrücken, ... gesund ernähren, ... Beziehungen zu Bekannten pflegen etc.»). Für jede Subskala werden Kennwerte berechnet, die zu einem Index beeinträchtigter Aktivitäten zusammengefasst werden. Items, die mit 3 oder 4 (erhebliches bzw. volles Problem) eingestuft werden, gelten als relevant beeinträchtigte Aktivitäten, deren Summe den «Gesamtwert relevant beeinträchtigter Aktivitäten» ergibt.

Der ICF-AT-50-Psych erfasst ausschließlich Fähigkeiten. Allerdings gelten hier die getroffenen allgemeinen Einschränkungen für Selbstbeurteilungen. Wenn Betroffene beispielsweise gefragt werden, ob sie in der Lage sind, «mit fremden Menschen umzugehen», dann werden Angstpatienten selbstverständlich das Ausmaß ihrer Angst vor anderen Menschen zur Beurteilungsgrundlage nehmen, oder wenn Arbeitslose gefragt werden, ob sie «ihren Lebensunterhalt sicherstellen können», werden sie ein Urteil über den aktuellen Erwerbskontext abgeben. Als Norm zählt ausschließlich das subjektive Erleben. Wenn jemand gefragt wird, ob er «eine bezahlte Beschäftigung bewältigen kann», dann wird jemand, der meint, eine Rente zu benötigen, dies entsprechend negativ beantworten. Der ICF-AT-50-Psych kann als Instrument zur Erfassung der subjektiven Sicht von Patienten dienen und damit eine Bereicherung für sozialmedizinische Urteile sein. Als Begründung für sozialmedizinische Begutachtungen reicht der ICF-AT-50-Psych nicht aus.

4.13 Index zur Messung von Einschränkungen der Teilhabe

Ein Beispiel für ein Selbstratinginstrument zur Messung von ausschließlich Partizipationsbeeinträchtigungen ist der *Index zur Messung von Einschränkungen der Teilhabe (IMET)* (Deck et al., 2007). Der IMET ist ein explizit ICF-basierter kurzer Selbsteinschätzungsbogen zur Erfassung von Beeinträchtigungen in verschiedenen Lebensbereichen. Nach der vorangestellten Eingangsaussage: «Durch meinen derzeitigen Gesundheitszustand bin ich beeinträchtigt in ...», werden Alltagsbereiche vorgegeben, zu denen jeweils eine Einschätzung über den Beeinträchtigungsgrad abgegeben werden soll. Die Patienten sollen zu jeder Frage den Grad der Beeinträchtigung angeben auf einer Skala von 0 (keine Beeinträchtigung) bis 10 (vollständige Beeinträchtigung, keine Aktivität mehr möglich). Es werden die folgenden Bereiche erfasst:

1) übliche Aktivitäten des täglichen Lebens (z.B. Waschen, Ankleiden, Essen, sich im Haus bewegen)
2) familiäre und häusliche Verpflichtungen (Tätigkeiten, die das Zuhause oder die Familie betreffen; umfasst Hausarbeit und andere Arbeiten rund um das Haus bzw. die Wohnung, auch Gartenarbeit)
3) Erledigungen außerhalb des Hauses (z.B. Einkäufe, Amtsgänge, Bankgeschäfte auch unter Benutzung üblicher Verkehrsmittel)
4) tägliche Aufgaben und Verpflichtungen (wie z.B. Arbeit, Schule, Hausarbeit)
5) Erholung und Freizeit (Hobbys, Freizeitaktivitäten und Sport, Urlaub)
6) soziale Aktivitäten (Zusammensein mit Freunden und Bekannten, wie z.B. Essengehen, besondere Anlässe, Theater- oder Kinobesuche etc.)
7) enge persönliche Beziehungen (Eingehen und Aufrechterhalten enger Freundschaften, Partnerschaften, Ehe)
8) Sexualleben (dieser Bereich bezieht sich auf die Häufigkeit und die Qualität des Sexuallebens)
9) Bewältigung von außergewöhnlichen Belastungen (z.B. Bewältigung von familiären Auseinandersetzungen und anderen Konflikten sowie außergewöhnlichen Belastungen im Beruf und am Arbeitsplatz).

In einer modifizierten Version wurde der Bereich «Bewältigung von Arbeit und beruflichen Verpflichtungen (z.B. psychische und körperliche Leistungsfähigkeit am Arbeitsplatz, Erfüllung beruflicher Anforderungen und Tätigkeiten)» ergänzt (Muschalla et al., 2009).

Um nicht nur auf die Selbsteinschätzung angewiesen zu sein, wurde des Weiteren eine parallele Version als Fremdratinginstrument entwickelt. Sie ermöglicht aus der Bobachterperspektive Einschränkungen der Lebensführung in wichtigen Alltagsbereichen zu beurteilen (Linden et al., 2013).

Das Rating der Partizipation zielt auf die Erfassung des Partizipationsniveaus, unabhängig vom Funktions- oder Fähigkeitsniveau; es ergibt sich ein Behinderungsprofil wie auch ein Behinderungsgesamtscore. Die Umweltadjustierung erfolgt über das Eigenerleben des Patienten. Dadurch ergibt sich aber eine nicht kontrollierbare Konfundierung mit Funktionsstörungen. Ein depressives Insuffizienzerleben wird unabhängig vom tatsächlichen Fähigkeitsniveau oder den Kontextanforderungen immer dazu führen, dass die Betroffenen sich als leistungsunfähig einstufen und meinen, ihren Pflichten nicht nachzukommen. Das bedeutet, dass Selbstbeurteilungen nur bedingt geeignet sind, um darauf sozialmedizinische Beurteilungen zu gründen.

5. Das Mini-ICF-Rating für Aktivitäts- und Partizipationsbeeinträchtigungen bei psychischen Erkrankungen (Mini-ICF-APP)

5.1 Zielsetzungen und Konstruktionsprinzipien

Ein weiteres Instrument zur Erfassung von Fähigkeitsbeeinträchtigungen ist das Mini-ICF-APP. Es handelt sich um ein Kurzinstrument (Mini), welches das ICF-Kapitel Aktivitäten (A) und Partizipation (P) im Kontext psychischer Störungen (P) abbilden soll. Das zugrunde liegende Konstruktionsprinzip folgt mehreren Zielen:

a) Es sollen Fähigkeiten abgebildet werden, die vorrangig bei psychischen Störungen beeinträchtigt sind. Psychische Erkrankungen gehören zu den häufigen Erkrankungen und sind zudem ihrer Natur nach regelhaft mit Fähigkeitsbeeinträchtigungen verbunden. Gleichzeitig stellt die Abgrenzung zwischen Funktionsstörungen und Fähigkeitsbeeinträchtigungen hier besondere Probleme dar. Aktivitäten, die üblicherweise keinen Bezug zu psychischen Erkrankungen haben (z.B. ICF: d430 Gegenstände anheben und tragen), werden nicht aufgeführt, obwohl diese in Sonderfällen, wie beispielsweise einer Katatonie oder Schmerzstörung, durchaus auch einmal betroffen sein können. Es wird eine Reihe von psychopathologiesensitiven Fähigkeits-Dimensionen vorgegeben, und es können Patienten mit psychischen Störungen aller Art beurteilt werden.
b) Es sollen wesentliche Kategorien des ICF-Kapitels «Aktivitäten und Partizipation» abgedeckt werden.
c) Es sollten Beschreibungen von Leistungsfähigkeit bzw. Capacity gegeben werden in klarer Abgrenzung zu Funktionsstörungen, Umweltfaktoren oder personbezogenen Faktoren.
d) Die Kategorien sollen sehr unterschiedliche Leistungs- und Lebensbereiche abdecken. Die Auswahl erfolgt unter Bezug auf das methodische Konzept des GSDS-II (WHO, 1987; Wiersma et al., 1988, 1990).
e) Es soll Kategorien umfassen, die von klinischer Relevanz sind.
f) Die ausgewählten Kategorien sollen für verschiedene Berufsgruppen nutzbar sein. Es ist ein Fremdbeurteilungsinstrument. Die Anwendung kann

durch Ärzte, Psychologische Psychotherapeuten, Sozialarbeiter, Ergotherapeuten, Gutachter oder andere Personen erfolgen, die an einer Erfassung und Objektivierung der Art von Fähigkeitsbeeinträchtigungen und des Behinderungsgrads von Personen mit psychischen Störungen interessiert sind.

g) Da die in der ICF aufgelisteten Kategorien sehr unterschiedliche Abstraktions- und Komplexitätsgrade haben, soll eine Extraktion von vergleichbaren und gleichzeitig generell bedeutsamen Kategorien erfolgen. Die Fähigkeitsdimensionen des Mini-ICF-APP bündeln jeweils mehrere Detailkategorien aus der ICF zu klinisch sinnvollen und handhabbaren Einheiten. So umfasst die Dimension «Konversation und Kontaktfähigkeit zu Dritten» (d.h. die Fähigkeit, mit Kollegen, Nachbarn, Bekannten oder Fremden informelle soziale Kontakte aufzunehmen und mit ihnen zu kommunizieren und zu interagieren) beispielsweise die ICF-Kategorien: eine Unterhaltung beginnen (d3500), eine Unterhaltung aufrechterhalten (d3501), eine Diskussion führen (d355), Kommunizieren als Empfänger (z.B. d310) u.v. a. Andererseits differenziert es ICF-Kategorien, die sehr globaler Art sind, wie z.B. einer bezahlten Tätigkeit nachgehen (d850), in Einzelfähigkeiten auf.

h) Es sollte gegebenenfalls auch die Abbildung von Reservekapazitäten möglich sein.

i) Da die ICF kein Messinstrument ist, sollten Operationalisierungen vorgenommen werden, die eine reliable Erfassung ermöglichen. Es werden verhaltensnahe Ankerdefinitionen vorgegeben.

j) Es sollte eine Normierung für unterschiedliche Personen und Kontextbedingungen möglich sein.

k) Es sollte eine Erfassung und Quantifizierung von Partizipation möglich sein. Die Beurteilung des Grades der Teilhabeeinschränkung orientiert sich an dem von der ICF vorgegebenen fünfstufigen Globalrating. Als Beurteilungskriterium bzw. «Qualifier» wird die Partizipationsrelevanz unter Bezug auf definierte Standardumwelten herangezogen.

l) Die Kategorien sollen zur Diagnostik im Einzelfall geeignet sein. Für klinische Anwendungen ist das differentielle Profil heranzuziehen, da es genügt, nur in einer kontextrelevanten Fähigkeit zu versagen, um gegebenenfalls eine umfassende Beeinträchtigung der Teilhabe zur Folge zu haben.

m) Es soll eine Verlaufsmessung möglich sein. Das Mini-ICF-APP eignet sich sowohl zur Beurteilung eines aktuellen Fähigkeitsniveaus wie zur Veränderungsmessung beispielsweise in Form einer Vorher-Nachher-Messung im Rahmen einer Therapieverlaufskontrolle.

n) Die Kategorien sollen zur Steuerung von Therapien dienen können.
o) Die Kategorien sollen als Grundlage für sozialmedizinische Begutachtungen dienen können.
p) Die Kategorien sollen als Grundlage für die Auswahl von LTA-Maßnahmen dienen können.
q) Die Kategorien sollen Arbeitsplatzanalysen und psychische Gefährdungsanalysen ermöglichen.
r) Das Instrument soll in wissenschaftlichen Untersuchungen zur Beschreibung von Populationen oder Therapieverläufen dienen können. Das Instrument erlaubt die Berechnung eines Globalscores der Fähigkeitsbeeinträchtigungen für wissenschaftliche Populationsbeschreibungen.
s) Es soll ein einfach anzuwendendes Instrument sein, das in der klinischen Routine anwendbar ist. Die Bearbeitungs- und Auswertungszeit dauert etwa 10 Minuten.

5.2 Die Übersetzung der ICF-Komponente «Aktivitäten und Partizipation» (d1–d9) in das Mini-ICF-APP

Die Komponente «Aktivitäten und Partizipation» enthält neun Kapitel (d1–d9) mit insgesamt 115 einzelnen Kategorien. Wie bereits dargestellt, sind diese in ihrer Komplexität sehr unterschiedlich. Sie umfassen sowohl sehr einfache und detaillierte Aktivitäten wie «ein Glas anheben (d430)», als auch mehrdimensionale Aktivitäten wie «eine Unterhaltung beginnen (d3500)» und sehr umfassende und komplexe Kategorien wie «eine Eltern-Kind-Beziehung aufrechthalten (d7600)» oder die Aufgaben einer bezahlten Arbeit erfüllen (d850). Derartige Dimensionen sind natürlich auch nicht unabhängig voneinander, da die Fähigkeit, eine bezahlte Arbeit zu erfüllen selbstverständlich die Fähigkeit, eine Unterhaltung zu beginnen, mit einschließt.

Für spezielle Fragestellungen ist es möglicherweise wichtig, die von der ICF vorgegebenen Detailkategorien zu verwenden und beispielsweise zwischen Problemen in der Eröffnung (d3500) und der Beendigung (d3502) einer Unterhaltung zu unterscheiden. Für die klinische und/oder sozialmedizinische Beurteilung ist dies jedoch eine zu detaillierte Beschreibungsebene. Fasst man hingegen diese einzelnen Kategorien oder teilweise auch Oberkategorien in einer Globalkategorie «Konversation und Kontaktfähigkeit zu Dritten» zusammen, dann ist dies eine Aggregationsebene, die einerseits hinreichend umfassend ist, um sich nicht in Details zu verlieren, und gleichzeitig hinreichend detailliert, um unterschiedliche Problemkonstellationen gegeneinander abgrenzen zu können. Sie erfasst eine wichtige lebenspraktische Dimension, die für die allgemeine Lebensführung von Bedeutung ist. Wenn ein Mensch Probleme hat, jemanden anzusprechen und eine Unterhaltung zu führen, dann ist dies eine in vielen Lebenssituationen schwere Behinderung, und es ist zunächst einmal gleichgültig, ob dies dadurch entsteht, dass er ein Gespräch nicht eröffnen kann, kein Ende findet oder es an Toleranz gegenüber dem Gesprächspartner missen lässt. Auch therapeutisch befindet man sich damit auf der Ebene, die der Differenzierung möglicher Interventionen entspricht. Wenn die «Kontaktfähigkeit zu Dritten» beeinträchtigt ist, dann kann auf dieser Abstraktionsebene nach Klärung des psychopathologischen Kontextes (z.B. Depression, Manie, Schizophrenie oder Persönlichkeitsstörung) eine funktions- bzw. psychopathologiebezogene Therapie eingeleitet und evaluiert werden, wie zum Beispiel eine Pharmakotherapie. Ebenso kann gegebenenfalls auch direkt eine fähigkeitsorientierte Behandlung erfolgen, zum Beispiel ein Training der sozialen Kompetenz.

Ebenso müssen sehr komplexe Kategorien, in die in ihrer Definition eingewobenen Detailfähigkeiten ausdifferenziert werden. So enthält die Beschreibung der Kategorie «d 8501 Teilzeitbeschäftigung» als Definition u.a.: «Arbeit suchen und eine Arbeitsstelle erhalten, die geforderten Aufgaben der Arbeitsstelle erfüllen, rechtzeitig bei der Arbeit erscheinen, andere Arbeitnehmer überwachen oder selbst überwacht werden sowie die geforderten Aufgaben allein oder in Gruppen erledigen.» Es werden also zum Beispiel Pünktlichkeit und Einordnung in Routinen oder Gruppenfähigkeit explizit als Teilaktivitäten beschrieben und implizit eine Fülle weiterer Kompetenzen mitgedacht, ohne die die Ausübung einer Teilzeittätigkeit nicht vorstellbar ist.

Die letztendliche Itemauswahl, -reduktion, -zusammenfassung und -differenzierung erfolgte theoretisch unter Bezug zu Ergebnissen der Forschung in der Persönlichkeits- und Arbeitspsychologie. Mit Blick auf die Struktur der ICF wurde darauf geachtet, ausschließlich Fähigkeiten abzubilden und eine Verwechslung mit Funktionen und Partizipation auszuschließen. Methodisch sollte eine Trennung der einzelnen Fähigkeiten voneinander möglich sein, und die einzelnen Fähigkeiten sollten unabhängig voneinander beurteilt werden können. Aus Praktikabilitätsgründen sollte eine handhabbare Anzahl von Fähigkeiten zusammengestellt werden. Aus klinischen Gesichtspunkten sollten nur Fähigkeiten beschrieben werden, die bei psychischen Erkrankungen häufiger beeinträchtigt sind und die für das gesamte Spektrum psychischer Störungen von Relevanz sind, d.h. Persönlichkeitsstörungen ebenso wie Demenzen. Die ausgewählten Fähigkeiten sollten sich für die Steuerung von therapeutischen Interventionen eignen bzw. es sollte möglichst auch bereits etablierte Therapiemaßnahmen geben. Unter sozialmedizinischen Überlegungen sollten

Fähigkeiten ausgewählt werden, die bei der sozialmedizinischen Beurteilung der Arbeits- und Erwerbsunfähigkeit von Relevanz sind.

Mithilfe des Mini-ICF-APP-Ratings soll eingeschätzt werden, in welchem Ausmaß ein Patient in seinen Fähigkeiten (capacity) zur Durchführung von Aktivitäten beeinträchtigt ist. Es ist zu beurteilen, wodurch der Patient an der Erfüllung von Rollenfunktionen bzw. -erwartungen gehindert wird, die er bei voller Gesundheit unter Berücksichtigung seines sozialen und ethnischen Hintergrunds, seines Geschlechts, Alters, beruflichen Ausbildungsstatus oder seiner Lebenserfahrung ausfüllen könnte. Beurteilt werden 13 Aktivitäts- bzw. Fähigkeitsbereiche, die bei psychischen Störungen beeinträchtigt sein können (siehe **Tab. 5-1**).

Im Folgenden soll dargestellt werden, welche ICF-Codes in die einzelnen Fähigkeitsdimensionen des Mini-ICF-APP eingeflossen sind.

Tabelle 5-1: Die 13 Dimensionen des Mini-ICF-APP

1. Fähigkeit zur Anpassung an Regeln und Routinen
2. Fähigkeit zur Planung und Strukturierung von Aufgaben
3. Flexibilität und Umstellungsfähigkeit
4. Kompetenz- und Wissensanwendung
5. Entscheidungs- und Urteilsfähigkeit
6. Proaktivität und Spontanaktivitäten
7. Widerstands- und Durchhaltefähigkeit
8. Selbstbehauptungsfähigkeit
9. Konversation und Kontaktfähigkeit zu Dritten
10. Gruppenfähigkeit
11. Fähigkeit zu engen dyadischen Beziehungen
12. Fähigkeit zur Selbstpflege und Selbstversorgung
13. Mobilität und Verkehrsfähigkeit

Fähigkeit zur Anpassung an Regeln und Routinen

In der ICF finden sich Kategorien und Fähigkeitsbeschreibungen wie die «tägliche Routine planen und abschließen (d2301, d2302)» oder «rechtzeitig bei der Arbeit zu erscheinen (bezahlte und unbezahlte Tätigkeit; d8501, d8502, d855)». Pünktlichkeit, die Einfügung in Regeln, Routinen und Organisationsabläufe und die soziale Anpassungsfähigkeit sind übergeordnete allgemeine Fähigkeiten, die in vielen Lebenssituationen gefordert werden.

Fähigkeit zur Planung und Strukturierung von Aufgaben

In der ICF findet sich eine Reihe von Kategorien, die die Fähigkeit beschreiben, Handlungen und Aufgaben planen und strukturieren zu können. Beispiele sind «Einzel- und Mehrfachaufgaben übernehmen (d2100–d2103, d2200–d2203)», «tägliche Routine durchführen (d2301, d2302)» und dabei «das eigene Aktivitätsniveau zu handhaben, Zeit- und Energiebedarf mit einzuplanen (d2303)», den Tag und/oder anstehende Aufgaben zu planen und zu strukturieren, d. h. angemessene Zeit für Aktivitäten (Arbeit, Haushaltsführung, Erholung und andere Tages- und Freizeitaktivitäten) aufzuwenden und die Reihenfolge der Arbeitsabläufe sinnvoll zu strukturieren.

Flexibilität und Umstellungsfähigkeit

In der ICF finden sich mehrere Kategorien, die die Fähigkeit zur Anpassung an wechselnde Anforderungen oder die Umstellungsfähigkeit beschreiben. Dazu gehören «mit Verantwortung, Druck, Stress und Krisensituationen umzugehen (d2400, d2401, d2402)» oder auch Teile der Kategorie «einfache und komplexe Probleme lösen (d1750, d1751)». Gemeint ist die Fähigkeit, sich im Verhalten, Denken und Erleben wechselnden Situationen anzupassen und je nach Situation unterschiedliche Verhaltensweisen zu zeigen. Dies kann Veränderungen in den Arbeitsanforderungen, kurzfristige Zeitveränderungen, räumliche Veränderungen, neue Sozialpartner oder auch die Übertragung neuer Aufgaben betreffen.

Kompetenz- und Wissensanwendung

In der ICF wird an verschiedenen Stellen auf Fähigkeiten Bezug genommen, Kompetenzen zur Anwendung zu bringen oder berufs- und arbeitsplatzspezifische Aufgaben erfüllen zu können. Es gibt den Abschnitt «Wissensanwendung (d160–d179)» mit mehreren Unterkategorien wie «Probleme lösen (d175)». Es gibt die Kategorien «Einzel- oder Mehrfachaufgaben übernehmen (d210, d220)», «eine Arbeit erhalten, behalten und beenden (d845)», eine «bezahlte oder unbezahlte Tätigkeit (d850, d855)» ausüben oder am wirtschaftlichen Leben teilnehmen zu können (d860, d865, d870). Wie oben bereits angesprochen, sind diese sehr komplexen Items primär Teilhabekategorien, die unterschiedlichste Fähigkeitsdimensionen subsummieren. In dieser Dimension verbirgt sich als bereichsübergreifende Kernfähigkeit das Vermögen, fachliche Kompetenzen zur Anwendung bringen zu können.

Entscheidungs- und Urteilsfähigkeit

In der ICF finden sich explizit die Items «Entscheidungen treffen (d177)» und «Probleme lösen (d175)». Diese beschreiben die Fähigkeit, kontextbezogen und nachvollziehbar Entscheidungen zu fällen oder Urteile abzugeben, Sachverhalte differenziert und kontextbezogen aufzufassen, daraus die angemessenen Schlussfolgerungen und Konsequenzen ziehen und dies in erforderliche Entscheidungen umsetzen zu können.

Proaktivität und Spontanaktivitäten

Es geht um Aktivitäten, bei denen der Proband selbst aktiv und initiativ werden muss, und die nicht beispielsweise durch eine Berufsrolle aufgezwungen werden. Dazu zählen die Ausübung von Freizeitaktivitäten wie auch häusliche Beschäftigungen. Die ICF listet eine Reihe von solchen Aktivitäten auf: von «Erholung und Freizeit (d920)», über «unbezahlte Tätigkeiten (d855)», die Teilnahme am «Gemeinschaftsleben (d910)», an «Religion und Spiritualität (d930)» oder am «politischen Leben (d950)». In einem weiteren Sinne sind dazu auch häusliche Aktivitäten zu rechnen, wie «Waren und Dienstleistungen des täglichen Bedarfs beschaffen (d620)», «Mahlzeiten vorbereiten (d630)», «Hausarbeiten erledigen (d640)» oder «Haushaltsgegenstände pflegen (d650)».

Widerstands- und Durchhaltefähigkeit

In der ICF finden sich die Kategorien «Aufmerksamkeit fokussieren, sich absichtsvoll auf einen bestimmten Reiz fokussieren, wie ablenkende Geräusche zu filtern (d160)», «Einzel- oder Mehrfachaufgaben übernehmen (d210, d220)» oder «mit Stress und anderen psychischen Anforderungen umgehen (d240)». Dies beinhaltet die Fähigkeit, hinreichend ausdauernd und während der üblicherweise erwarteten Zeit an einer Tätigkeit (im Beruf oder bei sonstigen Aufgaben) bleiben und ein durchgehendes Leistungsniveau aufrechterhalten zu können.

Selbstbehauptungsfähigkeit

Bezüglich der Selbstbehauptungs- und Durchsetzungsfähigkeit finden sich in der ICF Items wie an «Diskussionen (d355) teilnehmen», «elementare (d710)» wie auch «komplexe1 interpersonelle Interaktionen (d720)» zu gestalten oder «mit Fremden umgehen (d730)», in denen die Fähigkeit der Selbstbehauptung als Teilelement enthalten ist.

Konversation und Kontaktfähigkeit zu Dritten

Es geht darum, informelle soziale Kontakte aufnehmen zu können. Das geschieht in der Form von «Smalltalk», freundlichen Begegnungen und unverbindlichen Gesprächen. In der ICF gibt es die Kategorien «Konversation (d350)», «Diskussion (d355)» oder die Fähigkeit, mit anderen Menschen (bekannt oder fremd) in formeller (d740) oder informeller (d750) Weise in Kontakt zu kommen oder «elementare» wie auch «komplexe interpersonelle Interaktionen (d710, d720)» zu gestalten oder «mit Fremden umzugehen (d730)».

Gruppenfähigkeit

In der ICF findet sich eine Reihe von Items mit explizitem oder implizitem Bezug zur Fähigkeit, sich in Gruppen einfügen, die Regeln der Gruppe durchschauen, sich darauf einstellen zu können und in der Gruppe den eigenen angemessenen Platz zu finden. Es geht um das Verhalten des Probanden in Gruppensituationen, aber auch um seine Fähigkeit zur öffentlichen Präsentation. Dazu gehören Kleingruppen wie das Arbeitsteam, der Verein oder Großgruppen wie die Firma, eine politische Gruppierung oder die Kirche. In diesen Kontext einzuordnende ICF-Items sind «Einzel- und Mehrfachaufgaben in einer Gruppe bewältigen bzw. übernehmen (d2103, d2203)», die Teilnahme am «Gemeinschaftsleben (d910)», an Religionsgemeinschaften (d930), am «politischen Leben (d950)» oder an «bezahlter oder unbezahlter Tätigkeit (d850, d855)».

Fähigkeit zu engen dyadischen Beziehungen

Von den vorgenannten Fähigkeiten zu sozialen Kontakten ist die Fähigkeit zu engen und gegebenenfalls intimen Beziehungen abzugrenzen, da diese eigenen Regeln folgt. Auch in der ICF werden dieser Fähigkeit eigene Items gewidmet wie «Familienbeziehungen (d760)», «intime Beziehungen (d770)» oder «anderen helfen (d660)».

Fähigkeit zur Selbstpflege und Selbstversorgung

In der ICF gibt es eigene Kapitel mit der Überschrift «Selbstversorgung (d510–d599)» und «häusliches Leben (d610–d650)». Dazu gehören einfache Aktivitäten wie «sich waschen (d510)», «seine Körperteile pflegen (d520)», «die Toilette benutzen (d530)», «sich kleiden (d540)», «Essen (d550)» oder «Trinken (d560)», aber auch komplexe Items wie die «Wohnung instand halten (d6501)» und «auf seine Gesundheit achten (d570)» oder «für seinen physischen Komfort sorgen (d5700)».

Mobilität und Verkehrsfähigkeit

Beurteilt wird, ob der Proband sich ohne Probleme bewegen und fortbewegen kann, d. h. auch jeden verkehrsüblichen Platz aufsuchen und jedes verkehrsübliche Fortbewegungsmittel benutzen kann. In der ICF gibt es ein eigenes Kapitel «Mobilität» (d410–d499). Darunter fallen einfache motorische Fähigkeiten wie «sich hinlegen (d4100)», «Knien (d4102)», «Sitzen (d4103)» oder «Stehen (d4104)», fordernde Aktivitäten wie z. B. «auf unterschiedlichen Oberflächen gehen» und «Hindernisse umgehen (d4502, d4503)», sich robbend, kletternd, rennend, springend oder schwimmend fortbewegen (d455) und schließlich Items der Verkehrsfähigkeit wie beispielsweise sich in seiner Wohnung, anderen Gebäuden sowie außer Haus zu bewegen (d460) oder Hilfsmittel sowie Transportmittel und selbstgesteuerte Fahrzeuge zur Fortbewegung nutzen (d465, d470, d475).

5.3 Definition und Operationalisierung der Mini-ICF-APP-Dimensionen

Im Folgenden werden die einzelnen Fähigkeitsdimensionen im Detail beschrieben. Die Operationalisierung der Fähigkeiten erfolgt über Beispielaktivitäten, so wie sie einem Probanden möglich sein sollten, wenn es die gegebene Situation erfordert oder zulässt. Des Weiteren werden Beispiele für Fragen genannt, wie solche Fähigkeiten im Interview mit Probanden erhoben werden können. Da Fähigkeitsbeeinträchtigungen im Sinne der ICF nur dann von Relevanz sind, wenn sie im Zusammenhang mit Krankheiten stehen, werden zur Illustration einschlägige Verhaltensauffälligkeiten von Patienten mit unterschiedlichen psychischen Störungen geschildert.

Fähigkeit zur Anpassung an Regeln und Routinen

Beurteilt wird, ob der Proband in der Lage ist, Termine verabredungsgemäß wahrzunehmen, Verabredungen einzuhalten, sich an Regeln zu halten, Aufgaben nach detaillierten Verfahrensvorschriften zu erledigen, Anweisungen exakt umzusetzen oder sich in Organisationsabläufe einzufügen. Dies beinhaltet beispielsweise, dass der Proband pünktlich zur Arbeit oder anderen Terminen erscheint, Verabredungen einhält, keine Schwierigkeiten hat, sich der täglichen Routine anzupassen oder sich in Organisationsabläufe einzufügen, sich an die Hausordnung hält oder Gebrauchsanweisungen umsetzen kann.

Eine Beeinträchtigung liegt beispielsweise vor, wenn der Proband nicht in der Lage ist, sich verlässlich an Termine oder Absprachen zu halten, regelhaft unpünktlich erscheint, sich eigene Regeln gibt oder Anweisungen ignoriert.

Beispielfragen:

- Hält sich der Proband nicht an Vorschriften, weil er denkt, dass sie für ihn nicht zutreffen?
- Passiert es immer wieder, dass der Proband bei Terminen, Verabredungen oder Konferenzen zu spät kommt oder vorzeitig geht? Wie oft und aus welchen Gründen? Kommt er morgens pünktlich zur Arbeit?
- Kommt es vor, dass man dem Probanden beispielsweise bei der Arbeit vorhält, dass er sich nicht an Vorgaben hält? Wie steht er dazu? Ist ihm dies egal?
- Gerät der Proband immer wieder in Diskussionen mit anderen darüber, wie Dinge abzulaufen haben?
- Kennt der Proband die internen Regeln der Firma (Hausordnung) und hält er sich daran?
- Erledigt der Proband übertragene Aufgaben nach Vorschrift oder Gebrauchsanweisung?

Beispiele für Fähigkeitsbeeinträchtigungen:

- Ein dementer Patient kann Schwierigkeiten haben, sich Termine zu merken oder die Uhrzeit zu wissen und kommt unzuverlässig zu Verabredungen.
- Ein alkoholkranker Patient kann Termine und Verabredungen vergessen. Er kommt unregelmäßig und ist unzuverlässig in der Erfüllung seiner Aufgaben.
- Ein schizophrener Patient kann immer wieder abgelenkt und in seiner Intentionalität gestört sein, was dazu führt, dass er verspätet oder gar nicht eintrifft.
- Ein depressiver Patient kann sich nicht aufraffen, lässt Dinge laufen oder unerledigt liegen, wie z.B. eine Steuererklärung, kommt morgens nur

schwer aus dem Bett und dadurch regelmäßig zu spät zur Arbeit. Er legt Vorgaben für sich neu aus und reagiert verärgert und vorwürflich, wenn andere ihn darauf ansprechen.
- Ein Patient mit Agoraphobie kann zu spät oder gar nicht zu Terminen erscheinen, weil er wegen Angstanfällen abdrehen musste.
- Ein Patient mit generalisierter Angsterkrankung kann sich darum sorgen, ob er alles richtig macht und verliert sich in Details.
- Ein anankastischer Patient kann bemüht sein, vorgegebene Regeln peinlichst genau einzuhalten, weshalb er es am Ende nicht schafft, Dinge wie gefordert zu erledigen.
- Ein narzisstischer Patient kann meinen, dass Vorschriften für ihn nicht zutreffen oder Anweisungen widersprechen, weil er sich nichts sagen lässt und eigene Wege geht.

Fähigkeit zur Planung und Strukturierung von Aufgaben

Beurteilt wird die Fähigkeit des Probanden, Organisationsabläufe zu erstellen und umzusetzen, den Tag und/oder anstehende Aufgaben zu planen und zu strukturieren, d.h. angemessene Zeit für Aktivitäten (Arbeit, Haushaltsführung, Erholung und andere Tages- und Freizeitaktivitäten) aufzuwenden, die Reihenfolge der Arbeitsabläufe sinnvoll zu strukturieren, diese wie geplant durchzuführen und zu beenden.

Der Proband hat eine zweckmäßige Einteilung seines Tagesablaufs. Anstehende Aufgaben werden in zweckmäßiger Folge erledigt und zu Ende geführt. Nach der Aufgabenerfüllung ist der Proband fähig, sich von diesen zu lösen und sich anderen Dingen zuzuwenden.

Eine Beeinträchtigung liegt beispielsweise vor, wenn eine Tagesstruktur oder ein geregelter Arbeitsablauf nicht aufrechterhalten werden kann, der Proband plan- und ziellos ist, übernommene Aufgaben nicht geordnet abgewickelt und deshalb nicht erledigt werden.

Beispielfragen:
- Passiert es dem Probanden immer wieder, dass er Aufgaben nicht zeitgerecht erledigt bekommt?
- Hat der Proband morgens einen Plan für den Tag? Macht er Pläne für die Arbeit und/oder die Freizeit? Benötigt der Proband Unterstützung bei der Tagesplanung?
- Hat der Proband Schwierigkeiten, seinen Tages- oder Wochenplan einzuhalten?

- Wie sieht die morgendliche Routine beim Probanden aus (z. B. Reihenfolge der Körperhygiene, was frühstückt er)?
- Gehört der Proband eindeutig zu den Menschen, deren Stärke nicht im Organisieren liegt?
- Hat der Proband das Gefühl, dass ihm alles über den Kopf wächst oder die Arbeit zu viel wird?
- Kann der Proband Wichtiges von Unwichtigem unterscheiden?

Beispiele für Fähigkeitsbeeinträchtigungen:

- Ein dementer Patient hat Schwierigkeiten, Aufgaben in der richtigen Reihenfolge auszuführen bzw. er vergisst Teilschritte (z. B. startet Kaffeemaschine ohne Wasser). Er beginnt Aufgaben, vergisst diese dann aber abzuschließen. Von anstehenden Aufgaben fühlt er sich schnell überfordert und kann keine Prioritäten setzen, er weiß nicht, womit er beginnen soll.
- Ein alkoholkranker Patient hat Schwierigkeiten, Prioritäten zu setzen.
- Ein schizophrener Patient hat eine gestörte Intentionalität und ist unfähig vorausschauend zu denken und Ziele schrittweise umzusetzen. Dies zeigt sich auch in Schwierigkeiten, über die biografische Entwicklung hin, Ziele beizubehalten und darauf hinzuarbeiten.
- Ein depressiver Patient fühlt sich von anstehenden Aufgaben überfordert. Alles erscheint ihm wie ein riesiger Berg, so dass er lieber gar nicht damit beginnt, Dinge anzugehen, sondern in Passivität verharrt. Eine sinnvolle Tagesstruktur gelingt ihm nicht.
- Ein agoraphober Patient richtet die Erledigung von Aufgaben entlang seines Vermeidungsverhaltens aus. Treten Panikzustände bei der Erledigung von Aufgaben auf, muss er diese unterbrechen.
- Ein Patient mit generalisierter Angsterkrankung ist mit seinen Gedanken ständig bei potenziellen Problemen, was eine sachgemäße Planung von Unternehmungen kompliziert.
- Ein anankastischer Patient plant Dinge so genau, dass eine Umsetzung Probleme macht.
- Ein narzisstischer Patient überschätzt seine eigene Leistungsfähigkeit, so dass er sich zu viele Aufgaben vornimmt und nichts richtig erledigt.

Flexibilität und Umstellungsfähigkeit

Beurteilt wird die Fähigkeit des Probanden, sich im Verhalten, Denken und Erleben wechselnden Situationen anzupassen, das heißt, inwieweit ist er in der Lage, je nach Situation unterschiedliche Verhaltensweisen zu zeigen. Dies kann

Veränderungen in den Arbeitsanforderungen, kurzfristige Zeitveränderungen, räumliche Veränderungen, neue Sozialpartner oder auch die Übertragung neuer Aufgaben betreffen.

Der Proband kann umdenken, sich in neue Situationen einfügen und an neue Situationen anpassen. Beim Wechsel von Arbeitsaufgaben, Terminen, Mitarbeitern oder Räumen, zeigt der Proband keine negativen emotionalen Reaktionen und/oder eine reduzierte Leistung, sondern geht lösungsorientiert darauf ein.

Eine Beeinträchtigung liegt beispielsweise vor, wenn sich der Proband von neuen oder wechselnden Situationen sofort überfordert fühlt, ohne überhaupt erst zu klären, was wirklich ansteht, wenn sein Verhalten, Denken und Fühlen durch große Rigidität gekennzeichnet sind oder wenn er dekompensiert, wenn von ihm etwas «außer der Reihe» verlangt wird.

Beispielfragen:
- Wie reagiert der Proband, wenn er bei der Arbeit unterbrochen wird? Wird er schnell wütend?
- Was schießt dem Probanden durch den Kopf, wenn er neue Aufgaben oder Veränderungen auf sich zukommen sieht?
- Wie reagiert der Proband, wenn mehrere Leute im Raum sind und das Telefon klingelt?
- Wie reagiert der Proband, wenn er mit Umstrukturierungen am Arbeitsplatz konfrontiert wird?
- Wie reagiert der Proband, wenn er einen neuen Kollegen/Chef bekommt?
- Wie reagiert der Proband, wenn die Priorität von Arbeitsaufgaben kurzfristig geändert wird?
- Wie reagiert der Proband bei Schichtwechseln?

Beispiele für Fähigkeitsbeeinträchtigungen:
- Ein dementer Patient wird unruhig und ängstigt sich, wenn er sich in unbekannter Umgebung aufhält.
- Ein alkoholkranker Patient ist schnell überfordert und reagiert unwillig auf neue Anforderungen.
- Ein schizophrener Patient vermutet hinter Änderungen von Aufgabenstellungen eine böse Macht, gerät unter Druck, reagiert mürrisch oder auch ausfallend. Wird er in seinem Handeln unterbrochen, gerät er aus dem Konzept. Neuen Menschen gegenüber tritt er misstrauisch auf.
- Ein depressiver Patient grübelt die ganze Nacht über Neuerungen am Arbeitsplatz nach. Von Änderungen in seinem Umfeld fühlt er sich schnell überfordert.

- Ein agoraphober Patient reagiert mit Angst vor der Angst, verstärkter Selbstbeobachtung, Panik oder vorbeugendem Vermeidungsverhalten, wenn er unter Druck kommt. Ist ein schneller Ortswechsel erforderlich, kann er nicht schnell reagieren.
- Ein Patient mit einer generalisierten Angststörung hat katastrophisierende Erwartungen bei anstehenden Aufgabenänderungen.
- Ein anankastischer Patient ist nicht bereit, neue Arbeitsabläufe zu übernehmen, sondern macht weiterhin alles so «wie immer».
- Ein narizisstischer Patient beharrt bei anstehenden Aufgaben zunächst auf dem Status quo, verbittet sich «Einmischungen» oder widersetzt sich von außen geforderten Anpassungen.

Kompetenz- und Wissensanwendung

Beurteilt wird die Fähigkeit des Probanden zur Anwendung seiner fachlichen Kompetenzen, d.h. beruflich, ausbildungsspezifisch oder aufgrund seiner Lebenserfahrung. Es soll eingeschätzt werden, ob der Proband in der Lage ist, sein Fach- und Lebenswissen oder seine Kompetenzen gemäß den situativen Rollenerwartungen einzusetzen und den an ihn gestellten und ihm, unter Berücksichtigung seines Lebenshintergrunds, zumutbaren inhaltlichen und fachlichen Anforderungen nachzukommen.

Der Proband kann die den Rollenerwartungen entsprechenden fachlichen Kompetenzen bzw. Fertigkeiten realisieren und erbringt eine den Erwartungen entsprechende Leistung.

Eine Beeinträchtigung liegt beispielsweise vor, wenn man den Probanden nicht um Rat fragen kann, ihm Dinge, die er eigentlich wissen müsste, nicht abrufbar sind oder der Proband nicht fähig ist, seine Erfahrung, sein Wissen oder eigentlich vorhandene Kompetenzen zur Anwendung zu bringen.

Beispielfragen:

- Wirft man dem Probanden häufiger einmal vor, dass er Fehler bei der Arbeit oder anderen Beschäftigungen macht?
- Meint der Proband, dass er fachlich «up to date» ist?
- Können sich andere auf den fachlichen Rat des Probanden verlassen?
- Wird der Proband von Kollegen oder Vorgesetzten häufiger wegen fachlicher Fehler korrigiert?
- Bringt der Proband zur Anwendung, was er eigentlich können sollte?
- Sind andere (Kollegen, Vorgesetzte, Kunden) mit der Leistung des Probanden zufrieden oder gibt es Kritik?

- Ist der Proband selbst mit seiner Leistung zufrieden?
- Fühlt sich der Proband von seiner Arbeit überfordert?
- Gibt es Versagensängste?

Beispiele für Fähigkeitsbeeinträchtigungen:
- Ein dementer Patient hat Schwierigkeiten, sich an konkrete Fakten oder Details zu erinnern.
- Ein alkoholkranker Patient vergisst Arbeitsschritte und macht immer wieder Fehler.
- Ein schizophrener Patient bringt Dinge durcheinander.
- Ein depressiver Patient grübelt, ob Dinge so richtig sind, wie er sie macht, und unterlässt sie deshalb.
- Ein agoraphober Patient ist trotz Führerschein nicht in der Lage, ein Auto zu fahren.
- Ein Patient mit generalisierter Angsterkrankung sieht Probleme, wo keine sind.
- Ein anankastischer Patient macht Dinge komplizierter als sie sind.
- Ein narzisstischer Patient meint, verkürzte Problemlösungen zu kennen.

Entscheidungs- und Urteilsfähigkeit

Beurteilt wird die Fähigkeit des Probanden, kontextbezogen und nachvollziehbar Entscheidungen zu fällen oder Urteile abzugeben. Zu beurteilen ist, zu welchem Grad der Proband Sachverhalte differenziert und kontextbezogen auffasst, inwieweit er in der Lage ist, daraus die angemessenen Schlussfolgerungen und Konsequenzen zu ziehen und dies in erforderliche Entscheidungen umzusetzen.

Der Proband ist in der Lage, Zusammenhänge zu erfassen, sachbezogene Schlüsse daraus zu ziehen und in erforderliche Entscheidungen umzusetzen.

Eine Beeinträchtigung liegt beispielsweise vor, wenn der Proband Schwierigkeiten hat, die gegebenen Fakten zur Kenntnis zu nehmen und daraus die sachgerechten Schlussfolgerungen zu ziehen und Ableitungen zu treffen, sich von äußeren Bedingungen beeinflussen oder durch innere Zustände ablenken lässt, Schlussfolgerungen und Konsequenzen zieht, die nicht aus der Sache zu erklären sind, sondern von Augenblickseinfällen oder sachfremden Eingebungen abhängen oder durch innerpsychische Faktoren bestimmt werden. Dies führt dazu, dass zum Beispiel Vorgesetzte oder Kollegen immer wieder Entscheidungen überprüfen, infrage stellen oder korrigieren müssen.

Beispielfragen:

- Kommt es häufiger einmal dazu, dass andere der Meinung oder Einschätzung des Probanden widersprechen?
- Gerät der Proband immer wieder einmal in Auseinandersetzungen wegen unterschiedlicher Auffassungen oder Urteile?
- Werden Einschätzungen oder Beurteilungen des Probanden zu Situationen oder Personen immer wieder von Vorgesetzten korrigiert?

Beispiele für Fähigkeitsbeeinträchtigungen:

- Ein dementer Patient verkennt Situationen und Sachverhalte, was zu Fehleinschätzungen führt.
- Ein alkoholkranker Patient überschätzt sich und seine Kompetenzen. Er tritt großspurig auf.
- Ein schizophrener Patient ist in seinem Wahnsystem gefangen und lässt sich auch durch eindeutige Fakten nicht von seiner Fehlüberzeugung abbringen. Er deutet Aktionen Dritter als gegen ihn gerichtet oder mutet dahinter Motive, die nicht aus der Situation ableitbar sind.
- Ein depressiver Patient kann sich nicht entscheiden, was er tun soll. Er beurteilt Personen, Sachverhalte und Situationen emotional zu negativ.
- Ein agoraphober Patient schätzt Personen, Situationen und Sachverhalte ohne Anlass als bedrohlich ein.
- Ein Patient mit generalisierter Angsterkrankung sieht hinter allem und jedem Gefahren.
- Ein anankastischer Patient beurteilt Aufgaben komplexer und schwieriger als sie sind.
- Ein narzisstischer Patient beurteilt Kollegen ungerechtfertigt negativ. Die Schwierigkeit von Sachverhalten unterschätzt er.

Proaktivität und Spontanaktivitäten

Beurteilt wird die Fähigkeit des Probanden, außerhalb vorgegebener beruflicher oder sozialer Pflichten eigeninitiativ Spontanaktivitäten zu initiieren. Beurteilt werden Aktivitäten, bei denen der Proband selbst aktiv und initiativ werden muss, und die nicht beispielsweise durch eine Berufsrolle aufgezwungen werden. Dazu gehören zum einen Aktivitäten des täglichen Lebens wie häusliche Aktivitäten, zum Beispiel die Beschaffung von Waren- und Dienstleistungen des täglichen Bedarfs, die Zubereitung von Mahlzeiten, die Pflege von Wohnung, Haus und Haushaltsgegenständen, die Versorgung von Pflanzen oder Haustieren. Dazu gehören des Weiteren kreative oder rekreative Aktivitäten, zum Beispiel Hobbys, der Besuch von kulturellen Veranstaltungen, Erholungsaktivitäten, Sport oder künstlerische Aktivitäten.

Der Proband erfüllt häusliche und sonstige nicht von äußeren Bedingungen erzwungene Aktivitäten, er beteiligt sich an Freizeit- und Erholungsaktivitäten entsprechend den Erwartungen seiner Sozial- und Bezugsgruppe.

Eine Beeinträchtigung liegt beispielsweise vor, wenn der Proband seinen Haushalt vernachlässigt, so dass dadurch Probleme entstehen oder andere Kritik äußern. Der Proband beteiligt sich nur selten oder in begrenztem Umfang an Spiel, Sport, Kunst und Kultur. Hobbys hat er kaum bzw. diese werden vernachlässigt. Wenn der Proband nicht durch die Arbeit oder äußeren Druck zu Aktivitäten gezwungen ist, dann verfällt er in Lethargie und Passivität und verbringt seine Zeit ohne Plan, zum Beispiel vor dem Fernseher.

Beispielfragen:

- Hat der Proband Hobbys?
- Erledigt der Proband Arbeiten zuhause oder im Garten, oder kann er sich dazu nicht aufraffen?
- Wie oft kommt es vor, dass der Proband nur herumsitzt oder nicht weiß, was er tun soll?
- Wie oft geht der Proband ins Kino, Theater o. Ä.?
- Reinigt der Proband erwartungsgemäß seine Wohnung, oder lässt er die Dinge schleifen? Gibt es Kritik von Dritten?
- Hat der Proband häufig Langeweile?
- Mit welchen Aktivitäten verbringt der Proband seine Freizeit? Spielt, singt oder tanzt er beispielsweise gern, und tut er dies in einer Gruppe?
- Ergreift er im Beruf Initiativen oder macht er nur, was er unbedingt muss?
- Zeigt der Proband im Beruf oder anderen Lebensbereichen Kreativität?

Beispiele für Fähigkeitsbeeinträchtigungen:

- Ein dementer Patient verliert jegliche Eigeninitiative.
- Ein alkoholkranker Patient vernachlässigt frühere Interessen, er zieht sich immer mehr zurück. Er konzentriert sich hauptsächlich auf die Beschaffung und den Konsum von Alkohol.
- Ein schizophrener Patient vernachlässigt den Haushalt. Er verbringt den Tag wesentlich ohne Aktivitäten und unternimmt von sich aus wenig.
- Ein depressiver Patient hat keinen Antrieb und keine Initiative, etwas zu unternehmen bzw. rekreativen oder sozialen Unternehmungen oder Hobbys nachzugehen. Er sitzt zu Hause nur noch passiv da.

- Ein agoraphober Patient vermeidet aufgrund seiner vorhandenen Angstbereitschaft und -erwartung Nicht-Pflicht-Aktivitäten.
- Ein Patient mit generalisierter Angsterkrankung ist voll ausgelastet mit der Erfüllung von Pflichtaufgaben. Andere Aktivitäten werden als überflüssig, zu teuer oder zu gefährlich abgetan.
- Ein anankastischer Patient bringt keine Kreativität auf.
- Ein narzisstischer Patient findet vieles schlecht (z.B. Kino) oder unter seiner Würde (z.B. in einen Verein eintreten) oder nicht adäquat gewürdigt (z.B. in der Arbeit), so dass er derartige Aktivitäten gleich lässt.

Widerstands- und Durchhaltefähigkeit

Beurteilt wird die Fähigkeit des Probanden, hinreichend ausdauernd und während der üblicherweise erwarteten Zeit an einer Tätigkeit (in seinem Beruf oder sonstigen Aufgabenbereichen) zu bleiben und ein durchgehendes Leistungsniveau aufrechtzuerhalten. Er kann sich Anforderungen stellen und trotz Widrigkeiten durchhalten.

Eine Beeinträchtigung liegt beispielsweise vor, wenn der Proband (trotz gegebener Kompetenz) auch nicht annähernd in der Lage ist, durchgehend bei einer Sache zu bleiben, er sich jederzeit durch Augenblickseinfälle oder äußere Stimulation unterbrechen lässt oder wegen Erschöpfung oder Lustlosigkeit an der Fortführung gehindert wird, weshalb er die erwartete Leistungsmenge in der verfügbaren Zeit nicht erbringt. Bei Anforderung kommt es schnell zum Abbruch. Es fehlt an Selbstüberwindung.

Beispielfragen:

- Kann der Proband so lange durcharbeiten, wie es von ihm erwartet wird?
- Braucht der Proband viele Pausen beim Arbeiten bzw. mehr als die Kollegen?
- Braucht der Proband bei schwierigen Aufgaben Pausen und wenn ja, mehr als sonst?
- Lässt die Leistung des Probanden schneller nach als die der Kollegen?
- Fühlt sich der Proband schneller erschöpft und überlastet als andere?
- Erwarten andere vom Probanden, dass er länger durchhält, als er kann?
- Wirft der Proband sofort alles hin, wenn es nicht erwartungsgemäß läuft?
- Gibt der Proband schnell auf?
- Kann der Proband trotz Lustlosigkeit oder Beschwerden bei einer Aufgabe bleiben?

Beispiele für Fähigkeitsbeeinträchtigungen:

- Ein dementer Patient kann nicht bei der Stange bleiben.
- Ein alkoholkranker Patient bricht bei Widerstand Aufgaben sofort ab.
- Ein schizophrener Patient wird immer wieder durch innere oder äußere Stimuli aus dem Takt gebracht. Er lässt sich ablenken oder übernommene Aufgaben liegen.
- Ein depressiver Patient tut sich schwer, einen ganzen Arbeitstag hindurch frisch durchzuhalten. Er fühlt sich erschöpft und kann seine Tätigkeit nur unter besonderer Kraftanstrengung fortführen.
- Ein agoraphober Patient kann auf Stress mit Panik reagieren.
- Ein Patient mit generalisierter Angsterkrankung ist wegen seiner Angespanntheit schneller erschöpft.
- Ein anankastischer Patient verfängt sich in Details und bricht Arbeiten unerledigt ab.
- Ein narzisstischer Patient reagiert bei Problemen mit einer Aufgabe gekränkt und wirft sie hin.

Selbstbehauptungsfähigkeit

Beurteilt wird die Fähigkeit des Probanden, in sozialen Kontakten oder auch Konfliktsituationen ohne beeinträchtigende Befangenheit zu bestehen und für seine Überzeugungen einzustehen, ohne dabei soziale Normen zu verletzen. Kriterium ist, inwieweit der Proband im Kontakt mit anderen Personen seine Meinung sagt, sich in Entscheidungen einbringt, seine eigene Position deutlich, nachvollziehbar und verständlich macht, seine Position erforderlichenfalls wahrt, aber sie auch mit anderen abstimmen und Kompromisse suchen kann.

Der Proband kann sich in sozialen Situationen gut behaupten, d. h. er ist in angemessener Weise selbstsicher, verfügt über Selbstvertrauen und kann sich dementsprechend gegenüber anderen durchsetzen. Dabei verletzt er keine Regeln der Rücksichtnahme gegenüber Dritten.

Eine Beeinträchtigung liegt beispielsweise vor, wenn der Proband Schwierigkeiten hat, sich in sozialen Situationen durchzusetzen und sich schnell einschüchtern lässt, unsicher ist und nur wenig überzeugend für seine Interessen einstehen kann oder aber unangemessen, grenzverletzend oder rücksichtslos vorgeht, was beim Gegenüber dazu führt, dass man den Probanden nicht ernst nimmt oder sich von ihm zurückzieht. In sozialen Situationen wird er entweder nicht wahrgenommen oder aufgrund überschießender und inadäquater Reaktionen zurückgewiesen. Dies ist unabhängig von der unmittelbaren Kontaktfähigkeit, d.h. der Proband kann dennoch gegebenenfalls im unmittelbaren Kontakt freundlich und gewinnend auftreten.

Beispielfragen:
- Kann der Proband anderen widersprechen, ohne dass der andere sich vor den Kopf gestoßen fühlt?
- Kann der Proband seine eigene Meinung und Sicht der Dinge gegenüber Dritten vertreten?
- Kann der Proband andere Personen dazu bringen, sich nach seinen Wünschen zu richten?
- Kann der Proband andere Menschen dazu bringen, das zu tun, was er will?
- Kann der Proband um Hilfe bitten?
- Kann der Proband Wünsche äußern?
- Kann sich der Proband gegen Ungerechtigkeiten zur Wehr setzen?

Beispiele für Fähigkeitsbeeinträchtigungen:
- Ein dementer Patient reagiert auf Ansprache eruptiv aggressiv oder uneinsichtig und starrsinnig.
- Ein alkoholkranker Patient reagiert bei Konflikten aufbrausend oder überfreundlich submissiv.
- Ein schizophrener Patient reagiert bei Konflikten unangemessen abwehrend oder misstrauisch.
- Ein depressiver Patient reagiert bei Konflikten selbstunsicher und steckt schnell zurück.
- Ein agoraphober Patient weiß um seine Einschränkung und hält sich deswegen mit Forderungen zurück.
- Ein Patient mit generalisierter Angsterkrankung sieht Probleme kommen, wenn er seine eigene Meinung sagt und nimmt sich zurück.
- Ein anankastischer Patient verhakt sich in Diskussionen oder Rechthaberei.
- Ein narzisstischer Patient sagt rücksichtslos und verletzend seine Meinung.

Konversation und Kontaktfähigkeit zu Dritten

Beurteilt wird die Fähigkeit des Probanden, unmittelbare informelle soziale Kontakte mit anderen Menschen aufzunehmen, wie Begegnungen mit Kollegen, Nachbarn, Bekannten etc., und inwieweit er in der Lage ist, mit diesen angemessen zu interagieren, wozu auch Rücksichtnahme, Wertschätzung des Gegenübers oder die Fähigkeit, Gespräche zu führen, gehören. Dazu gehört die

Fähigkeit des Probanden, unverbindlich zu kommunizieren, als Partner im sozialen Gefüge aufzutreten, sich Bekannten oder Fremden zuzuwenden, zuzuhören, von sich selbst zu berichten, auf Äußerungen anderer einzugehen oder selbst Fakten zu einem Gespräch beizutragen.

Der Proband nimmt regelmäßig Kontakt zu verschiedenen Kollegen, Freunden oder Bekannten auf. Es findet ein gegenseitiger Austausch und für beide Seiten zufriedenstellender Dialog statt.

Eine Beeinträchtigung liegt beispielsweise vor, wenn der Proband Schwierigkeiten hat, sich mit Kollegen, Freunden oder Bekannten zu unterhalten. Entweder zieht er sich zurück, redet nicht und wirkt abweisend, oder er bringt sich zu dominant ein und erschwert so die Interaktion. Dies führt zu einer Einschränkung im sozialen Umfeld aus Freunden und Bekannten. Der Proband hat Schwierigkeiten beim Aufbau neuer Beziehungen. Entsprechend ist er isoliert und hat keinen Kontakt zu anderen Menschen.

Beispielfragen:

- Fällt es dem Probanden leicht, mit anderen Menschen Smalltalk zu machen oder zu plaudern? Mit wem redet er viel?
- Wie kommt der Proband mit neuen Kollegen in Kontakt? Macht er den ersten Schritt? Geht er im Aufenthaltsraum auf andere zu?
- Kommt der Proband mit seinen Nachbarn aus?
- Gibt es einen Freundeskreis?
- Ist der Proband gern allein oder lieber mit anderen zusammen?
- Wie gut kann der Proband mit fremden Menschen reden?
- Unterhalten sich andere gerne mit dem Probanden?
- Gelingt es dem Probanden, ein Gespräch mit anderen flüssig zu halten?
- Wenden sich andere häufiger einmal ab, wenn der Proband mit ihnen ein Gespräch beginnen will?
- Steht der Proband auf einer Party, Feier oder Konferenzpause alleine am Rand, oder spricht er mit anderen?

Beispiele für Fähigkeitsbeeinträchtigungen:

- Ein dementer Patient verliert im Gespräch immer wieder den Faden. In Gesprächsgruppen fällt es ihm schwer, sich auf wechselnde Redner zu konzentrieren. Er beteiligt sich nicht an Gesprächen.
- Ein alkoholkranker Patient ist distanzlos, so dass andere sich indigniert zurückziehen.
- Ein schizophrener Patient reagiert abweisend oder verschroben. Er wird mit anderen nicht «warm».

- Ein depressiver Patient ist einsilbig, geht auf andere nicht zu, er hält sich für uninteressant und langweilig.
- Ein Patient mit Agoraphobie bekommt unter anderen Menschen Unwohlseingefühle und hält sich zurück.
- Ein Patient mit generalisierter Angsterkrankung sieht Missverständnisse auf sich zukommen oder befürchtet, etwas Falsches zu sagen, und hält sich zurück.
- Ein anankastischer Patient ist sich unsicher, was die Regeln der Kontaktaufnahme sind, die er einhalten muss, so dass es erst gar nicht zum Kontakt kommt.
- Ein narzisstischer Patient bringt sich ungefragt ein, reißt die Diskussion an sich und geht seinen Mitmenschen häufig auf die Nerven.

Gruppenfähigkeit

Beurteilt wird die Fähigkeit des Probanden, sich in Gruppen einzufügen und die expliziten oder informellen Regeln der Gruppe zu durchschauen und sich darauf einzustellen. Die Beurteilung bezieht sich auf das Verhalten des Probanden in Gruppensituationen bzw. seine Fähigkeit zur öffentlichen Präsentation. Dazu gehören Kleingruppen wie das Arbeitsteam, der Verein oder Großgruppen wie die Firma, eine politische Gruppierung oder die Kirche. Zu beurteilen ist, ob der Proband Teil der Gruppe oder Außenseiter oder ausgeschlossen ist, und inwieweit er sich in das soziale Leben integrieren kann.

Der Proband fügt sich in Gruppen, in das Arbeitsteam oder berufliche und gesellschaftliche Organisationen oder Gruppen problemlos ein. Er ist über die Gruppenstrukturen, in denen er sich bewegt, und/oder betriebsinterne Abläufe gut informiert.

Eine Beeinträchtigung liegt beispielsweise vor, wenn der Proband sich nur sehr eingeschränkt an sozialen, firmeninternen oder gesellschaftlichen Aktivitäten beteiligt. Er ist über die bestehenden Gruppenstrukturen und Gruppenprozesse nur eingeschränkt informiert. Er zieht sich häufig von der Teilnahme an Gruppen oder Organisationen zurück oder gerät in Konflikte mit anderen Mitgliedern, Nachbarn unter anderem, weil er unsensibel für gruppendynamische Prozesse ist und dadurch Interessen anderer verletzt. Der Proband ist nicht in der Lage, an Gruppensitzungen teilzunehmen oder die sozialen Gruppenstrukturen, in denen er sich bewegt, zu erkennen und sich in sie einzubringen. Er wird übergangen oder ist ein Störfaktor.

Beispielfragen:

- Kann man den Probanden als Teamplayer ansehen?
- Ist der Proband ein volles Mitglied in seiner Arbeitsgruppe oder im Verein oder eher ein Außenseiter?
- Kann der Proband auch in Gruppen seine Meinung sagen oder sich einbringen?
- Nimmt der Proband an Betriebsausflügen oder -feiern teil? Was stört ihn gegebenenfalls daran?
- Verhält sich der Proband bei Konferenzen regelkonform?
- Gehört der Proband aktiv einem Verein, einer Gruppe, einer Kirchengemeinde o. Ä. an?
- Geht der Proband in seiner Freizeit Gruppenaktivitäten nach (z. B. Fußball, Tanzgruppe, Chor etc.)?
- Fällt es auf, wenn der Proband bei Gruppenaktivitäten fehlt?
- Sind andere dankbar, wenn der Proband an Gruppenaktivitäten nicht teilnimmt?
- Kann der Proband eine Gruppensitzung leiten?

Beispiele für Fähigkeitsbeeinträchtigungen:

- Ein dementer Patient verliert sich in größeren Gruppen. Er fällt durch inadäquate Einlassungen auf oder sagt gar nichts.
- Ein alkoholkranker Patient hat kein Gespür für Gruppensituationen oder ist ein unzuverlässiger Teamplayer.
- Ein schizophrener Patient hat in der Gruppe schnell das Gefühl, dass alles zu dicht wird oder etwas gegen ihn läuft. Er hat eine Außenseiterrolle. Er ist entweder zurückgenommen oder fällt durch situationsunangemessene Bemerkungen auf.
- Ein depressiver Patient kann sich in der Gruppe nicht aktiv einbringen, er überlässt anderen das Reden.
- Ein agoraphober Patient fühlt sich in Gruppensituationen beengt und meidet diese, wann immer möglich.
- Ein Patient mit generalisierter Angsterkrankung hat Sorge, dass er seine Funktion in der Gruppe nicht korrekt ausübt und drückt sich vor Verantwortungsübernahme.
- Ein anankastischer Patient besteht darauf, dass andere Gruppenmitglieder sich an die Regeln halten und kommt dadurch in Konflikte.
- Ein narzisstischer Patient spielt sich in Gruppensituationen in den Vordergrund und beansprucht Führungsrollen, die ihm nicht zustehen.

Fähigkeit zu engen dyadischen Beziehungen

Beurteilt wird die Fähigkeit des Probanden, enge und gegebenenfalls intime Beziehungen zu einem vertrauten Menschen oder in der Familie aufzunehmen und aufrechtzuerhalten. Beurteilt wird seine Fähigkeit, enge emotionale Zuwendung zu geben und zu empfangen und mit den anderen Rollenerwartungen und dem beruflichen Umfeld befriedigend abzustimmen. Der Proband kann enge emotionale Beziehungen zu vertrauten Menschen, zum Partner, zu Kindern oder dem erweiterten Familienkreis herstellen und aufrechterhalten. Es finden gemeinsame Aktivitäten und Kontakte statt. Er gibt und erhält Unterstützung in täglichen oder wichtigen Lebensangelegenheiten. Er kann Arbeit und die privaten Beziehungen miteinander vereinen.

Eine Beeinträchtigung liegt beispielsweise vor, wenn deutliche Probleme in den Beziehungen zu vertrauten Menschen bestehen. Es gibt wenig emotionale Zuwendung sowie Interessen füreinander, es kommt häufig zu Rücksichtslosigkeiten. Der Proband zieht sich emotional zurück. Als Konsequenz werden entsprechende Kontakte vernachlässigt, gemeinsame Aktivitäten deutlich vermieden oder passiv wahrgenommen. Arbeit und Privatsphäre können sich gegenseitig beeinträchtigen. Der Proband hat keine engeren emotionalen Beziehungen. Er vermeidet Kontakt zu vertrauten Menschen und/oder Familienmitgliedern. Die Beziehung ist gegebenenfalls durch Gleichgültigkeit oder Rücksichtslosigkeit gekennzeichnet. Der Proband ist nicht an Familienangelegenheiten beteiligt. Sein Verhalten stößt auf heftige Kritik seitens der Familienmitglieder oder wird von ihnen mit Resignation oder Ablehnung beantwortet.

Beispielfragen:

- Lebt der Proband allein oder in einer Gemeinschaft?
- Gibt es im Leben des Probanden einen Menschen, mit dem er in besonderer Weise vertrauensvoll und/oder intim verbunden ist?
- Besteht eine Partnerschaft? Wie lange dauert(e) diese (in der Vergangenheit), und gibt/gab es sexuellen Kontakt?
- Wie oft ist der Proband mit seinen Familienmitgliedern zusammen?
- Wie beschreibt der Proband die Atmosphäre in engen Beziehungen oder in seiner Familie? Wen sieht er am meisten und wie oft?
- Kann der Proband mit eng vertrauten Menschen bzw. seinen Familienmitgliedern offen über alltägliche Dinge, aber auch Gefühle und Probleme sprechen?
- Welche Rolle in der Familie nimmt der Proband ein bzw. hat er inne?

- Wie geht der Proband mit Konflikten in engen Beziehungen oder der Familie um?
- Finden gemeinsame Aktivitäten mit eng vertrauten Menschen oder in der Familie statt? Ist das angenehm für den Probanden? Wer übernimmt normalerweise die Initiative dafür?
- Ist der Proband ein Mensch, der mitbekommt, wenn eng vertraute Menschen – sein Partner oder jemand in der Familie – seine emotionale Unterstützung brauchen?
- Wächst dem Probanden das Familienleben auch manchmal über den Kopf? Wie oft und aus welchen Gründen geschieht das? Was tut er dann? Wie stehen andere Familienmitglieder dazu?
- Hat der Proband spezifische Aufgaben innerhalb seiner engen Beziehungen bzw. innerhalb der Familie (z. B. Müll runter bringen, die Kinder zum Fußball fahren, einkaufen, putzen, den Garten pflegen, mit dem Hund rausgehen etc.). Ist der Proband in der Lage, diese auszuführen?
- Beteiligt sich der Proband an wichtigen Entscheidungen innerhalb enger Beziehungen bzw. innerhalb der Familie? Wird er mit einbezogen (z. B. Wahl der Schule für den Sohn, Planung von Urlaubsreisen, größere finanzielle Ausgaben)?

Beispiele für Fähigkeitsbeeinträchtigungen:

- Ein dementer Patient muss von eng vertrauten Menschen bzw. Familienmitgliedern versorgt werden, während er selbst wenig zum Familienleben beiträgt.
- Ein alkoholkranker Patient vernachlässigt enge Beziehungen bzw. die Familie und nutzt die familiären Ressourcen für die Finanzierung seiner Sucht. Es kann zu Gewalttätigkeiten gegen eng vertraute Menschen oder Familienmitglieder kommen.
- Ein schizophrener Patient ist von den emotionalen Beziehungen in engen Beziehungen bzw. der Familie schnell überfordert. Es kann zu aggressiven Reaktionen kommen. Er lebt eher für sich zurückgezogen. Von Intimität fühlt er sich schnell überfordert.
- Ein depressiver Patient ist im Kontakt inaktiv und zurückgenommen, seine depressive Stimmung belastet enge Vertraute bzw. die Familienmitglieder. Er hat kein Interesse an Sexualkontakten.
- Ein agoraphober Patient belastet seine engen bzw. familiären Beziehungen durch sein Vermeidungsverhalten. Eng Vertraute oder Familienmitglieder müssen Alltagsaufgaben übernehmen, was zu Rollenveränderungen in den Beziehungen bzw. der Familie führt.

- Ein Patient mit generalisierter Angsterkrankung bevormundet eng vertraute Menschen, Partner und Kinder, um sie vor vermeintlichen Gefahren zu beschützen. Dies führt zu Konflikten in engen Beziehungen bzw. der Familie oder zur Übertragung von Pflichten an den Patienten.
- Ein anankastischer Patient verlangt auch in engen Beziehungen bzw. der Familie die Einhaltung strikter Regeln oder extremer Ordnung im Haushalt.
- Ein narzisstischer Patient verlangt von engen Vertrauten oder Partnern ständige Bewunderung und Unterordnung. Dauerhafte Beziehungen sind nur mit komplementären Persönlichkeiten möglich.

Fähigkeit zur Selbstpflege und Selbstversorgung

Beurteilt wird die Fähigkeit des Probanden zur Selbstfürsorge und -pflege, also die Fähigkeit, sich zu waschen, Haare oder Zähne zu pflegen, sich dem Anlass oder der Jahreszeit entsprechend zu kleiden, sich adäquat zu ernähren, auf Erholung zu achten, die gesundheitlichen Bedürfnisse seines Körpers wahrzunehmen und darauf angemessen zu reagieren.

Die Selbstpflege und das äußere Erscheinungsbild des Probanden entsprechen den Erwartungen der Bezugsgruppe. Die Kleidung und Sauberkeit ist den Gegebenheiten angemessen. Der Proband achtet auf die Ernährung, kennt seine psychischen und körperlichen Bedürfnisse, betreibt ein angemessenes Niveau körperlicher Aktivität und merkt, wenn er sich zu viel zumutet.

Eine Beeinträchtigung liegt beispielsweise vor, wenn der Proband Probleme hat, sich um seine Pflege zu kümmern. Er macht zum Beispiel einen unsauberen und ungepflegten Eindruck, oder er kleidet sich nicht sozial- und situationsangemessen. Er ernährt sich ungesund. Seine körperliche Fitness ist beeinträchtigt. Er ignoriert die eigene Gesundheit, kümmert sich nicht um die notwendige Erholung oder die Rücksichtnahme auf selbstverständliche psychische Bedürfnisse. Die persönliche Hygiene, das äußere Erscheinungsbild oder die Kleidung werden vernachlässigt.

Beispielfragen:
- Müsste sich der Proband besser oder anders ernähren?
- Wie oft kommt der Proband dazu, sich zu duschen oder zu baden?
- Wann wechselt er seine Kleidung?
- Ist die Kleidung der Situation, dem Anlass, der Jahres- und Tageszeit angemessen?
- Sieht es so aus, als ob der Proband Raubbau mit seinem Körper treibt?
- Betreibt der Proband mit seiner Ernährung zu viel oder zu wenig Aufwand?

- Hält er Erholungs- oder Schlafphasen ein?
- Tut der Proband genug für seine Fitness?

Beispiele für Fähigkeitsbeeinträchtigungen:

- Ein dementer Patient vernachlässigt die Körperpflege. Seine Kleidung ist verschmutzt. Er trägt keine temperatur- oder situationsangemessene Kleidung.
- Ein alkoholkranker Patient vernachlässigt Körperpflege und -hygiene und ernährt sich einseitig. Durch den Alkohol fügt er seinem Körper schwere Schäden zu.
- Ein schizophrener Patient wirkt ungewaschen und verwahrlost. Sein Kleidungsstil wirkt nicht stimmig und hat punktuell einen bizarren Stil.
- Ein depressiver Patient isst nicht regelmäßig oder bewegt sich ungenügend.
- Ein Patient mit Agoraphobie vermeidet die Teilnahme an Sport und verbringt die meiste Zeit in der Wohnung.
- Ein Patient mit generalisierter Angsterkrankung sorgt sich verstärkt um seine Gesundheit, übertreibt mit der Vermeidung potenziell ungesunder Nahrungsmittel oder kleidet sich übervorsichtig gegen Witterungseinflüsse.
- Ein anankastischer Patient besteht auf der Einhaltung fester Zeiten für Mahlzeiten oder strenger Diätvorschriften.
- Ein narzisstischer Patient isst und trinkt, was ihm unterkommt, oder unternimmt gewagte Klettertouren, da ihm nichts schaden kann.

Mobilität und Verkehrsfähigkeit

Beurteilt wird die Fähigkeit des Probanden, sich bewegen zu können, alle üblichen geforderten Bewegungen ausüben zu können, zu verschiedenen Orten gehen zu können, sich in verschiedene Situationen begeben zu können und übliche Transportmittel wie Auto, Bus oder Flugzeug benutzen zu können. Beurteilt wird, ob der Proband ohne Probleme jeden verkehrsüblichen Platz aufsuchen und jedes verkehrsübliche Fortbewegungsmittel benutzen kann.

Der Proband ist in der Lage, sich in privaten wie öffentlichen Gebäuden sowie außerhalb der eigenen Wohnung und anderer Gebäude aufzuhalten und zu bewegen.

Eine Beeinträchtigung liegt beispielsweise vor, wenn der Proband aus psychischen Gründen Probleme hat, zu laufen, sich zu bücken, Schnürsenkel zu binden, eine Unterschrift zu leisten oder Dinge in ein Regal zu heben, wenn er Schwierigkeiten hat, sich außerhalb der eigenen Wohnung oder anderer Gebäude zu bewegen. Die Benutzung bestimmter privater und/oder öffentlicher

Transportmittel wird vermieden, ist mit starkem Unbehagen und Angst verbunden oder seine Fähigkeit zur Benutzung entsprechender Verkehrsmittel ist beeinträchtigt, so dass Hilfe benötigt wird.

Beispielfragen:
- Kann der Proband laufen, sich bücken, Schnürsenkel binden oder Dinge in ein Regal heben?
- Kommt es zu Blockaden, wenn der Patient eine Unterschrift leisten oder sonstige feinmotorische Aktivitäten ausüben soll?
- Reagiert der Patient auf motorische Anforderungen mit Schonung und Anstrengungsvermeidung?
- Kann der Proband sich frei in der Öffentlichkeit bewegen?
- Kann der Proband Busse, Bahnen und andere öffentliche Verkehrsmittel ohne Beklemmungsgefühle benutzen?
- Macht dem Probanden der Besuch von Kaufhäusern, Kinos o. Ä. Probleme, oder kann er ganz unbeschwert einkaufen gehen?
- Wenn der Proband sich in fremden Stadtteilen oder im Wald befindet, besteht dann die Gefahr, dass er sich verläuft oder den Weg nicht findet?
- Wie kommt der Proband zur Arbeit, ins Kino, zum Einkaufen etc.?

Beispiele für Fähigkeitsbeeinträchtigungen:
- Ein dementer Patient verirrt sich in ihm unbekannter Umgebung.
- Ein alkoholkranker Patient kann unter Alkoholeinfluss Fahrzeuge nicht führen bzw. verursacht Verkehrsunfälle. Er findet nicht nach Hause, er geht unsicher, torkelt oder fällt.
- Ein schizophrener Patient meidet aufgrund paranoider Vorstellungen öffentliche Verkehrsmittel.
- Ein depressiver Patient sitzt stuporös bewegungslos und reagiert nicht auf Ansprache.
- Ein agoraphober Patient ist nicht in der Lage, Bus zu fahren.
- Ein Patient mit generalisierter Angsterkrankung vermeidet körperliche Aktivität, z. B. weil er Probleme mit der Bandscheibe befürchtet.
- Ein narzisstischer Patient überschätzt seine körperliche Leistungsfähigkeit und holt sich Zerrungen, weil er mehr auf einmal trägt, als er schafft.

5.4 Quantifizierung der Schwere einer Fähigkeitsbeeinträchtigung

Ob der vorliegende Grad der Pünktlichkeit, Sauberkeit oder Selbstbehauptung unzureichend, adäquat oder zu viel des Guten ist, kann nicht aus dem absoluten Ausmaß der vorliegenden Fähigkeit abgeleitet werden. Für eine qualifizierende Beurteilung (Qualifying gemäß ICF) benötigt man Referenznormen, so wie oben bereits am Beispiel der Intelligenztests ausgeführt worden ist. Eine Bürokraft, die eine Viertelstunde früher oder später am Schreibtisch sitzt, mag angemessen pünktlich sein. Ein Lokomotivführer, der seinen Kollegen ablösen soll, darf keine Minute zu spät kommen. Wenn also zwei Personen gleichermaßen nicht auf die Minute pünktlich sein können, mit einer Varianz von fünfzehn Minuten, dann ist die Bürokraft unbeeinträchtigt, der Lokomotivführer dienstunfähig. Bei der Qualifizierung einer Leistungsfähigkeit geht es also nicht um ein «Mehr oder Weniger», sondern ein «Hinreichend oder Unzureichend» mit Blick auf eine vorgegebene Norm. Die Unterscheidung zwischen Bürokraft und Lokomotivführer bezieht sich auf den Kontextfaktor «Umwelt». Ebenso bedeutsam sind personbezogene Kontextfaktoren. An den Grad der Selbstbehauptung oder der Wissensanwendung eines Lehrlings oder Meisters werden selbstverständlich auch unterschiedliche Maße angelegt.

Welche Normen im Einzelfall angelegt werden, hängt vom Ziel der Beurteilung ab. Die bei den Definitionen der einzelnen Dimensionen des Mini-ICF-APP genannten Beispiele beziehen sich auf einen allgemeinen Lebenskontext und eine Person ohne besondere Qualifikation. In diesem Fall hat sich der Rater für den konkreten Probanden, unter Bezug auf alle verfügbaren Informationen zu personbezogenen Faktoren und der Lebenssituation des Probanden, ein Bild zu machen über die für ihn geltende «uniforme Standardumwelt» bzw. soziale Referenzgruppe. Das heißt: Aus welcher sozialen oder ethnischen Gruppe stammt der Proband? Handelt es sich um einen Mann oder eine Frau, einen Arbeiter oder Akademiker? Welcher berufliche Bildungsgrad liegt vor usw.? Konstitutionelle oder ausbildungsbedingte Leistungsgrenzen werden bei der Urteilsbildung dem Kontext zugerechnet und nicht als Leistungsfähigkeit im Sinne der ICF gewertet. Der jeweilige Kontext gibt also vor, welche Fähigkeiten gebraucht werden bzw. welcher Art die Rollenerwartungen sind. Es wird ein Urteil darüber gebildet, welche der im Mini-ICF-APP aufgeführten Fähigkeiten in welchem Umfang mit Bezug auf die Standard- bzw. Referenzumwelt benötigt werden, um die Rollenerwartungen zu erfüllen.

Neben der individualtypischen Standardumwelt gibt es auch vordefinierte Standardumwelten. Dies ist beispielsweise der vorhandene oder ein angestrebter

Arbeitsplatz. Hier wird vorgegeben, welche Aktivitäten zu erbringen und welche Leistungsanforderungen zu erfüllen sind. Dies gilt auch für das Berufsfeld. Im Vergleich zu einem konkreten Arbeitsplatz werden hierfür weniger spezialisierte Leistungen, dafür aber ein breiteres Spektrum an potenziell zu erbringenden Aktivitäten verlangt. Wenn es schließlich nur um eine Teilhabe am Leben in der Gemeinschaft oder gar die Pflegebedürftigkeit geht, dann werden nur noch Aktivitäten allgemeiner Art gefordert und in die Bewertung einbezogen.

Für die Graduierung einer Funktionsstörung wie auch Aktivitäts- oder Leistungsbeeinträchtigung empfiehlt die ICF ein fünfstufiges Rating:

0	Problem nicht vorhanden	(ohne, kein, unerheblich ...)	0–4 %
1	Problem leicht ausgeprägt	(schwach, gering ...)	5–24 %
2	Problem mäßig ausgeprägt	(mittel, ziemlich ...)	25–49 %
3	Problem erheblich ausgeprägt	(hoch, äußerst...)	50–95 %
4	Problem voll ausgeprägt	(komplett, total ...)	96–100 %

Zur Operationalisierung werden von der ICF Prozentränge zur Grundpopulation angegeben. Dies hat jedoch das Problem, dass bei der Leistungsfähigkeit automatisch zum Beispiel 96 % einer Population als leistungsgemindert und sogar mindestens 50 % als erheblich oder äußerst eingeschränkt zu bezeichnen wären.

Da das Mini-ICF-APP für eine klinische und sozialmedizinische Anwendung entwickelt wurde, muss eine inhaltlich begründete Norm für das Qualifying zugrunde gelegt werden. Als Beurteilungskriterium für den Grad der Beeinträchtigung der Leistungsfähigkeit empfiehlt es sich, den Umfang der Hilfsbedürftigkeit mit Blick auf den Referenzkontext zugrunde zu legen. Das Qualifying leitet sich also aus dem Grad der Teilhabeeinschränkung ab. Daraus ergibt sich folgende Schwere-Graduierung: «0» bedeutet, dass keine Beeinträchtigung vorliegt, (1) es liegt eine «leicht ausgeprägte» Beeinträchtigung vor, die ohne Negativfolgen ist, (2) es liegt eine «mäßig ausgeprägte» Beeinträchtigung vor, die zu Negativreaktionen der Umwelt führt, (3) es liegt eine «erheblich ausgeprägte» Beeinträchtigung vor, die es erforderlich macht, dass Dritte eingreifen müssen und (4) es liegt eine «voll ausgeprägte» Beeinträchtigung vor, die es unvermeidlich macht, dass der Betroffene von entsprechenden Aufgaben entpflichtet wird (siehe **Tab. 5-2**). Diese Kriterien lassen sich in einem Interview mit dem Probanden weitgehend objektiv und genau bestimmen und sie geben zugleich auch Schwellen wieder, die unmittelbar diagnostische, therapeutische und sozialmedizinische Relevanz haben.

Tabelle 5-2: Beurteilungsstufen von Fähigkeitsbeeinträchtigungen

0: Keine Beeinträchtigung:

Der Proband entspricht den Normerwartungen an seine Referenzgruppe.

1: Leicht ausgeprägte Beeinträchtigung:

Es bestehen einige leichtere Schwierigkeiten oder Probleme, die geforderten Fähigkeiten/Aktivitäten auszuüben. Es resultieren daraus keine wesentlichen negativen Konsequenzen.

2: Mäßig ausgeprägte Beeinträchtigung:

Im Vergleich zur Referenzgruppe bestehen deutliche Probleme, die geforderten Fähigkeiten/Aktivitäten auszuüben. Dies hat negative Auswirkungen bzw. negative Konsequenzen für den Probanden oder andere. Konkret bedeutet dies, dass der Proband z. B. Ärger mit Kollegen, Vorgesetzten, Freunden oder Familienmitgliedern bekommt. Der Hintergrund bzw. die Ursache des Ärgers ist hier konkret zu benennen.

3: Erheblich ausgeprägte Beeinträchtigung:

Der Proband kann Rollenerwartungen in wesentlichen Teilen nicht mehr gerecht werden. Er benötigt teilweise Unterstützung von Dritten. Konkret bedeutet dies, dass jemand anderes (Kollegen, Vorgesetzte, Freunde, Nachbarn, Familienmitglieder) einschreiten muss, der/die zu benennen ist.

4: Voll ausgeprägte Beeinträchtigung:

Der Proband ist nicht in der Lage, die geforderten Fähigkeiten/Aktivitäten auszuüben. Der Proband muss weitgehend entpflichtet werden und die Aktivitäten durch Dritte übernommen werden.

5.5 Das Mini-ICF-APP-Interview

Bei der Erhebung von Funktionsstörungen bzw. des psychopathologischen Befundes beginnt die Untersuchung direkt mit der Frage nach den vorliegenden Beschwerden. Es wird die Art der Symptomatik und damit zugleich auch ihre Schwere erfragt. Bei der Erhebung von Fähigkeitsbeeinträchtigungen beginnt das Interview nicht mit der Frage nach den gegebenen Fähigkeiten, sondern mit der Klärung der Beurteilungsreferenz, dann den Aktivitätsproblemen, dann den Fähigkeitseinschränkungen und schließlich den Teilhabebeeinträchtigungen.

Festlegung der Standardumwelt und Beurteilungsreferenz

Vor Beginn der Befragung muss durch den Beurteiler festgelegt werden, welcher Referenzkontext bzw. welche Standardumwelt nach ICF im vorliegenden Fall zugrunde zu legen ist. Hierfür gibt es je nach Anwendungsbereich und

Untersuchungsziel unterschiedliche Möglichkeiten. Zu empfehlende Referenzstandards sind der Arbeitsplatz, das Berufsfeld, ein Hotel oder ein Restaurant, das individuelle Lebensumfeld oder eine therapeutische Situation. Diese werden in den folgenden Kapiteln zur sozialmedizinischen Fähigkeitsbeurteilung und -begutachtung noch näher beschrieben werden.

a) **Der Arbeitsplatz:** Wenn es um die Beurteilung der Arbeitsfähigkeit oder um eine Personalauswahl geht, dann ist der konkrete Arbeitsplatz mit seinen jeweiligen Besonderheiten zugrunde zu legen. Es geht darum, welche Aktivitäten eine Person während der Arbeitszeit konkret ausführen muss.

b) **Das Berufsfeld:** Wenn es um die Beurteilung der Berufsfähigkeit im allgemeinen oder um Leistungen zur Teilhabe am Arbeitsleben (LTA) geht, d.h. ob sich jemand beispielsweise außerhalb seines bisherigen Arbeitsplatzes mit seinem beruflichen Hintergrund auf eine andere Stelle bewerben könnte und wie diese gegebenenfalls aussehen sollte, dann ist das Berufsfeld zugrunde zu legen. Die geforderten Aktivitäten sind beispielsweise in der jeweiligen Ausbildungsverordnung zu finden.

c) **Ein Hotel:** Wenn es um die Beurteilung der Erwerbsfähigkeit geht, dann bietet sich ein Hotel als Referenz an. Dort werden Menschen mit unterschiedlichsten Qualifikationen beschäftigt, womit im Grundsatz der gesamte allgemeine Arbeitsmarkt abgebildet wird, einschließlich der Adjustierung auf unterschiedliche personbezogene Voraussetzungen.

d) **Ein Restaurant:** Wenn es um die Fähigkeit der Teilhabe am sozialen Leben und die Frage der Hilfs- und Pflegebedürftigkeit geht, dann bietet sich ein Restaurant, beispielsweise der Besuch einer Pizzeria, als Referenz an. Man muss hinkommen, sich sozial korrekt verhalten und auch in der Lage sein, sich selbst Nahrung zuzuführen. Wer dies kann, braucht keine pflegerische Unterstützung, wer nicht, ist pflegebedürftig.

e) **Der individuelle Lebenskontext des Probanden:** Wenn es um die Frage nach Krankheitsfolgen oder das Ausmaß der durch die Krankheit bedingten Fähigkeitsbeeinträchtigungen geht, dann ist der konkrete Lebenskontext des Probanden vor der Erkrankung als Referenz anzulegen.

f) **Eine therapeutische Situation:** Wenn es um die Therapieplanung oder die Beurteilung des Therapieverlaufs beispielsweise während einer stationären Rehabilitationsmaßnahme geht, dann kann eine definierte Therapiesituation als Referenz genommen werden, beispielsweise die Teilnahme an der Ergotherapie. Hier werden allgemeine Anforderungen an Patienten hinsichtlich Flexibilität, Durchhaltefähigkeit, fachlichem Können, Sozialverhalten usw. gestellt. Wer diese in relevantem Ausmaß nicht erfüllen kann, kann an dieser Behandlung nicht teilnehmen und wäre dann gegebenenfalls nicht rehafähig. Des Weiteren lassen sich Fähigkeitseinschränkungen in diesem Kontext aufgrund einer direkten Beobachtung durch die Therapeuten bewerten und dann in eine sozialmedizinische Beurteilung übertragen, die damit nicht nur auf theoretischen Annahmen basieren muss.

Erhebung der Aktivitätsanforderungen in der Standardumwelt

Im nächsten Schritt muss die ausgewählte Standardumwelt operationalisiert werden. Ob es um den allgemeinen Lebenskontext des Probanden geht oder beispielsweise den derzeitigen Arbeitsplatz, sagt für sich genommen noch nicht, welche Aktivitäten dort konkret verlangt werden. Die bei der Definition der einzelnen Dimensionen des Mini-ICF-APP aufgeführten Fragen sind als Interviewanregung zu verstehen. Es handelt sich um halbstandardisierte Fragen, die dem Interviewer Raum geben, Zusatzfragen zu stellen oder Ergänzungen oder Umformulierungen vorzunehmen und dem Probanden ermöglichen, mit eigenen Formulierungen zu antworten. Ziel dieses Teils des Interviews ist, eine möglichst genaue Auflistung und Schilderung des Aktivitätsspektrums zu bekommen, das den ausgewählten Kontext beschreibt.

Methodisch ist verhaltensbeschreibend vorzugehen. Statt zu fragen: «Benötigen Sie die Fähigkeit zur Selbstbehauptung?», sollte gefragt werden: «Kommt es gelegentlich zu Konflikten mit anderen Personen, mit wem und wie oft?» Es empfiehlt sich mit der Frage zu beginnen: «Können Sie bitte erzählen, wie ein üblicher Tag bei Ihrer Arbeit aussieht?» «Was müssen Sie konkret tun, wenn Sie morgens um 8 Uhr zur Arbeit kommen?» (Kontextbezug: aktueller Arbeitsplatz oder zuletzt ausgeübte Berufstätigkeit).

Analyse von Aktivitäts- und Fähigkeitsbeeinträchtigungen

Bezogen auf die konkreten Aktivitätsanforderungen der ausgewählten Standardumwelt ist dann zu klären, welche geforderten Aktivitäten der Proband nicht ausüben kann, d.h. welche Fähigkeiten beeinträchtigt sind. Dazu wird geprüft, ob vom Probanden die zu erbringenden Aktivitäten potenziell ausführbar sind, oder ob aufgrund von Fähigkeitsbeeinträchtigungen eine Minderung der Leistungsfähigkeit vorliegt. Konkret ist die Frage zu klären, ob der Proband die Aktivitäten, die beispielsweise in seiner zuletzt ausgeübten Tätigkeit gefordert werden, ausüben kann (konkreter Arbeitsplatz). Es wird nicht beurteilt, ob diese Fähigkeiten tatsächlich ausgeführt werden (performance), sondern ob sie ausgeführt werden könnten (capacity), wenn der Proband es wollte oder die Situation dies erlaubt oder erfordert. Wenn festgestellt wird, dass eine Leistungsminderung bei einer bestimmten Aktivität besteht, dann ist durch den Untersucher zu klären, welche Fähigkeit fehlt, und wieweit diese eine Beeinträchtigung der Teilhabe begründet.

Die Dimensionen des Mini-ICF-APP sind bei der Analyse der Fähigkeitsbeeinträchtigungen als heuristische Leitlinie zu verstehen. Die Zahl potenzieller Aktivitäten, die in den unterschiedlichsten Berufsgruppen gefordert werden, ist unendlich und geht auch weit über die in der ICF aufgelisteten Einzelaktivitäten hinaus. Die Zahl der benötigten Fähigkeiten (capacities) ist jedoch begrenzt und im Wesentlichen in den Mini-ICF-APP-Dimensionen abgebildet. Durchhaltevermögen und Widerstandskraft werden beim Bettenbeziehen von einer Hotelangestellten ebenso benötigt wie vom Verwaltungsangestellten, der Rechnungen prüfen und bezahlen muss oder vom Küchenchef, wenn er 200 Mahlzeiten vorbereiten muss.

Bei der Analyse können alle verfügbaren Informationen berücksichtigt werden, d.h. anamnestische und gegebenenfalls fremdanamnestische Angaben ebenso wie Beobachtungen in der Untersuchungssituation. Beobachtungen haben die größere Bedeutung. Die Feststellungen sollten nicht subjektive qualitative Selbsteinschätzungen der Probanden wiedergeben, sondern Urteile des Raters sein, die er aus möglichst detaillierten Verhaltensschilderungen ableitet. Selbsteinschätzung des Probanden und Fremdeinschätzungen durch Dritte bzw. den Rater können sich voneinander unterscheiden (z.B. Der Proband meint insuffizient oder leistungsgemindert zu sein, während sein Vorgesetzter oder der Rater das anders sehen). Entscheidend ist das Urteil des Untersuchers (Kann der Proband eine bestimmte Aktivität ausführen oder nicht? Und wenn nicht, aufgrund welcher Fähigkeitseinschränkung?). Gefragt wird nach geleisteten Aktivitäten und Abweichungen zum Soll:

- «Was wird von Ihnen erwartet, was sollen Sie tun, was haben Sie genau getan?»
- « Gab es Diskrepanzen zwischen dem, was von Ihnen erwartet wurde und dem, was Sie geleistet haben?»
- «Welche Fähigkeiten fehlen Ihnen Ihrer Meinung nach, damit Sie die Aktivitäten entsprechend den Anforderungen ausführen können?»
- «Welche Fähigkeit bzw. wie viel davon fehlt Ihnen, um die Anforderungen voll erfüllen zu können?»

Beurteilung der Schwere der Fähigkeitsbeeinträchtigungen

Im nächsten Schritt ist der Grad bzw. die Schwere der Fähigkeitsbeeinträchtigungen zu beurteilen. Wie bereits ausgeführt, ist eine Abstufung von 0 bis 4 vorgegeben:

0: Problem ist nicht vorhanden.

1: Problem ist leicht ausgeprägt, schwach, gering, d.h. es fällt nicht weiter auf.

2: Problem ist mäßig ausgeprägt, mittel, ziemlich, d.h. es fällt auf, hat negative Konsequenzen oder führt zu Negativreaktionen bei der Umwelt.

3: Problem ist erheblich ausgeprägt, hoch, äußerst, d.h. der Proband benötigt Unterstützung durch Dritte, er kann alleine die geforderten Aktivitäten nicht ausüben.

4: Problem ist voll ausgeprägt, komplett, total, d.h. der Proband muss von diesen Aktivitäten entpflichtet werden.

Die Schwere der Fähigkeitsbeeinträchtigung wird also operationalisiert an der Bedeutung für den Referenzkontext («standard environment» nach ICF). Die Unfähigkeit, pünktlich sein zu können, die zu einer Verspätung von einer Viertelstunde führt, könnte an der einen Arbeitsstelle nicht einmal auffallen und wäre daher als geringgradig einzustufen. An einer anderen Arbeitsstelle könnte es zu Vorwürfen von Vorgesetzten oder Kollegen kommen und wieder an einer anderen würde es zur beruflichen Entpflichtung oder Kündigung führen und wäre damit ein schwerwiegendes Problem.

Beziehung zwischen Fähigkeitsbeeinträchtigungen und Funktionsstörungen (Psychopathologie)

Wenn eine Fähigkeitsbeeinträchtigung vorliegt (Mini-ICF-APP-Wert > 0), ist noch zu klären, ob die Erfüllung der Rollenerwartungen durch eine krankheitsbedingte Minderung der Leistungsfähigkeit verursacht wird oder ob die Abweichungen von der Norm und den Erwartungen durch mangelnde Ausbildung, geringe Willensanstrengung oder andere nicht krankheitsrelevante Gründe bedingt ist. Ein Mitarbeiter, der nicht in der Lage ist, eine bestimmte Aufgabe auszuführen, weil er nicht hinreichend qualifiziert ist, würde keine Fähigkeitsbeeinträchtigung nach ICF attestiert bekommen. Die ICF ist ein System zur Beschreibung krankheitsbezogener Beeinträchtigungen oder Behinderungen.

Diese Frage ist insbesondere dann von Bedeutung, wenn die Leistungseinschränkung erst im Zusammenhang mit einer Kontextänderung auftritt, also beispielsweise mit Änderungen in den beruflichen Anforderungen. Differentialdiagnostisch ist an eine eingeschränkte Willensanstrengung zu denken («Ich habe keine Lust neue Aufgaben zu übernehmen») oder an mangelnde Qualifikation («Ich habe nicht gelernt, eine Maschine zu bedienen»). Die Feststellung einer krankheitsbedingten Fähigkeitseinschränkung erfolgt einerseits über die Selbstauskunft des Patienten («Hat das etwas mit Ihrer Erkrankung zu tun?»), entscheidend ist aber das Urteil des Untersuchers, der aufgrund seines Fachwissens beurteilen muss, ob eine Krankheit vorliegt, die zu Symptomen bzw. Funktionsstörungen führt, die die vorliegende Fähigkeitsbeeinträchtigung bedingt. Von Bedeutung ist auch der Verlauf, d.h. verfügte der Proband vor der Erkrankung über die geforderte Fähigkeit und ist eine Einschränkung erst mit der Erkrankung aufgetreten?

Reservekapazität

Für die Planung eventueller therapeutischer Interventionen kann über die unmittelbare Feststellung und Beurteilung von Fähigkeitsbeeinträchtigungen hinaus auch nach Reservekapazitäten oder Kontextadjustierungen gefragt werden. Mit Reservekapazität (Baltes & Kühl, 1992) ist der Funktionszustand gemeint, der nach Training oder Therapie erreichbar ist. Wenn eine Fähigkeitsbeeinträchtigung durch eine Krankheit bedingt und diese behandelbar ist, dann sollte die Reservekapazität dem ursprünglichen Leistungsniveau entsprechen. Andererseits ist es möglich, Fähigkeiten auch direkt therapeutisch anzugehen (siehe Kapitel 8, S. 163). Wenn also für eine bestimmte Tätigkeit mehr an Selbstbehauptung gefordert ist, als dem Patienten aktuell zur Verfügung steht, dann kann versucht werden, diese in einem Training der sozialen Kompetenz (Ullrich & Ullrich de Muynck, 1998a–d) zu verbessern. In manchen Fällen ist auch an ein Training kompensatorischer Fähigkeiten zu denken. Wenn es einem Patienten an Durchhaltevermögen mangelt, kann dies unter bestimmten Umständen durch eine höhere soziale Kompetenz kompensiert werden, indem der Patient lernt, Mitarbeiter so für sich einzunehmen, dass sie ihm Minderleistungen durchgehen lassen.

5.6 Auswertungs- und Interpretationshinweise

Pro Dimension wird ein Wert von 0 bis 4 vergeben. Dies ermöglicht die Angabe eines Globalwerts über alle Fähigkeitsdimensionen hinweg, der zwischen 0 und 52 variieren kann. Dieser Gesamtscore ist für wissenschaftliche Zwecke und Populationsbeschreibungen sinnvoll zu interpretieren als Maß der Gesamtbeeinträchtigung.

Im klinischen Kontext sind jedoch eher Ergebnisse für einzelne Dimensionen von Interesse. Es genügt eine Dimension, wie beispielsweise die vollständige Beeinträchtigung der Mobilität, um eine Arbeitsunfähigkeit nach sich zu ziehen, wenn der Betreffende in einem ambulanten Pflegedienst arbeitet. Für die sozialmedizinische Beurteilung wie auch für die Therapie kann ein Einzelwert interessanter sein als der Globalwert.

Da die Schwerebeurteilung in Relation zum Referenzkontext erfolgt, kann ein Wert von 3 oder 4 immer als Ausdruck einer Beeinträchtigung der Teilhabe oder Behinderung interpretiert werden.

Je nach Art der Erkrankung und abhängig vom individuellen Fall kann es zu Überschneidungen zwischen den Fähigkeiten bzw. Fähigkeitsbeeinträchtigungen kommen (z. B. Urteilsfähigkeit und Kompetenz- und Wissensanwendung). Beispielsweise kann ein Patient mit einer ausgeprägten generalisierten Angststörung bei einem alltäglichen Arbeitsanliegen unter Ungewissheitsbedingungen (z. B. man weiß nicht, wie viele Teilnehmer in ein Seminar kommen werden) nicht schnell eine Entscheidung treffen (z. B. ob 15 oder 50 Handouts gedruckt werden sollen), und kommt gleichzeitig in die Situation, Arbeitswissen (für eine große Seminargruppe benötigt man 50 Handouts, für eine kleine nur 15) nicht anwenden zu können.

Die mögliche Gleichzeitigkeit von Fähigkeitsbeeinträchtigungen in verschiedenen Bereichen ist ähnlich wie im psychopathologischen Befund. Auch hier können beispielsweise Inkohärenz im Denken und Konzentrationsstörungen gemeinsam vorkommen. Es gibt jedoch auch Fälle, in denen diese Dimensionen unterschiedlich ausfallen. Der Patient mit der generalisierten Angststörung kann beispielsweise trotz Beeinträchtigung in seiner Urteilsfähigkeit unbeeinträchtigt sein im Kontakt mit Dritten, d. h. er geht auf seine Kollegen zu und fragt sie um Rat und Informationen. Dennoch kann er nach unterschiedlichen Angaben der Kollegen keine Entscheidung in seiner eigenen Angelegenheit treffen.

5.7 Raterqualifikation und Gütekriterien

Wie die vorgenannten Beurteilungsaspekte und Anforderungen an das Interview zeigen, bedarf es einer sachgerechten Qualifikation des Untersuchers. Er muss mit psychischen Erkrankungen und den daraus folgenden Fähigkeitsbeeinträchtigungen vertraut sein, mit den Definitionen der Mini-ICF-APP-Dimensionen und der Standardumwelt. Er muss über eine adäquate Interviewtechnik verfügen, um die benötigten Details valide erfragen zu können. Fähigkeiten und speziell Fähigkeitseinschränkungen sind wegen ihrer Vielfalt und Kontextabhängigkeit nicht über ein einfaches Selbstrating oder sonstiges Globalrating zu erheben. Dies gilt insbesondere, wenn es um die Differenzierung von Leistungsfähigkeit und Leistungsbereitschaft geht. Entsprechendes Fachpersonal mit Erfahrung in der Diagnostik psychischer Erkrankungen können Ärzte, Psychologische Psychotherapeuten oder Angehörige anderer einschlägiger Berufsgruppen sein wie beispielsweise Sozialarbeiter, Ergotherapeuten oder Bewegungstherapeuten.

Wichtig ist ein methodisch korrektes Interviewvorgehen. Die im Mini-ICF-APP abgebildeten Dimensionen beschreiben allgemeinverständliche Konstrukte, und die deskriptive und verhaltensorientierte Sachklärung ermöglicht bereits eine Beurteilerübereinstimmung von $r = .70$, selbst wenn kein spezifisches Training stattgefunden hat. Wenn die Rater geschult sind, sich präzise an die Vorgaben zu halten, keine Eindrucksurteile abzugeben und detailgenau Fakten zu erheben und auf deren Basis dann Urteile abzugeben, dann können Übereinstimmungswerte von bis zu $r = .92$ erreicht werden. Von daher sollten Anwender nach Möglichkeit geschult sein.

Für die Validität der Mini-ICF-APP-Dimensionen und -Ratings sprechen mittlere bis hohe Korrelationen mit dem GSDS-II. Es sind Zusammenhänge zwischen dem Ausmaß der Fähigkeitsbeeinträchtigungen und psychopathologischen Maßen (Anzahl der F-Diagnosen, SCL-90-R) einerseits und Merkmalen, die den Arbeitsfähigkeitsstatus bzw. die Dauer von Arbeitsunfähigkeit betreffen, ermittelt worden. Das Rating ist änderungssensitiv, es sind Abnahmen im Ausmaß der Fähigkeitsbeeinträchtigungen im Verlauf einer psychosomatischen Rehabilitationsbehandlung abbildbar (Linden et al., 2009).

Für den Beurteilten ist die Anwendung des Mini-ICF-APP keine besondere Belastung, da nur relativ konkrete und bewertungsfreie anamnestische Informationen erfragt werden. Es stellt für ihn jedoch einen Schutz vor willkürlichen oder emotional gefärbten Beurteilungen dar, weil es den Beurteiler zwingt, seine Einschätzungen in Bezug auf mögliche Fähigkeitseinschränkungen begründet und in strukturierter Form abzugeben.

Das Mini-ICF-APP kann international angewendet werden, da es keine landesspezifischen Inhalte enthält. Allerdings kann die als Referenz heranzuziehende Standard-Umwelt je nach kulturellem oder nationalem Hintergrund variieren. Es liegen Übersetzungen in Englisch und Italienisch vor (Linden et al., 2012).

6. Fähigkeitsprofile in unterschiedlichen Populationen

Grundsätzlich gilt, dass es keine Eins-zu-Eins-Beziehung zwischen Krankheit, Funktionsstörung und Fähigkeitseinschränkung gibt, sondern dass jede Krankheit sich sehr unterschiedlich hinsichtlich der aktuellen Symptomatik äußern und dass jegliche Funktionsstörung sehr unterschiedliche Fähigkeitseinschränkungen nach sich ziehen kann und diese je nach Kontext unterschiedlich zu bewerten sind. Dennoch gibt es durchaus auch regelhafte Zusammenhänge. So führt eine Depression, im Gegensatz zu einem Beinbruch, nicht zu einer Störung der Beinbeweglichkeit und damit Gehfähigkeit. Die Arbeiten zu den ICF-Core-Sets bauen auf dieser Erkenntnis auf, indem versucht wird, für unterschiedliche Krankheiten eine unterschiedliche Auswahl an Fähigkeiten vorzugeben, in der Annahme, dass bestimmte Fähigkeiten bei bestimmten Krankheiten von besonderer Relevanz sind und andere eher nicht. Auch die Entwicklung des Mini-ICF-APP folgt diesem Gedanken, indem solche Fähigkeitsdimensionen zur Beurteilung vorgegeben werden, die regelhaft bei psychischen Störungen betroffen sind. Darüber hinaus stellt sich die Frage, inwieweit auch bei verschiedenen psychischen Störungen regelhaft mit unterschiedlichen Fähigkeitsbeeinträchtigungen zu rechnen ist. So ist zu erwarten, dass eine Phobie vorrangig die Mobilität oder Flexibilität beeinträchtigt, während eine Persönlichkeitsstörung sich eher im Kontakt zu anderen niederschlägt. Die Frage nach differentiellen Fähigkeitsprofilen ist noch zu erweitern, wenn man berücksichtigt, dass die Beurteilung der Schwere von Fähigkeitsbeeinträchtigungen kontextabhängig zu erfolgen hat. Deshalb ist auch zu fragen, ob es Unterschiede in den Fähigkeitsprofilen zwischen Menschen an unterschiedlichen Arbeitsplätzen oder unterschiedlichen Geschlechts oder Alters gibt.

Hinweise darauf geben Daten – in einer Stichprobe von Patienten erhoben –, die in Wartezimmern von Hausärzten angetroffen wurden, und die in der Selbstauskunft angaben, unter chronischen psychischen Störungen zu leiden (Muschalla et al., 2013). **Abbildung 6-1** zeigt einen Vergleich von Männern und Frauen. Es zeigt sich, dass Männer in der Tendenz durchgehend höhere Fähigkeitsbeeinträchtigungen zeigten als Frauen bzw. auch statistisch signifikant als stärker beeinträchtigt eingeschätzt wurden in den Dimensionen:

- «Fähigkeit zur Anpassung an Regeln und Routinen»
- «Fähigkeit zur Planung und Strukturierung von Aufgaben»
- «Kompetenz- und Wissensanwendung»
- «Gruppenfähigkeit»
- «Fähigkeit zu engen dyadischen Beziehungen»
- «Proaktivität und Spontanaktivitäten» und
- «Mobilität und Verkehrsfähigkeit».

Grundsätzlich findet sich aber ein analoges Profil über die verschiedenen Dimensionen. Bei der untersuchten Gruppe von Hausarztpatienten fanden sich die höchsten Einschränkungen in der Dimension «Proaktivität und Spontanaktivitäten», was darauf hindeutet, dass selbstinitiiertes Verhalten oder Freizeitverhalten bei psychischen Störungen als Erstes beeinträchtigt ist. Als Nächstes sind «Fähigkeit zu engen dyadischen Beziehungen», «Selbstbehauptungsfähigkeit», «Widerstands- und Durchhaltefähigkeit», «Flexibilität und Umstellungs-

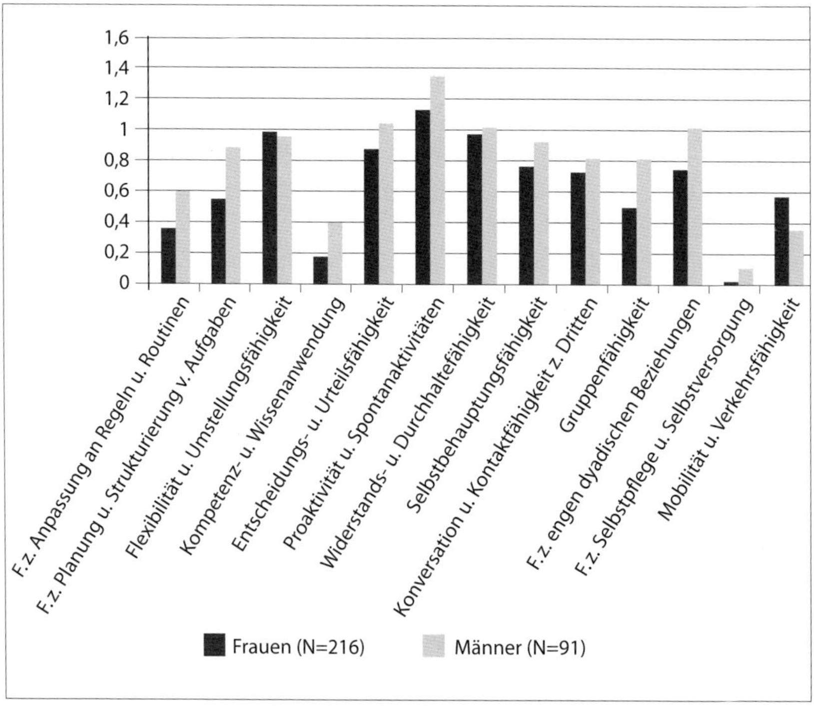

Abbildung 6-1: Fähigkeitsbeeinträchtigungen bei chronisch psychisch kranken Hausarztpatienten in Abhängigkeit vom Geschlecht (N = 307)

fähigkeit» sowie «Entscheidungs- und Urteilsfähigkeit» betroffen. Am wenigsten leiden die «Kompetenz- und Wissensanwendung» und die «Fähigkeit zur Selbstpflege und Selbstversorgung».

Mit dem Lebensalter bestanden nur für die Dimensionen «Widerstands- und Durchhaltefähigkeit» *(r = .151**)* und «Kompetenz- und Wissensanwendung» *(r = .151**)* bedeutsame Zusammenhänge. Beeinträchtigungen in den anderen Fähigkeitsdimensionen waren altersunabhängig.

Abbildung 6-2 zeigt auf der Basis der Erhebung in Hausarztpraxen vergleichende Beeinträchtigungsprofile für Patienten mit ausgewählten psychischen Störungen. Die Diagnosen wurden im Rahmen eines standardisierten Interviews mit dem *International Neuropsychiatric Interview* gestellt (Sheehan et al., 1994). Patienten mit depressiver Episode haben insbesondere in der «Planungs- und Strukturierungsfähigkeit» sowie in den «Spontanaktivitäten» stärkere Beeinträchtigungen als Patienten mit sonstigen Erkrankungen ohne Depression. Patienten mit Panik und oder Agoraphobie haben erwartungsgemäß

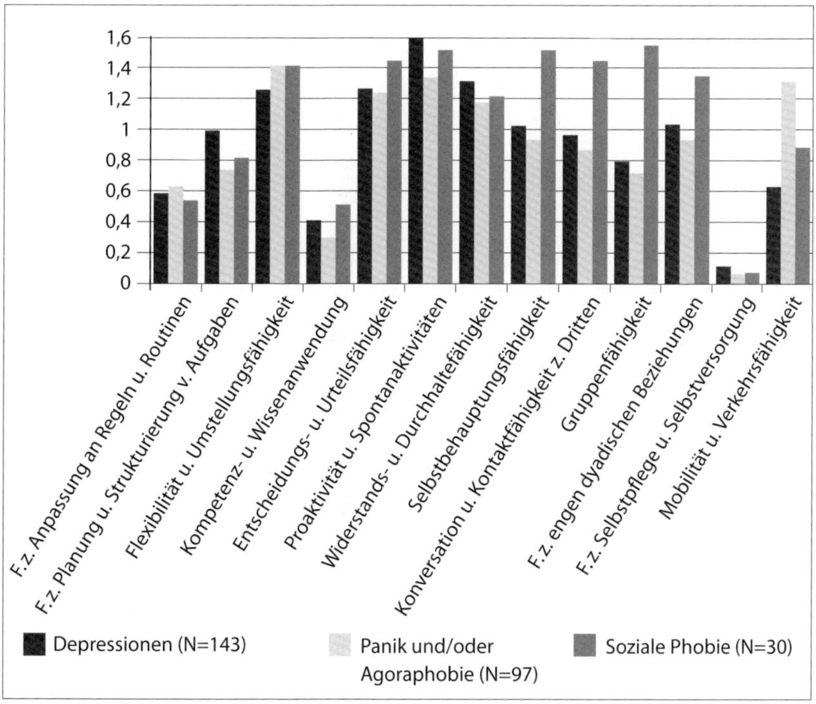

Abbildung 6-2: Fähigkeitsbeeinträchtigungen chronisch psychisch kranker Hausarztpatienten bei unterschiedlichen Diagnosen

stärkere Beeinträchtigungen in der «Mobilität und Verkehrsfähigkeit». Patienten mit sozialer Phobie zeigen vergleichsweise in den interaktionellen Fähigkeiten (Selbstbehauptungs-, Gruppen-, und Kontaktfähigkeit) stärkere Beeinträchtigungen. Patienten mit generalisierten Angsterkrankungen sind vor allem hinsichtlich «Flexibilität und Umstellungsfähigkeit» sowie «Entscheidungs- und Urteilsfähigkeit» betroffen. Diese Verteilungen entsprechen im Wesentlichen dem, was man vorab an störungsspezifischen Beeinträchtigungen erwarten konnte, und sprechen für die Validität der Urteile.

Gleiches gilt auch für den Vergleich von arbeitsfähigen und arbeitsunfähigen Patienten. Patienten, bei denen die Hausärzte aktuell eine Arbeitsunfähigkeit attestiert hatten, zeigten erwartungsgemäß signifikant stärkere Fähigkeitsbeeinträchtigungen als die Vergleichsgruppe (siehe **Abb. 6-3**). Es finden sich signifikante Unterschiede hinsichtlich «Flexibilität und Umstellungsfähigkeit», in der «Kompetenz- und Wissensanwendung», in der «Entscheidungs- und Urteilsfähigkeit», in der «Widerstands- und Durchhaltefähigkeit» sowie in der

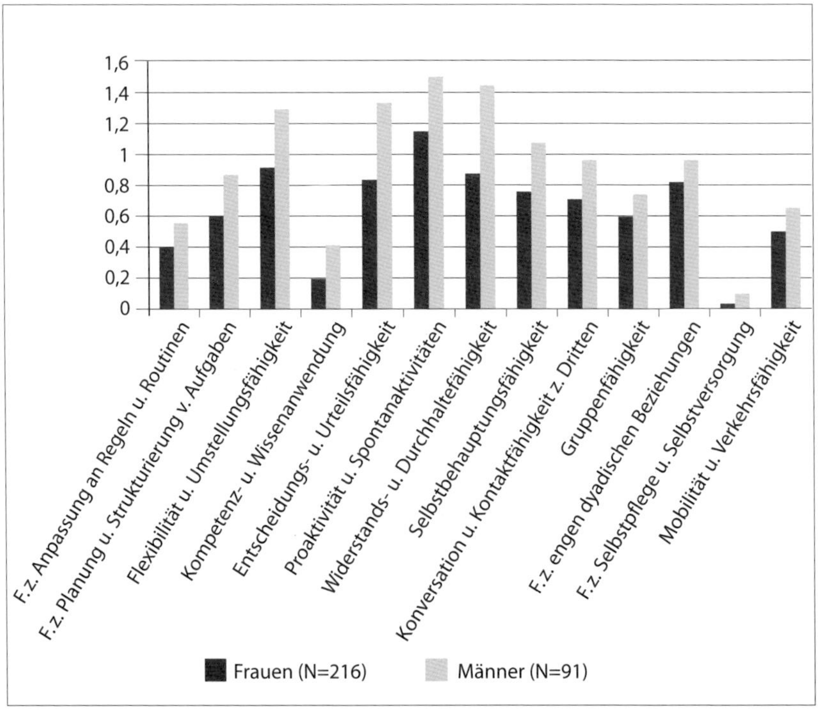

Abbildung 6-3: Fähigkeitsbeeinträchtigungen bei arbeitsfähigen und arbeitsunfähigen chronisch psychisch kranken Hausarztpatienten (N = 307)

«Konversation und Kontaktfähigkeit zu Dritten». Bei 26,7 % gab es mindestens in einem Bereich eine «erhebliche Beeinträchtigung», die das Eingreifen Dritter erforderlich machen würde. Bei der Interpretation der Daten zu psychisch bedingten Leistungsminderungen ist zu berücksichtigen, dass zusätzlich somatische Krankheiten zu Arbeitsunfähigkeitsattesten führen können. Auch diese Ergebnisse stützen die Validität der Beurteilungen mit dem Mini-ICF-APP.

7. Sozialmedizinische Fähigkeitsbegutachtungen

7.1 Sozialmedizinische Fragestellungen

Die Sozialmedizin ist ein interdisziplinäres Grundlagenfach der Humanmedizin, welches die Wechselwirkungen zwischen Krankheit, Gesundheit, Individuum und Gesellschaft sowie Organisationsstrukturen des Gesundheitswesens und des medizinischen Versorgungssystems analysiert, beschreibt und Strategien zur Prävention und Bekämpfung von Krankheiten entwickelt (Pschyrembel Sozialmedizin, Brüggemann et al., 2007).

Das Ziel besteht in der Vermeidung oder Bewältigung – inklusive der sozialrechtlichen Absicherung – gesundheitlicher Probleme und ihrer sozialen Folgen bei Einzelnen und in der Bevölkerung. Inhaltlich bestehen Überschneidungen zwischen der Sozialmedizin einerseits und Epidemiologie, Public Health, Gesundheitswissenschaften, Arbeitsmedizin, Arbeitspsychologie oder Rehabilitationsmedizin.

Die Sozialmedizin befasst sich mit der Epidemiologie von Krankheiten, der Beobachtung und Klassifikation von Krankheitsentwicklungen und -verläufen, dem Einfluss von Umweltbedingungen auf Krankheit und Gesundheit unter Berücksichtigung des bio-psycho-sozialen Modells, der Mitgestaltung der rechtlichen Grundlagen des Systems der sozialen Sicherung, der Begutachtung von Krankheitszuständen und Leistungsminderung, der Veränderung von Lebens- bzw. Kontextbedingungen zum Erhalt von Gesundheit und Besserung von Krankheit und dem Erhalt bzw. der Wiederherstellung der sozialen Teilhabe.

Bezüglich der Gutachteraufgabe, d.h. der Begutachtung von Krankheitszuständen und Leistungsminderung, ist es eine sozialmedizinische Aufgabe zu klären, ob eine Person arbeits-«fähig» oder erwerbs-«fähig» ist, d.h. die Feststellung von Fähigkeiten bzw. Fähigkeitsbeeinträchtigungen.

Bezüglich der Veränderung von Lebens- bzw. Kontextbedingungen zum Erhalt bzw. zur Wiederherstellung der sozialen Teilhabe muss präzisiert werden, welche Leistungsminderungen und Fähigkeitsbeeinträchtigungen bestehen, um dann passgenau nach einem «leidensgerechten» Environment, also zum Beispiel nach einem «leidensgerechten Arbeitsplatz», suchen zu können. Dies ist auch die Grundlage aller *Leistungen zur Teilhabe am Arbeitsleben (LTA).*

Sie haben zur Voraussetzung, dass bekannt ist, welche Leistungsminderungen trainiert oder kompensiert werden müssen.

In Leitlinien zur sozialmedizinischen Begutachtung werden als Kernkriterien zur Beurteilung der Güte eines Gutachtens unter anderem genannt, dass sie reliabel, vollständig, wissenschaftlich fundiert, nachvollziehbar und transparent sein sollten (Linden, 2013). Reliabel heißt, dass verschiedene Untersucher zu gleichen Befunden kommen. Vollständigkeit meint, dass alle relevanten Aspekte auch berücksichtigt wurden. Wissenschaftlich fundiert, nachvollziehbar und transparent bedeutet, dass für Dritte erkennbar ist, wie welche Befunde erhoben wurden und auf welcher Basis welche Schlussfolgerungen abgeleitet wurden. In der sozialmedizinischen Begutachtung des Leistungsvermögens im Erwerbsleben bei psychischen Störungen ist zu klären, ob auf Grundlage eines detaillierten psychopathologischen Befundes fähigkeitsabhängige Handlungen/Aktivitäten ausgeführt werden können. Nach der Erfassung des Fähigkeitsprofils des Betroffenen erfolgt ein Abgleich mit dem Anforderungsprofil der beruflichen Tätigkeit. Die Operationalisierung von Fähigkeiten ist daher eine zentrale Aufgabe, mit der auch sichergestellt werden soll, dass die genannten Qualitätsanforderungen erfüllt werden. Insofern kann das Mini-ICF-APP in sozialmedizinischen Begutachtungen mit dazu beitragen, dass der Beurteilungsprozess nachvollziehbar und reliabel ist.

Im Folgenden sollen wichtige sozialmedizinische Problemstellungen näher dargestellt, die verschiedenen Begrifflichkeiten geklärt, ihre sozialrechtlichen Zugehörigkeiten erläutert und das Vorgehen bei der Begutachtung wie bei der Durchführung von Hilfsmaßnahmen näher erläutert werden.

7.2 Person-Umwelt-Passung und Anforderungs- und Gefährdungsbeurteilung am Arbeitsplatz

Das Thema des Zusammenhangs zwischen Arbeitsbedingungen und psychischen Störungen ist ein Thema von fachlicher, aber auch öffentlicher und politischer Bedeutung. In einer Studie der Bundesanstalt für Arbeitsschutz und Arbeitsmedizin (BAuA, 2012) wurden mittels einer telefonischen computergestützten Befragung Erwerbstätige nach Arbeitsbelastungen und -ressourcen sowie körperlichen und psychischen Gesundheitsparametern, d.h. insbesondere «Stresserleben» gefragt. Im Ergebnis wurde festgestellt, dass sich 19% durch die Arbeit überfordert und 5% unterfordert fühlten und dass 52% Stress erlebten durch Termindruck, 44% durch häufige Unterbrechungen, 39% durch neue Aufgaben, 26% durch detaillierte Vorschriften oder 16% durch Anforderungen bis an die eigene Leistungsgrenze. Auf dem Hintergrund solcher Daten wird mit Bezug auf arbeitspsychologische Modelle diskutiert, inwieweit bestimmte Arbeitsbedingungen sich negativ auf die psychische Gesundheit auswirken bzw. krank machen. Es wird eine explizite «psychische Gefährdungsanalyse» gefordert mit dem Ziel, Arbeitsplätze hinsichtlich ihres psychischen Belastungspotenzials einschätzbar zu machen (ArbSchG; DIN EN ISO 10075-1, 1996; Ahlers, 2011; Beck et al., 2012; Gruber et al., 2010).

Die Arbeitspsychologie hat sich seit jeher mit der Beschreibung von Arbeitsplatzanforderungen beschäftigt und zahlreiche Konzepte und Instrumente zur Arbeits- und Anforderungsanalyse erarbeitet. Arbeitspsychologische Arbeitsanalysen werden unter anderem im Rahmen des Arbeits- und Gesundheitsschutzes eingesetzt und weiterentwickelt, wobei hier entsprechend dem Stimulus-Ansatz der Fokus auf «Vermeidung von berufsbedingten Erkrankungen oder psychischen Belastungen» gelegt wird (Kauffeld & Martens, 2011). Dabei werden aufgabenbezogene und personenbezogene Analysemethoden unterschieden (Schüpbach & Zölch, 2007). Sorgfältige psychologische Arbeitsanalysen bedürfen in der Regel der gleichen Zeit- und personeller Ressourcen wie medizinische Untersuchungen (Dunckel, 1998).

Arbeitsanalyseverfahren mit Fokussierung auf psychosoziale Aspekte sind beispielsweise:

- das *Instrument zur stressbezogenen Tätigkeitsanalyse (ISTA)* (Semmer et al., 1995; Zapf et al., 1983),
- die *Fragebögen zur Subjektiven Arbeitsanalyse (SAA)* (Udris & Alioth, 1980)
- die *Salutogenetische subjektive Arbeitsanalyse (SALSA)* (Rimann & Udris, 1997)
- das *Screening psychischer Arbeitsbelastungen (SPA)* (Metz & Rothe, 1999, 2004) oder
- der *Kurz-Fragebogen zur Arbeitsanalyse (KFZA)* (Prümper et al., 1995).

Diesen Verfahren ist gemeinsam, dass sie überwiegend Merkmale der Arbeit selbst erheben wollen, die aus Arbeitnehmer- oder Beobachtersicht «stressrelevant» sind. Dabei werden «Stressoren» und «Regulationshindernisse» einerseits und «Ressourcen» andererseits unterschieden. Aufgrund der Kenntnis dieser Faktoren, die in unterschiedlicher Weise mit Miss- oder Wohlbefinden assoziiert sind, sollen Arbeitsgestaltungsmaßnahmen (z. B. Abbau von Stressoren wie Zeitdruck, Unterbrechungen, Monotonie oder Überforderung und Aufbau eines guten Teamklimas als Ressource) möglich werden, mit denen dann eine Belastungsoptimierung erreicht werden soll. **Tabelle 7-1** gibt eine Übersicht über häufig erfragte Bereiche und dazugehörige Itembeispiele.

Tabelle 7-1: Bereiche und Itembeispiele mit Orientierung auf psychische (Fehl-)Belastungen aus den Arbeitsanalyseinstrumenten SPA und KFZA

Entscheidungs-spielraum	Die Aufgabeninhalte werden a) (in Abstimmung mit Vorgesetzten oder anderen Mitarbeitern) vom Beschäftigten mitbestimmt oder b) durch technische/technologische, andere objektive Erfordernisse oder organisatorische Regelungen (z. B. durch Vorgesetzte) detailliert festgelegt. (SPA, Metz & Rothe, 2004)
Handlungs-spielraum	Können Sie Ihre Arbeit selbständig planen und einteilen? (KFZA, Prümper et al., 1995, original ISTA)
Komplexität/ Variabilität	Aufgabengebundene Kommunikations- und Kooperationserfordernisse sind für den Beschäftigten a) eindeutig und überschaubar oder b) unklar. (SPA, Metz & Rothe, 2004)
Vielseitigkeit	Bei meiner Arbeit habe ich insgesamt gesehen häufig wechselnde, unterschiedliche Arbeitsaufgaben. (Prümper et al., 1995, original ISTA)
Ganzheitlichkeit	Meine Arbeit ist so gestaltet, dass ich die Möglichkeit habe, ein vollständiges Arbeitsprodukt von Anfang bis Ende herzustellen. (Prümper et al., 1995, original JDS, Hackman & Oldham, 1975)
Qualifikations-erfordernisse	Die Arbeitsaufgaben erfordern a) eine abgeschlossene Berufsausbildung (mindestens Facharbeiterniveau) oder b) keine abgeschlossene Berufsausbildung, sondern lediglich ein Anlernen des Beschäftigten. (SPA, Metz & Rothe, 2004)
Qualitative Arbeitsbelastung	Bei dieser Arbeit gibt es Sachen, die zu kompliziert sind. (Prümper et al., 1995, original SAA)
Belastende Ausführungs-bedingungen	Der Ausfall von Arbeitskräften oder Stellenbesetzung a) wird durch arbeitsorganisatorische Maßnahmen kompensiert oder b) führt zu erheblichen Erhöhungen des Arbeitspensums oder der Arbeitsintensität. (SPA, Metz & Rothe, 2004)
Arbeitsunter-brechungen	Ich werde bei meiner eigentlichen Arbeit immer wieder unterbrochen (z. B. durch das Telefon). (Prümper et al., 1995)
Umgebungs-belastungen	An meinem Arbeitsplatz sind Räume und Raumausstattung unzureichend. (Prümper et al., 1995)
Quantitative Arbeitsbelastungen	Ich stehe häufig unter Zeitdruck. (Prümper et al., 1995, original ISTA)
Soziale Beziehungen	Bei der Lösung der Arbeitsaufgaben kann im Allgemeinen Beratung und Unterstützung durch Vorgesetzte/Mitarbeiter a) in Anspruch genommen werden oder b) nicht in Anspruch genommen werden. (SPA, Metz & Rothe, 2004)

Zusammenarbeit/ Kommunikation	Ich kann mich während meiner Arbeit mit verschiedenen Kollegen über dienstliche und private Dinge unterhalten. (Prümper et al., 1995, original ISTA)
Soziale Rückendeckung	Man hält in der Abteilung gut zusammen. (Prümper et al., 1995, original ISTA)
Information und Mitsprache	Die Leitung des Betriebes ist bereit, die Ideen und Vorschläge der Arbeitnehmer zu berücksichtigen. (Prümper et al., 1995)
Betriebliche Leistungen	Unsere Firma bietet gute Weiterbildungsmöglichkeiten. (Prümper et al., 1995)

In einigen weiteren Ansätzen wird noch deutlicher versucht, Anforderungsprofile von Arbeitshandlungen zu beschreiben. Das *Verfahren zu Erfassung von Regulationserfordernissen (VERA)* beschreibt beispielsweise, inwiefern die Arbeitstätigkeit vom Arbeitenden Handlungsplanung, Koordination mehrerer Handlungsbereiche, Strategieentscheidungen oder Regelanwendungen erfordert (Volpert et al., 1983). Das Verfahren zur Erfassung von *Regulationshindernissen in der Arbeitstätigkeit (RHIA)* (Leitner et al, 1987, 1993) versucht eine Analyse psychischer Belastungen in der Arbeit durch eine konkrete und detaillierte Beschreibung von Arbeitseinheiten unter Angabe der Operationen, Arbeitsmittel und Informationen sowie Nennung von Behinderungen, die dabei auftreten können (z. B. Unterbrechungen durch Blockierungen oder Funktionsstörungen).

Die *Tätigkeitsanalyseliste (TAL)* (Schmidt, 1988) hat speziell zum Ziel, im Rahmen der Wiedereingliederung von Menschen mit geistigen Behinderungen objektiv bestehende Tätigkeitsanforderungen zu beschreiben, um damit einen Abgleich des Fähigkeitsniveaus der Person mit den Arbeitsanforderungen vornehmen zu können. Hier werden sehr detailliert einzelne Arbeitstätigkeiten aufgelistet, und es wird mit einem Anforderungsrating eingeschätzt, in welchem Maße bestimmte Handlungen ausgeführt werden müssen bzw. in welchem Maße bestimmte Fähigkeiten für die Arbeitstätigkeit vonnöten sind (siehe **Tab. 7-2**). Die Tätigkeiten werden dabei verschiedenen Oberkategorien von Fähigkeitsanforderungen zugeordnet (z. B. «Selbstorganisation» der Oberkategorie «Intelligenz») und dann parallel dazu die Anforderungsmerkmale auf noch differenzierterem Fähigkeitsniveau beschrieben. Insgesamt werden sowohl körperliche als auch geistige Fähigkeitsbereiche operationalisiert.

Andere Ansätze geben zur Gefährdungsanalyse Tätigkeitsinventare in speziellen Berufsbereichen vor. So wurde für den Bereich der distributiven Dienstleis-

Tabelle 7-2: Beispiel aus der TAL für Anforderungen zur Selbstorganisation seiner Tätigkeit mit Merkmalsabstufungen (Schmidt, 1988)

Beispiele/Erläuterungen	Merkmalsabstufungen	Anforderungsstufen
Tätigkeiten, bei denen nur kontrollierte Anweisungen ausgeführt werden müssen, wie Abwaschen, Abtrocknen, Zuputzarbeiten in Küchen.	keine Erfordernis zur Selbstorganisation	0
Transportarbeiten, Waschmaschinenbedienung, Belegen von Brötchen, Tätigkeiten bei denen genaue Zeitvorgaben vorliegen, der Lösungsweg aber relativ offen ist.	Selbstorganisation des Einsatzes von Arbeits- und Hilfsmitteln erforderlich.	1
Tätigkeiten mit genau vorgegebenem Mitteleinsatz, aber nur sehr globalen Zeitvorgaben, z. B. Näharbeiten, Bügeln	Selbstorganisation des zeitlichen Ablaufs der eigenen Tätigkeit erforderlich.	2
Tätigkeiten, die sowohl verschiedene Arbeitsmittel einsetzen lassen als auch zeitlich verschieden abgearbeitet werden können, z. B. Reinigungsarbeiten.	Selbstorganisation des Einsatzes von Arbeits- und Hilfsmitteln sowie des zeitlichen Ablaufs der eigenen Tätigkeit erforderlich.	3

tungen, d.h. Verkaufstätigkeiten, ein Tätigkeitsanalyseinstrument entwickelt, um mit 66 Items (Looks et al., 2011) Arbeitsbedingungen z. T. branchenspezifisch auf sieben Dimensionen zu beschreiben:

1) organisatorische und zeitliche Ausführungsbedingungen (z. B. «Wie sind die Pausenzeiten geregelt?»)
2) Arbeitsumgebung und Qualität der Arbeitsmittel (z. B. «Inwieweit sind alle Arbeitsmaterialien verfügbar, die für den Beschäftigten unerlässlich sind?»)
3) Arbeitsaufgabe, auch in Bezug zu Kundenkontakt (z. B. «Gibt es Festlegungen, was der Beschäftigte dem Kunden wann, mit welchem Wortlaut sagen soll?»)
4) Rückmeldung und Information (z. B. «Ist es möglich, sich bei arbeitsbezogenen Fragen an den Vorgesetzten zu wenden?»)
5) Zusammenarbeit (z. B. «Inwieweit ist es möglich, Kollegen um Unterstützung zu bitten?»)

6) Handlungsspielräume (z.B. «Kann der Beschäftigte bei betrieblichen Veränderungen mitwirken?»)
7) Lern- und Entwicklungsmöglichkeiten (z.B. Gibt es Weiterbildungen zu warenbezogenem Wissen und Können?»).

«Arbeits-Anforderungsanalysen» im engeren Sinne (Blickle, 2011) zielen konkreter auf die Erfassung und Beschreibung von sogenannten «erfolgskritischen Personmerkmalen» ab, die zur erfolgreichen Ausübung einer bestimmten Arbeitstätigkeit notwendig sind. Anforderungsanalysen werden für vielfältige Zwecke benötigt, wie beispielsweise Personalsuche, Personalauswahl, Personalbeurteilung oder Personalentwicklung (Blickle, 2011). Arbeitspsychologen empfehlen, dass die Erstellung von Anforderungsanalysen von arbeitswissenschaftlichen Fachexperten (z.B. Beobachtungsinterview) wie auch «Arbeitsplatzexperten» (z.B. Stelleninhaber) gemeinsam durchgeführt werden sollte. Bei umfassenden personalpsychologischen Anforderungsanalysen werden Aufgaben- und Ergebnisanforderungen sowie Verhaltens- und Eigenschaftsanforderungen berücksichtigt und – je nach Zweck – häufig auch mehrere Verfahren gleichzeitig verwendet.

Wenn es um eine Gefährdungsanalyse am Arbeitsplatz geht, dann genügt es jedoch nicht nur, die Arbeitsplatzcharakteristika zu betrachten, sondern es geht um einen Person-Environment-Fit, d.h. die Passung einer Person in eine Anforderungssituation (French, 1973; Caplan et al., 1975; Edwards und van Harrison, 1993). Auf die Arbeit bezogen besagt das Modell, dass Fähigkeiten und Bedürfnisse einer Person auf der einen Seite und Anforderungen und Angebote einer Tätigkeit auf der anderen Seite zusammenpassen müssen (Leon et al., 2008). Sowohl zu viele als auch zu wenige oder unpassende Anforderungen und Angebote können zu Belastungserleben führen, wenn sie nicht den Fähigkeiten und Bedürfnissen der Person entsprechen. Dieses Konzept ist für den Bereich der psychischen Anforderungen ebenso bedeutsam wie für körperliche Parameter (Yu, 2009). So kann beispielsweise ein aufgrund einer aggressiv-narzisstischen Persönlichkeitsakzentuierung in einem Team als «schwierig» geltender Mitarbeiter bei der Zuweisung einer Tätigkeit, die vorwiegend verlangt, sich gegenüber anderen Personen durchzusetzen, beste Leistungen erbringen (Cramer & Davidhizar, 2000). Es geht also nicht um die Frage, ob «schlechte» Arbeitsplätze krank machen, sondern ob Menschen mit bestimmten (psychischen) Eigenschaften in bestimmten Berufsfeldern an der richtigen Stelle oder überfordert sind.

Entsprechend der psychologischen Eigenschafts- und Verhaltensansätze gibt es eine Reihe von Überlegungen dazu, welche Personmerkmale für Anforderungsanalysen relevant sein können. Dies sind:

a) fachliches Wissen, berufliche Erfahrung und Expertise (z. B. Warenkunde, Rechtskenntnisse), auch als Fachkompetenz oder Methodenkompetenz konzeptualisiert (Sonntag & Scharper, 1999)
b) Fertigkeiten (z. B. Maschineschreiben)
c) grundlegendere tätigkeitsübergreifende Fähigkeiten (z. B. Merkfähigkeit, räumliche Orientierungsfähigkeit, oder verbale Intelligenz, Kreativität, Sozialkompetenz)
d) Interessen (z. B. Interesse an technischen Abläufen oder an Kontakten mit Menschen)
e) Persönlichkeitseigenschaften (z. B. Offenheit, Zuverlässigkeit, Freundlichkeit).

Der Verband für Arbeitsstudien und Betriebsorganisation (REFA, 1991) unterteilt Anforderungen in die vier Bereiche:

1) Können (Kenntnisse und Geschicklichkeit)
2) Verantwortung (z. B. für die Sicherheit anderer oder Betriebsmittel)
3) Belastung (Nervenbelastungen, Muskelbelastungen, zusätzliche Denkprozesse) sowie
4) Arbeitsbedingungen wie Schmutz, Staub, Nässe o. Ä.

Von der *Human Resources Research Organization* der USA wurde auf der Informationsplattform des *Occupational Information Network* (O*NET, Peterson et al., 2001; Willison & Tsacoumis, 2009) eine Systematik von Tätigkeits- und Personmerkmalen für berufliche Anforderungsanalysen vorgeschlagen. Diese beinhalten zum Beispiel Ausbildung und Training, Erfahrung und Qualifikation, Kenntnisse, Fertigkeiten und Fähigkeiten, Werthaltungen und Interessen, Persönlichkeitsmerkmale sowie auch allgemeine Arbeitsaktivitäten im Sinne von «generalized work activities». Im Bereich der Fähigkeiten («abilities») werden hier für mehr als 900 berufliche Tätigkeiten 52 Items dahingehend bewertet, ob und in welchem Ausmaß sie für eine bestimmte Arbeitstätigkeit relevant sind (Willison & Tsacoumis, 2009). Die Items werden in die vier Bereiche kognitive, psychomotorische, physische und sensorisch-perzeptuelle Fähigkeiten eingeteilt. Die kognitiven Items entsprechen zum Teil denen des psychopathologischen Befundes (Ideenflüssigkeit, Merkfähigkeit) und sind daher im Sinne der ICF eher als Funktionsaspekte denn als Fähigkeiten im engeren Sinne zu verstehen.

Auch das Mini-ICF-APP kann als Instrument zur psychischen Belastungs- bzw. Gefährdungsanalyse eingesetzt werden. Wie bei den Interviewanweisungen für das Mini-ICF-APP bereits ausgeführt, besteht ein Teil der Untersuchung in der Klärung, durch welche Aktivitäten eine Standardumwelt, wie zum

Beispiel ein Arbeitsplatz, charakterisiert ist und welche Fähigkeiten ein Proband benötigt, um diese vollumfänglich auszuführen. Dieses Vorgehen ermöglicht also auch die Erstellung eines personenunabhängigen psychischen «Anforderungsprofils». Dazu ist für jede Mini-ICF-APP-Dimension zu beurteilen, in welchem Grad die jeweilige Fähigkeit nicht benötigt (0), erwünscht bzw. gerne gesehen (1), erwartet (2), unverzichtbar benötigt (3) oder in besonderem Maße benötigt (4) wird. **Tabelle 7-3** gibt für alle Dimensionen des Mini-ICF-APP Beispiele für Fragen und Graduierungshinweise. Ratingstufen für eine Beanspruchungs- und Gefährdungsbeurteilung nach dem Mini-ICF-APP sind:

Tabelle 7-3: Dimensionen der psychischen Beanspruchungs- und Gefährdungsanalyse nach dem Mini-ICF-APP *(Fortsetzung nächste Seite)*

Fähigkeit zur Anpassung an Regeln und Routinen
0: Es ist möglich, die Arbeit selbst frei einzuteilen und selbst zu entscheiden, was wann oder wie gemacht wird (Wissenschaftler). 4: Es müssen Vorschriften im Detail eingehalten werden, es gibt sofortige Sanktionen bei kleinsten Regelabweichungen (Call-Center).
Fähigkeit zur Planung und Strukturierung von Aufgaben
0: Der Tagesablauf und/oder die Arbeitsabfolge sind eindeutig vorgegeben (Reinigungskraft im Hotel). 4: Der Tagesablauf und/oder die Arbeitsabfolge müssen völlig alleine geplant und umgesetzt werden (Reinigungskraft im Privathaushalt).
Flexibilität und Umstellungsfähigkeit
0: Bei der Arbeit gibt es keine Störungen oder Unterbrechungen oder wechselnde Arbeitsanforderungen (Reinigungskraft im Hotel). 4: Bei der Arbeit kommt es ständig zu Unterbrechungen, Personen wollen etwas, die Arbeitsabläufe sind nicht vorhersehbar (Krankenschwester auf einer psychiatrischen Station).
Kompetenz- und Wissensanwendung
0: Die Arbeit kann mit Standardwissen nach immer den gleichen Inhalten erledigt werden (Schreibkraft). 4: Die Arbeit erfordert ein differenziertes Fachwissen, das je nach aktueller Situation zu aktivieren ist (Hausarzt).
Entscheidungs- und Urteilsfähigkeit
0: Es werden keine eigenverantwortlichen Entscheidungen gefordert (Reinigungskraft im Hotel). 4: Es werden ständig eigenverantwortliche Entscheidungen gefordert, von denen viel abhängt (Polizist im Streifendienst).

Proaktivität und Spontanaktivitäten
0: Es wird keine Eigenaktivität oder Kreativität gefordert (Schreibkraft). 4: Es hängt ausschließlich von der Eigeninitiative und -aktivität und der Selbststeuerung ab, ob die Arbeit erfüllt wird (Wissenschaftler).
Widerstands- und Durchhaltefähigkeit
0: Die Arbeit erfordert keine spezielle Anstrengung und kann nach dem aktuellen Befinden strukturiert und gegebenenfalls unterbrochen werden (Politesse). 4: Die Arbeit ist anstrengend oder erfordert Konzentration und kann keinen Moment unterbrochen werden (Lokomotivführer).
Selbstbehauptungsfähigkeit
0: Es besteht kein Kontakt, oder es muss keine Abstimmung mit Dritten erfolgen (Schreibkraft). 4: Es besteht ständig Kontakt mit Dritten, gegen die eine Abgrenzung erfolgen muss bzw. von denen Angriffe abgewehrt werden müssen (Lehrer).
Konversation und Kontaktfähigkeit zu Dritten
0: Es besteht kein Erfordernis der Kontaktaufnahme zu Unbekannten (Schreibkraft). 4: Es besteht durchgehend die Notwendigkeit, Konversation mit ständig wechselnden Personen aufzunehmen und gewinnend zu gestalten (Boutique-Verkäuferin).
Gruppenfähigkeit
0: Die Arbeit ist alleine zu erledigen (Schreibkraft). 4: Die Arbeit kann nur im Rahmen einer Gruppe durchgeführt werden, wobei komplexe oder informelle Gruppenstrukturen zu beachten sind (Krankenschwester auf einer psychiatrischen Station).
Fähigkeit zu engen dyadischen Beziehungen
0: Es besteht kein Erfordernis zu einer Einbeziehung eng vertrauter Personen oder der Familie (Schreibkraft). 4: Es besteht die zwingende Notwendigkeit zur Abstimmung mit Beziehungspartnern bzw. Familienangehörigen (Beruf mit hoher Reisetätigkeit).
Fähigkeit zur Selbstpflege und Selbstversorgung
0: Es ist ohne Belang, wie jemand gekleidet ist, sich pflegt oder auf sich achtet (Schreibkraft). 4: Es ist von vorrangiger Bedeutung, sich speziell zu kleiden, zu pflegen oder auf sich zu achten (Boutique-Verkäuferin).
Mobilität und Verkehrsfähigkeit
0: Es werden keine Anforderung an die Mobilität gestellt (Bürotätigkeit). 4: Es wird eine hohe Mobilität verlangt, gegebenenfalls mit Laufen, Heben und Verkehrsteilnahme (Warenauslieferer).

Bei dieser Tätigkeit wird diese Fähigkeit (hier am Beispiel «freundlich auftreten bzw. lächeln») ...

0 nicht benötigt: Ein Klempner bei den Wasserwerken muss nicht freundlich bei der Arbeit auftreten. Er kann lächeln bei der Arbeit oder es bleiben lassen. Dies hat keinen Einfluss auf seine Tätigkeit, Rohre zu reinigen.

1 gerne gesehen/erwünscht: Falls der Klempner Kontakt zu Auftraggebern hat oder mit Kollegen zusammenarbeitet, wird es doch gern gesehen, wenn er freundlich im Umgang mit anderen auftritt.

2 erwartet: Von einer Sachbearbeiterin in einer Behörde wird erwartet, dass sie freundlich auftritt und auch mal lächelt, wenn sie von Kollegen gegrüßt wird.

3 unverzichtbar benötigt: Bei einer Empfangsdame oder einer Boutique-Verkäuferin ist es unerlässlich, dass sie Gäste bzw. Kunden freundlich und lächelnd empfängt und bedient.

4 in besonderer Weise benötigt: Eine koreanische Stewardess muss lächeln, wenn sie das Flugzeug betritt und darf erst wieder damit aufhören, wenn sie das Flugzeug verlässt. Diese Fähigkeit, über Stunden lächeln zu können, wird in speziellen Kursen geschult.

Die Anwendung einer derartigen Arbeitsplatzanforderungsanalyse ist in **Abbildung 7-1** an den Beispielen einer Reinigungskraft im Privathaushalt, einer Reinigungskraft in einem Hotel, einer Serviererin in einem Speisesaal und einer Schreibkraft dargestellt. Es handelt sich um Tätigkeiten einer ähnlichen Gehaltsstufe, jedoch mit sehr unterschiedlichen Fähigkeitsanforderungen, für die unter Umständen Menschen mit unterschiedlichen Fähigkeiten benötigt werden. Eine Reinigungskraft in einem Privathaushalt kann und muss sich ihre Arbeit weitgehend selbst einteilen (Planung). Sie muss vor allem sehen, was zu tun ist (Proaktivität), selbst entscheiden, wie welches Problem am besten zu lösen ist (Entscheidungsfähigkeit, Kompetenz) und sich zugleich aber auch an die vorgegebenen Regeln des Arbeitgebers halten (Regeln). Eine Reinigungskraft in einem Hotel muss hingegen von Zimmer zu Zimmer immer die gleichen Abläufe und Handgriffe vornehmen und sich dabei streng an die Vorgaben halten, zum Beispiel wie die Betten zu beziehen sind (Regeln). Flexibilität ist hingegen nur wenig gefordert, da es eher selten Unterbrechungen gibt. Sie muss jedoch ein hohes Durchhaltevermögen mitbringen, da die Zeit pro Zim-

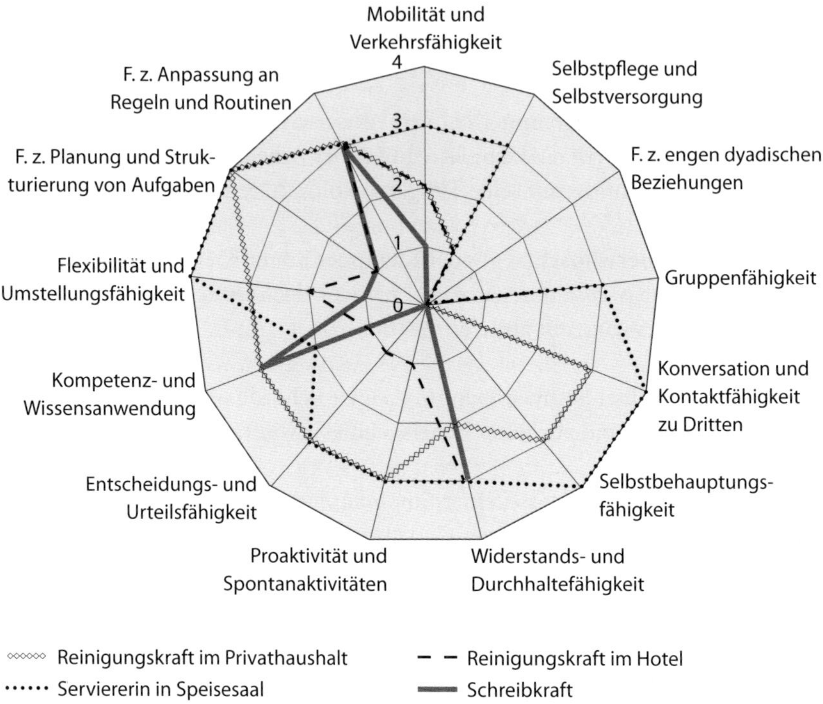

Abbildung 7-1: Anforderungs- und Belastungsprofile unterschiedlicher Arbeitsplätze

mer eng getaktet ist. Wenn die Reinigungskraft in den Service, beispielsweise im Hotelspeisesaal, versetzt würde, muss sie adäquat gekleidet sein (Selbstpflege), den Überblick haben, wo ein Tisch am dringendsten neu eingedeckt werden muss (Entscheidungsfähigkeit, Planungsfähigkeit), muss Getränke- oder Speiseanforderungen aufnehmen, dabei Rat geben und dann bedienen (Wissensanwendung, Kommunikationsfähigkeit), muss freundlich zu den Kunden sein, auch wenn sie missmutig reagieren (Selbstbehauptung), und muss dabei durchgehend laufen (Mobilität), ohne Pausen machen zu können (Durchhaltevermögen). Es würden bei einer Versetzung also völlig andere Fähigkeiten benötigt, so dass möglicherweise jemand, der die eine Tätigkeit völlig anstandslos erledigt hat, bei der anderen scheitert. Bei einer Schreibkraft, die Diktatbänder abhört und zu Papier bringt, sind die einzigen Leistungsanforderungen ein Wissen über Orthographie und Grammatik (Wissensanwendung) und ein Durchhaltevermögen in Abhängigkeit davon, ob sie nach Anschlägen pro Zeiteinheit überwacht werden sollte.

7.3 Differentielle Leistungsminderung und leidensgerechte Arbeitsplätze

Das Modell des *Person-Environment-Fits* geht nahtlos über in das sozialmedizinische Konzept des «leidensgerechten Arbeitsplatzes», d.h. unter welchen Bedingungen ein Arbeitnehmer mit erkrankungs- und behinderungsbedingt beeinträchtigter Leistungsfähigkeit weiterhin im Erwerbsleben bestehen kann. Das Modell des Person-Environment-Fits erklärt auch das Phänomen, dass die epidemiologischen Prävalenzzahlen psychischer Erkrankungen seit Jahrzehnten stabil sind, die Arbeitsunfähigkeitsraten und Berentungen wegen psychischer Erkrankungen jedoch ansteigen (DRV, 2012b; Richter et al., 2008; Techniker Krankenkasse, 2012; WiDO, 2011; Wittchen & Jacobi, 2001; Wittchen et al., 2011). Der Arbeitsplatz ist insofern ein besonderer Lebensbereich, als dort krankheitsbedingte Beeinträchtigungen am stärksten auffallen und zu ungünstigen persönlichen wie auch ökonomischen Konsequenzen führen. Dies liegt daran, dass es im Lebensbereich «Arbeit» nur wenige Freiheitsgrade und in der Regel klare Leistungsanforderungen gibt, so dass Leistungseinschränkungen sofort auffallen und unter Umständen auch sanktioniert werden. Selbst isolierte Fähigkeitsdefizite können zu Problemen führen, wenn sie wegen der gegebenen Rollenanforderungen unverzichtbar sind. Wie bereits ausgeführt, bemessen sich die Schwere einer Beeinträchtigung und damit die Krankheitsfolgen (z.B. arbeitsfähig oder arbeitsunfähig) wesentlich über die Kontextanforderungen. Da die moderne Arbeitswelt durch die computergestützte allseitige Leistungsüberwachung, Kontrolle und intensivierte «Qualitätssicherung» zunehmend weniger Toleranzen hat und Leistungsabweichungen oder -fluktuationen zulässt, muss dies dazu führen, dass psychisch kranke und damit leistungsgeminderte Mitarbeiter früher auffällig werden und gegebenenfalls ausscheiden. Um diesem Problem zu begegnen, ist es im Computerzeitalter mehr denn je vonnöten, Arbeitsplätze mit den Personfähigkeiten wieder in Einklang zu bringen. Dabei gilt der arbeitsrechtliche Grundsatz, dass ein Arbeitgeber keinen Anspruch auf einen «perfekten» Mitarbeiter hat. Es müssen also im Rahmen des betrieblichen Gesundheitsmanagements (Linden et al., 2013) oder der Arbeitsorganisation grundsätzlich Vorkehrungen getroffen werden, dass auch leistungseingeschränkte Menschen beschäftigt werden können. Dazu ist aber eine unabdingbare Voraussetzung, die psychischen Arbeitsanforderungen sowie Personfähigkeiten beschreiben und aufeinander beziehen zu können, wie dies unter Bezug auf das Mini-ICF-APP geschehen kann.

Soweit also eine Krankheit vorliegt, ist ein wichtiges Ziel jeder sozialmedizinischen Begutachtung, die zumutbare Leistungsfähigkeit im Erwerbsleben trotz Krankheit zu beurteilen (DRV, 2013). Dabei geht es defizitorientiert zum einen um die krankheits- oder behinderungsbedingte «Leistungsminderung», aber auch um das noch vorhandene Leistungsvermögen. Es wird unterschieden zwischen «qualitativem» und «quantitativem» Leistungsvermögen. Das qualitative Leistungsvermögen ist die Zusammenfassung der festgestellten positiven und negativen Fähigkeiten, d.h. der festgestellten Ressourcen im Hinblick auf die noch zumutbare körperliche Arbeitsschwere, Arbeitshaltung und Arbeitsorganisation (positives qualitatives Leistungsvermögen) und der Fähigkeiten, die krankheitsbedingt oder behinderungsbedingt nicht mehr bestehen bzw. wegen der Gefahr einer gesundheitlichen Verschlimmerung nicht mehr zu verwerten sind (negatives qualitatives Leistungsvermögen). Das quantitative Leistungsvermögen gibt den zeitlichen Umfang an, in dem eine Erwerbstätigkeit unter den festgestellten/beurteilten Bedingungen des qualitativen Leistungsvermögens arbeitstäglich ausgeübt werden kann, d.h. zumutbar ist. Es ist also möglichst konkret zu beschreiben, wie das Leistungsprofil eines Menschen aussieht.

Wie oben bereits ausgeführt, sind die Bedeutung und vor allem die sozialmedizinische Relevanz einzelner Fähigkeitsbeeinträchtigungen immer danach zu bestimmen, inwieweit sie zu Beeinträchtigungen in der Erfüllung von Rollenfunktionen führen. Beispielsweise geht eine Agoraphobie mit Panik bekanntermaßen mit einer Beeinträchtigung der Mobilität einher. Würde der Proband als Außendienstmitarbeiter tätig sein, der mit eigenem Wagen und öffentlichen Verkehrsmitteln Kunden aufsuchen muss, läge hier sicherlich eine voll ausgeprägte Beeinträchtigung vor, und er wäre arbeitsunfähig. Hat er jedoch im Familienunternehmen einen Heimarbeitsplatz und muss seine vertraute Umgebung nicht verlassen, um ins Büro zu kommen, würde man nur von einer leicht ausgeprägten Beeinträchtigung sprechen. Jemand kann also krank sein und trotzdem arbeitsfähig, wenn er nur den richtigen Arbeitsplatz hat.

Daraus ergibt sich, dass eine wichtige sozialmedizinische Aufgabe darin besteht, detailliert zu sagen, welche Fähigkeiten ein Mensch mitbringt und in welchen er Minderleistungen zeigt. Entsprechend sind dann der Betroffene, die Arbeitgeber, Betriebsärzte, der Personalrat oder auch soziale Unterstützer wie beispielsweise die Berater der Arbeitsagentur oder die sogenannten Rehaberater der Rentenversicherungen dahingehend zu beraten, wie ein leidensgerechter Arbeitsplatz aussehen kann, damit weiterhin eine Teilhabe am Erwerbsleben möglich ist. Ebenso ist zu prüfen, ob das Problem durch eine Kontextänderung zu beheben ist, indem die Arbeitsanforderungen an das erkrankungsbedingt veränderte Fähigkeitsniveau des Beschäftigten angepasst werden, oder der Beschäftigte an einen Arbeitsplatz umgesetzt wird, der seinem Fähigkeitsniveau entspricht. Hierfür stehen beispielsweise das betriebliche Eingliederungsmanagement oder Leistungen zur Teilhabe zur Verfügung (siehe auch Kapitel 9.5 und 9.6, S. 193/194). Die Umsetzung einer Reinigungskraft von einem Hotel in einen Privathaushalt kann zum Scheitern führen. Ebenso ist die Umschulung eines Büromitarbeiters, der wegen mangelnder Gruppen-, Kommunikations- oder Durchsetzungsfähigkeit Probleme hatte, im Team zu arbeiten, zum Sozialarbeiter oder Kindergärtner nicht erfolgversprechend. Stattdessen muss das Leistungsniveau des Behinderten auf jeder Dimension des Mini-ICF-APP beschrieben werden und daraus dann ein Arbeitsstellenprofil abgeleitet werden, das dazu passt. Die Reinigungskraft aus dem Hotel wie der Büromitarbeiter könnten beispielsweise zur Schreibkraft umgeschult oder dorthin umgesetzt werden. Das Problem des Büromitarbeiters könnte eventuell auch durch ein Einzelzimmer gelöst werden.

7.4 Arbeitsunfähigkeit

Arbeitsunfähigkeit (AU) ist im eigentlichen Sinne keine medizinische Aussage über eine vorliegende Krankheit, sondern ein sozialrechtlicher Status, der einem Patienten zuerkannt werden kann nach Begutachtung durch einen «Vertragsarzt», d.h. einen an der kassenärztlichen Versorgung teilnehmenden Arzt. AU ermöglicht es, ohne soziale Sanktionen (Kündigung, Lohnausfall usw.) dem Arbeitsplatz fern zu bleiben. Wann eine Arbeitsunfähigkeit attestiert werden kann, ist gemäß § 92 Abs. 1 Satz 2 Nr. 7 SGBV in der Richtlinie des Gemeinsamen Bundesausschusses der Ärzte und Krankenkassen über die Beurteilung der Arbeitsunfähigkeit (Arbeitsunfähigkeits-Richtlinien) festgelegt (Bundesanzeiger AT 27.01.2014 B4). Mit Blick auf die sozialmedizinische Begutachtung wird dort ausgeführt:

§ 1 (1): «Die Feststellung der Arbeitsunfähigkeit und die Bescheinigung über ihre voraussichtliche Dauer erfordern wegen ihrer Tragweite für Versicherte und ihrer arbeits- und sozialversicherungsrechtlichen sowie wirtschaftlichen Bedeutung besondere Sorgfalt».

§ 2 (1): «Arbeitsunfähigkeit liegt dann vor, wenn Versicherte auf Grund von Krankheit ihre zuletzt vor der Arbeitsunfähigkeit ausgeübte Tätigkeit nicht mehr oder nur unter der Gefahr der Verschlimmerung der Erkrankung ausführen können. Bei der Beurteilung ist darauf abzustellen, welche Bedingungen die bisherige Tätigkeit konkret geprägt haben. Arbeitsunfähigkeit liegt auch vor, wenn auf Grund eines bestimmten Krankheitszustandes, der für sich allein noch keine Arbeitsunfähigkeit bedingt, absehbar ist, dass aus der Ausübung der Tätigkeit für die Gesundheit oder die Gesundung abträgliche Folgen erwachsen, die Arbeitsunfähigkeit unmittelbar hervorrufen».

Nach § 2 (5) gilt: «Die Beurteilung der Arbeitsunfähigkeit setzt die Befragung der oder des Versicherten durch die Ärztin oder den Arzt zur aktuell ausgeübten Tätigkeit und den damit verbundenen Anforderungen und Belastungen voraus. Das Ergebnis der Befragung ist bei der Beurteilung von Grund und Dauer der Arbeitsunfähigkeit zu berücksichtigen. Zwischen der Krankheit und der dadurch bedingten Unfähigkeit zur Fortsetzung der ausgeübten Tätigkeit muss ein kausaler Zusammenhang erkennbar sein».

Nach § 4 (1) gilt: «Bei der Feststellung der Arbeitsunfähigkeit sind körperlicher, geistiger und seelischer Gesundheitszustand der oder des Versicherten gleichermaßen zu berücksichtigen. Deshalb dürfen die Feststellung von Arbeitsunfähigkeit und die Empfehlung zur stufenweisen Wiedereingliederung nur auf Grund ärztlicher Untersuchungen erfolgen».

In § 5 (5) wird gefordert: «Liegen ärztlicherseits Hinweise auf (z.B. arbeitsplatzbezogene) Schwierigkeiten für die weitere Beschäftigung der oder des Versicherten vor, sind diese der Krankenkasse in der Arbeitsunfähigkeitsbescheinigung mitzuteilen» (Verweis auf §7 [4]).

In § 7 (4) wird vorgeschlagen: «Können Versicherte nach ärztlicher Beurteilung die ausgeübte Tätigkeit nicht mehr ohne nachteilige Folgen für ihre Gesundheit oder den Gesundungsprozess verrichten, kann die Krankenkasse mit Zustimmung der oder des Versicherten beim Arbeitgeber die Prüfung anregen, ob eine für den Gesundheitszustand der oder des Versicherten unbedenkliche Tätigkeit bei demselben Arbeitgeber möglich ist».

Zusammenfassend bedeutet dies, dass ...

1) die Feststellung einer Arbeitsunfähigkeit eine Untersuchung durch einen Vertragsarzt voraussetzt.
2) eine Befragung des Versicherten zur aktuell ausgeübten Tätigkeit und den damit verbundenen Anforderungen und Belastungen erfolgen muss bzw. dazu, was die bisherige Tätigkeit konkret geprägt hat.
3) festzustellen ist, dass der Patient unfähig ist, seine zuletzt konkret ausgeübte Tätigkeit auszuüben.
4) zwischen der Unfähigkeit zur Fortsetzung der ausgeübten Tätigkeit und einer vorliegenden Krankheit ein kausaler Zusammenhang erkennbar sein muss.

5) zu prüfen ist, ob arbeitsplatzbezogene Schwierigkeiten für die weitere Beschäftigung vorliegen und ob eine für den Gesundheitszustand des Versicherten unbedenkliche Tätigkeit bei demselben Arbeitgeber möglich ist.

Eine «Arbeitsunfähigkeitsfeststellung» ist keine «Krankschreibung». Insofern ist auch die Schwere der vorliegenden Krankheit ohne Belang. Stattdessen geht es um Un-«Fähigkeit», die allerdings durch eine Krankheit bedingt sein muss.

Insofern ist die Feststellung einer Krankheit eine notwendige Voraussetzung. Im Kontext von Arbeitsunfähigkeit und psychischen Störungen stellt dies ein besonderes Problem dar, weil eine Arbeitsunfähigkeitsbescheinigung auch als Möglichkeit der Lösung von Problemen oder Konflikten am Arbeitsplatz genutzt werden kann. Im Internet finden sich viele Anzeigen von Detekteien, die ihre Dienste anbieten, wenn der Verdacht auf einen «Arbeitsunfähigkeitsmissbrauch» besteht. Es gibt auch gerichtsnotorische Fälle. So hatte eine Auszubildende bei Facebook einen Beitrag geschrieben mit dem Titel «Ab zum Arzt und dann Koffer packen!», hatte sich anschließend durch einen Arzt eine Arbeitsunfähigkeit attestieren lassen, war dann in einen Urlaub auf Mallorca verreist und hatte ihre Urlaubsfotos ebenfalls über Facebook veröffentlicht. Der Arbeitgeber sprach daraufhin eine fristlose Kündigung wegen einer vorgetäuschten Arbeitsunfähigkeit aus. Beim Gerichtsverfahren (Arbeitsgericht Düsseldorf, Az. 7 Ca 2591/11) brachte die Mitarbeiterin dann vor, dass ihr Arzt bei ihr «psychosomatische Symptome» festgestellt hätte und der Urlaubsaufenthalt wegen seiner positiven Wirkung auf den Heilungsverlauf erfolgt sei.

Grundsätzlich gilt, dass der ärztlichen Bescheinigung ein hoher Beweiswert zukommt. Um diesen zu erschüttern, müssen konkrete Tatsachen vorgetragen werden, die «ernsthafte und begründete Zweifel» an der attestierten Arbeitsunfähigkeit begründen. Die Krankenkassen oder der Arbeitgeber können gegebenenfalls den Medizinischen Dienst der gesetzlichen Krankenkasse einschalten, beispielsweise wenn der Arbeitnehmer oft nur für kurze Dauer arbeitsunfähig ist oder zum Wochenende oder der Arzt durch die Menge entsprechender Bescheinigungen auffällt. Die Krankenkassen setzen auch regelmäßig zur Überprüfung einer Arbeitsunfähigkeit «Krankengeldfallmanager» (KGM) gemäß der «Anleitung zur sozialmedizinischen Beratung und Begutachtung bei Arbeitsunfähigkeit» (ABBA; Bämayr, 2010; MDS, 2004) ein. Nach den Vorgaben der ABBA sind Fallmanager dann einzuschalten, wenn ein Verdacht auf Missbrauch bzw. medizinisch ungerechtfertigte AU oder ein Verdacht auf psychosoziale Überlagerung besteht. Es kann eine ausschließliche Überprüfung nach Aktenlage erfolgen, aber auch eine Anfrage beim Arzt (Rückinformationsverfahren), ein direkter Kontakt mit dem Versicherten (Versichertenanfrage) oder eine Einschaltung des Medizinischen Dienstes der Krankenkassen. Zu prüfen sind:

a) die AU-Vorgeschichte (Auffälligkeiten im Verlauf der letzten drei bis fünf Jahre, Regelmäßigkeiten im AU-Geschehen, Hinweise auf Konflikte mit Arbeitgeber oder in der Familie)
b) die aktuelle Problematik der AU (weshalb ist der Versicherte arbeitsunfähig, liegen ausreichende Erkenntnisse zum beruflichen Anforderungsprofil vor, wie ist die Mitwirkung des Betreffenden)
c) die sozialmedizinische Bewertung der AU (ist die AU plausibel, ist eine Wiederaufnahme der Arbeit absehbar, sind rehabilitative Maßnahmen erfolgversprechend, spielt der psychosoziale Hintergrund eine entscheidende Rolle).

Bei gefährdeter Erwerbsfähigkeit ist die Notwendigkeit von Leistungen zur medizinischen Rehabilitation oder Teilhabe am Arbeitsleben frühzeitig in Erwägung zu ziehen.

Um die fachlichen Voraussetzungen und die nach der AU-Richtlinie in § 1 (1) geforderte «besondere Sorgfalt» zu erfüllen, ist ein nach den Regeln der medizinischen Kunst (ggf. auch juristisch überprüfbar) objektivierbarer aktueller (psychopathologischer) Befund zu erheben und eine Krankheit festzustellen (Linden, 2013). Bei psychischen Erkrankungen bedeutet die Forderung nach Objektivierbarkeit, dass es wichtig ist, zu differenzieren zwischen der Klage des Patienten und dem objektiven Befund («Der Patient sagt, ... – der Befund zeigt ...»). Bekommt ein Patient beispielsweise bei einer In-sensu-Exposition und konkreten Vorstellung seiner Arbeitssituation ein beobachtbares Arousal und eine phobische Reaktion, so ist dies ein Befund, der eine Arbeitsunfähigkeitsattestierung begründen kann. Dagegen ist der Wunsch eines Patienten, nicht mehr an den Arbeitsplatz zurückkehren zu wollen, weil ihm der Chef unsympathisch ist, zwar nachvollziehbar, jedoch keine Krankheit und begründet insofern keine Arbeitsunfähigkeit im sozialmedizinischen Sinne. Der Betroffene ist darauf zu verweisen, dass er sich einen anderen Arbeitsplatz suchen oder sich mit der Situation abfinden soll.

Im nächsten Schritt ist dann die Fähigkeitsbeeinträchtigung mit Bezug auf die «Bedingungen, die die bisherige Tätigkeit konkret geprägt haben» (§ 2 Abs. 1 der AU-Richtlinie) festzustellen. Dies kann in Anlehnung an das Mini-ICF-APP geschehen. Bei der Beurteilung der Arbeitsfähigkeit bzw. -unfähigkeit bildet der aktuelle Arbeitsplatz den Kontext bzw. die Standardumwelt. Der Patient ist zu fragen, was er konkret an Aktivitäten ausübt, wenn er oder sie am Arbeitsplatz erscheint. Es geht also nicht um Globalangaben wie «Pflegekraft», sondern um eine Auflistung konkreter Aktivitäten, zum Beispiel sich nach Arbeitsbeginn mit dem Team wegen der Arbeitsplanung abstimmen (Gruppenfähigkeit, Selbstbehauptungsfähigkeit), dann Verordnungen aus einer Kurve in Anforderungszettel übertragen (Strukturierungsfähigkeit, Kompetenz- und Wissensanwendung), gleichzeitig Telefondienst machen, Patienten beraten und Verordnungen von Ärzten entgegennehmen (Flexibilität) usw. Die Methode besteht darin, den Patienten möglichst verhaltensnah einen typischen Ablauf seiner Arbeitstätigkeiten schildern zu lassen. Es können auch fremdanamnestische Angaben beispielsweise des Betriebsarztes oder Arbeitgebers mit hinzugezogen werden. Wie bereits ausgeführt, basiert die Beurteilung auf einer konkreten Verhaltensschilderung: Was tun Sie bzw. welche Aktivitäten üben Sie aus, wenn Sie morgens an den Arbeitsplatz kommen?

Durch die Wahl eines konkreten Arbeitsplatzes als Referenzkontext werden zugleich auch die personbezogenen Faktoren mit berücksichtigt. Wer als Krankenschwester gearbeitet hat, muss von Ausbildung, Körperkraft oder Alter die erforderlichen Personeneigenschaften zumindest in der Vergangenheit besessen haben.

Zu beurteilen ist dann die Schwere der aktuell vorliegenden Fähigkeitsbeeinträchtigungen in Abhängigkeit davon, welche Teilhabeeinschränkungen daraus resultieren. Von einer Arbeitsunfähigkeit ist dann auszugehen, wenn ein Rating von 4 vorliegt (der Patient muss entpflichtet werden). Unter Umständen kann auch ein Rating von 3 für eine Arbeitsunfähigkeit hinreichend sein (der Patient benötigt Unterstützung durch Dritte), wenn er aufgrund der realen Bedingungen am Arbeitsplatz keine Hilfe erhalten kann. Keine Arbeitsunfähigkeit liegt in der Regel vor, wenn die Leistungseinschränkung nur negativ zur Kenntnis genommen wird (Ratingstufe 2) und sicher keine AU, wenn sie nicht weiter störend auffällt (Ratingstufe 1).

Es ist also unmöglich, über die Arbeitsfähigkeit eines Patienten eine Aussage zu treffen, wenn man nicht die Aktivitätsanforderungen des Arbeitsplatzes wie auch die konkreten akuten Beeinträchtigungen und überdauernden Behinderungen des Patienten kennt (Linden et al., 2009; Linden & Weidner, 2005; WHO, 2001). Dieses Prinzip ist in der **Abbildung 7-2** schematisch dargestellt. Je nach Art der am individuellen Arbeitsplatz konkret geforderten Tätigkeit kann ein Patient arbeitsfähig oder arbeitsunfähig sein.

Bei der Feststellung einer Arbeitsunfähigkeit wegen einer psychischen Beeinträchtigung gibt es noch als Sonderproblem, dass therapeutische Überlegungen und sozialmedizinische Regelungen einander widersprechen können. Ein AU-Attest kann auch erhebliche Nebenwirkungen haben, weshalb Ärzte mit diesem Instrument vorsichtig umgehen müssen. Eine AU-Bescheinigung

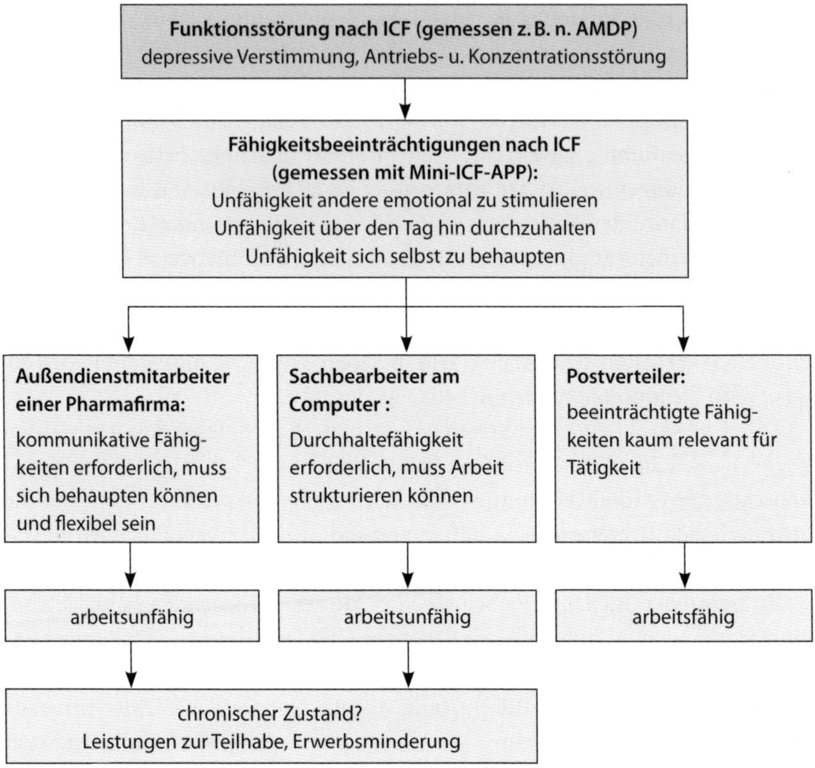

Abbildung 7-2: Übersetzung eines differentiellen Fähigkeitsprofils in einen sozialmedizinischen Befund

ermöglicht die Vermeidung des Arbeitsplatzes. Sie löst jedoch selten Probleme. Die Betroffenen müssen nämlich wieder zurück. Es gilt die klinische Erfahrung, dass eine Rückkehr nach einer AU-Zeit wegen psychischer Probleme eher schwieriger, denn leichter wird. Lange AU-Zeiten können unmittelbar zu einer Verstärkung von arbeitsplatzbezogenen Ängsten führen, im Extremfall bis zu einer Arbeitsplatzphobie (Muschalla & Linden, 2013) und damit sogar ursächlich für eine Berentung werden. Bei arbeitsplatzbezogenen Ängsten gibt es sogar die Paradoxie, dass eine Konfrontation mit dem Arbeitsplatz zu einer Angstverstärkung führt. Da in § 2 (1) der AU-Richtlinie festgelegt ist, dass eine Arbeitsunfähigkeit besteht, wenn eine Tätigkeit «nur unter der Gefahr der Verschlimmerung der Erkrankung» ausgeführt werden kann bzw. aus der «Ausübung der Tätigkeit für die Gesundheit oder die Gesundung abträgliche Folgen erwachsen», wäre ein solcher Patient also korrekterweise als arbeitsunfähig anzusehen. Andererseits kann ein solches Attest den Patienten aber zugleich schädigen und das Vermeidungsverhalten verstärken. Die sozialmedizinische Beurteilung muss also gegen therapeutische Überlegungen abgewogen werden. Eine vollständige Herausnahme aus der zuletzt ausgeübten Tätigkeit bzw. aus der Erwerbsarbeit ist eine therapeutische Maßnahme, die in den Gesamtbehandlungsprozess eingepasst und von weiteren Maßnahmen flankiert werden muss. Patienten, die nicht an ihren Arbeitsplatz zurückzubewegen sind, finden in der Regel einen Weg, um dem Arbeitsplatz fernzubleiben und eine Arbeitsunfähigkeitsbescheinigung zu erlangen und gegebenenfalls immer wieder verlängert zu bekommen. Ein solches Vermeidungsverhalten sollte von Ärzten, die über die Arbeitsfähigkeit zu entscheiden haben, ernst genommen werden.

7.5 Erwerbsminderung und Berufsunfähigkeit

«Erwerbsgemindert» im Sinne der Rentenversicherung (§ 43 SGB VI) ist, wer wegen Krankheit oder Behinderung auf nicht absehbare Zeit außerstande ist, unter den üblichen Bedingungen des allgemeinen Arbeitsmarktes mindestens sechs Stunden täglich erwerbstätig zu sein. Unterschieden werden eine teilweise Erwerbsminderung (Leistungsvermögen von 3 bis < 6 Stunden) und die volle Erwerbsminderung (Leistungsvermögen < 3 Stunden). Renten wegen Erwerbsminderung kommen in Betracht, wenn die Erwerbsfähigkeit durch eine überdauernde krankheitsbedingte Beeinträchtigung und Behinderung gemindert ist und die Erwerbsminderung nicht durch eine Kontextanpassung kompensiert oder durch Leistungen zur Teilhabe behoben werden kann. Keine Erwerbsminderung besteht bei Versicherten, die unter den üblichen Bedingungen des allgemeinen Arbeitsmarktes mindestens sechs Stunden erwerbstätig sein können.

Renten wegen Erwerbsminderung werden von der Deutschen Rentenversicherung grundsätzlich für längstens drei Jahre befristet geleistet (§ 102 SGB VI). Verlängerungen sind auf Antrag des Versicherten um jeweils bis zu drei Jahre möglich bis zu einer maximalen Rentenbezugsdauer von neun Jahren insgesamt. Erst wenn die Erwerbsminderung bis zum Ablauf dieser Zeit nicht behoben werden konnte und eine Behebung zum Beispiel durch eine Leistung zur Teilhabe unwahrscheinlich ist, muss über eine unbefristete Rente wegen Erwerbsminderung entschieden werden. Ausnahmen stellen schwerste, nicht mehr besserungsfähige Erkrankungen oder Behinderungen dar, bei denen von einer Befristung der Rente bereits beim Erstantrag abgesehen werden kann.

Durch die Rentenreform vom 01.01.2001 und die neue Formulierung des § 43 SGB VI ist das Risiko der Berufsunfähigkeit aus dem Leistungsspektrum der Deutschen Rentenversicherung herausgenommen worden. Allerdings gibt es noch einen Vertrauensschutz für Versicherte, die vor dem 2. Januar 1961 geboren sind. Für sie kann ein Anspruch auf Rente wegen teilweiser Erwerbsminderung bei Berufsunfähigkeit geltend gemacht werden (§ 240 SGB VI). Dieser Begriff der Berufsunfähigkeit wird in verschiedenen Rechtsgebieten uneinheitlich definiert. Im Bereich der Deutschen Rentenversicherung sind Versicherte berufsunfähig, die wegen Krankheit oder Behinderung ihren bisherigen versicherungspflichtigen Beruf nicht mehr mindestens sechs Stunden täglich ausüben können und die unter Berücksichtigung ihres sozialmedizinisch festgestellten Leistungsvermögens und der Qualität ihres bisherigen Berufs (Berufsschutz) nicht mehr auf eine ihren Kräften und Fähigkeiten entsprechende zumutbare berufliche Tätigkeit verwiesen werden können. Das Leistungsvermögen ist qualitativ eingeschränkt, sie verfügen allerdings noch über ein quantitatives Leistungsvermögen von mindestens sechs Stunden täglich auf dem allgemeinen Arbeitsmarkt, so dass eine Erwerbsminderung gemäß § 43 SGB VI nicht besteht.

Im Bereich der privaten Berufsunfähigkeitsversicherung ist nach § 172 VVG (Versicherungsvertragsgesetz) berufsunfähig, wer seinen zuletzt ausgeübten Beruf, so wie er ohne gesundheitliche Beeinträchtigung ausgestaltet war, infolge Krankheit, Körperverletzung oder mehr als altersentsprechendem Kräfteverfall ganz oder teilweise voraussichtlich auf Dauer nicht mehr ausüben kann. Bei der Beurteilung der Berufsunfähigkeit in der privaten BU-Versicherung ist die konkrete, zuletzt ausgeübte Berufstätigkeit maßgeblich, was eine genaue Kenntnis der beruflichen Tätigkeit voraussetzt. In der privaten Berufsunfähigkeitsversicherung stehen psychische Beeinträchtigungen als Ursache für Berufsunfähigkeit mittlerweile an erster Stelle.

Es liegt eine Reihe von Leitlinien für die Begutachtung der Erwerbsfähigkeit bei Menschen mit psychischen Störungen vor, die als Hilfestellung für die Erstellung der Gutachten je nach Fragestellung dienen sollen und im Folgenden insbesondere unter dem Aspekt der Operationalisierung von Fähigkeiten betrachtet wurden. In der Leitlinie zur Begutachtung psychischer und psychosomatischer Erkrankungen der AWMF wird zur Beschreibung und Bewertung der Aktivitäten/Fähigkeiten enger Bezug auf die Fähigkeitsdimensionen des Mini-ICF-APP genommen (AWMF-Leitlinien-Register Nr. 051/029, 2012). Auch in den Leitlinien der DRV für die sozialmedizinische Begutachtung bei psychischen und Verhaltensstörungen (Deutsche Rentenversicherung Bund, 2012a), in der Qualitätsleitlinie der Schweizerischen Gesellschaft für Versicherungspsychiatrie (Colomb et al., 2012) und in den autorisierten Leitlinien und Kommentaren zur Begutachtung bei psychischen und psychosomatischen Erkrankungen (Schneider et al., 2012) wird in Hinblick auf Fähigkeiten bei den Begutachtungskriterien auf das Mini-ICF-APP verwiesen.

Fachlich erfordert die Feststellung einer Berufsunfähigkeit oder Erwerbsminderung zunächst ein Prognoseurteil darüber, ob die vorliegende Krankheit und die daraus resultierende Leistungsminderung andauernd oder «chronisch» ist (Linden, 2013). Dies kann teilweise aus der Art der Krankheit abgeleitet werden. Eine schwere Lähmung nach zerebralem Insult wird sich absehbar nicht mehr zurückbilden. Bei psychischen Störungen ist eine solche Unabänderlichkeitsfeststellung in der Regel jedoch nicht ohne Weiteres möglich, da immer davon auszugehen ist, dass es noch Rückbildungsmöglichkeiten oder Fluktuationen gibt. Vor diesem Hintergrund stellt sich in Bezug zur Leistungsminderung also zugleich auch die Frage nach einer eventuell gegebenen «Reservekapazität».

In der Medizin gilt für Prognose-Feststellungen als Grundsatz, dass die Chronizität einer Erkrankung konditional zur Behandlungsvorgeschichte zu sehen ist. Eine Krankheit, die noch nicht konsequent behandelt wurde, kann nicht als chronisch bezeichnet werden. Bei depressiven Störungen gilt als Regel, dass mindestens drei konsequente Behandlungsversuche durchgeführt worden sein müssen, da ansonsten immer noch die Möglichkeit einer Vollremission gegeben ist (Thase & Rush, 1997). Erst wenn positiv belegt ist, dass in der Vorgeschichte trotz adäquater Behandlung keine Besserung zu erreichen war, kann eine Chronizität und damit gegebenenfalls auch Erwerbsminderung angenommen werden. Die Behandlungsvorgeschichte umfasst dabei sowohl die Therapie der Krankheit bzw. der Funktionsstörungen im engeren Sinne wie auch die der Fähigkeitsbeeinträchtigungen, für die es ebenfalls wirksame Therapieverfahren gibt. Schließlich ist auch zu prüfen, was an kontextbezogenen Interventionen, d.h. hinsichtlich eines leidensgerechten Arbeitsplatzes bislang erfolgt ist. Chronisch im medizinischen Sinne wie nach den Vorgaben des Sozialrechtes ist somit mit Therapieresistenz gleichzusetzen.

Im nächsten Schritt ist dann die Standardumwelt zu definieren. Bei Berufsfähigkeit oder -unfähigkeit in der privaten Berufsunfähigkeitsversicherung bezieht sich dies auf den konkreten letzten Arbeitsplatz, so dass wie bei der Feststellung der Arbeitsfähigkeit vorzugehen ist. Bei der Rentenversicherung wäre das Berufsfeld als Ganzes zugrunde zu legen. Eine Pflegekraft kann zum Beispiel auf einer psychiatrischen Station, im Operationssaal, als Pflegerin in einem ambulanten Pflegedienst oder in der Verwaltung arbeiten. Dies sind sehr unterschiedliche Einsatzformen. Hier benötigt der Untersucher keine spezifischen Informationen seitens des Probanden, sondern er kann auf allgemeine Berufsfeldbeschreibungen Bezug nehmen, wie sie beispielsweise von der Arbeitsagentur, von Berufsverbänden oder Ausbildungsvorschriften zur Verfügung gestellt werden. Für die personbezogenen Faktoren gilt bezüglich der Berufsfähigkeit dasselbe wie bei der Arbeitsfähigkeit. Sie sind durch die Festlegung des Berufsfeldes implizit mit erfasst.

Bei der Beurteilung der Erwerbsminderung sind juristisch die «üblichen Bedingungen des allgemeinen Arbeitsmarktes» ohne Berücksichtigung der Arbeitsmarktlage (§ 43 SGB VI) die Referenz- und Standardumwelt, also jede nur denkbare Erwerbstätigkeit, für die auf dem Arbeitsmarkt Angebot und Nachfrage besteht.

Zur Operationalisierung des «allgemeinen Arbeitsmarkts» mit der Möglichkeit einer Berücksichtigung personbezogener Faktoren kann ein Hotelbetrieb als Referenz genommen werden. Zum einen sind Hotels häufige Arbeitsplätze, die grundsätzlich verfügbar sind und auf die ein Mensch daher jederzeit verwiesen werden könnte. Entscheidend ist aber, dass es in einem Hotel die unterschiedlichsten Aufgabentypen mit verschiedensten Anforderungs- und Komplexitätsgraden gibt, vom Kofferträger, über den Gartenarbeiter, Reinigungskräfte, Servicepersonal, Kellner, Handwerker, Buchhalter, Verwaltungspersonal, Empfangspersonal, Küchenchef oder Hotelmanager. Dies ermöglicht eine Kontextadjustierung hinsichtlich der personbezogenen Faktoren, d.h. es gibt zumutbare Tätigkeiten für jedes Geschlecht und jede Körperkonstitution. Von einer Erwerbsminderung wegen einer psychischen Störung ist dann auszugehen, wenn nach dem Fähigkeitsprofil gemäß Mini-ICF-APP keine Tätigkeit mehr in einem Hotel ausführbar ist.

7.6 Pflegebedürftigkeit und Betreuungsrecht

Pflegebedürftig im Sinne von § 14 und § 15 SGB XI sind Menschen, «die wegen einer körperlichen, geistigen oder seelischen Krankheit oder Behinderung für die gewöhnlichen und regelmäßig wiederkehrenden Verrichtungen im Ablauf des täglichen Lebens auf Dauer, voraussichtlich für mindestens sechs Monate, in erheblichem oder höherem Maße der Hilfe bedürfen.» Als Krankheiten oder Behinderungen in diesem Sinne werden neben körperlichen Schädigungen von inneren Organen, Sinnesorganen oder des Bewegungsapparates auch beeinträchtigte psychische Funktionen genannt, nämlich «Störungen des Zentralnervensystems wie Antriebs-, Gedächtnis- oder Orientierungsstörungen sowie endogene Psychosen, Neurosen oder geistige Behinderungen». Mögliche Hilfen bestehen laut Gesetz «in der Unterstützung, in der teilweisen oder vollständigen Übernahme der Verrichtungen im Ablauf des täglichen Lebens oder in Beaufsichtigung oder Anleitung mit dem Ziel der eigenständigen Übernahme dieser Verrichtungen. […] Gewöhnliche und regelmäßig wiederkehrende Verrichtungen sind:

1) im Bereich der Körperpflege das Waschen, Duschen, Baden, die Zahnpflege, das Kämmen, Rasieren, die Darm- oder Blasenentleerung,
2) im Bereich der Ernährung das mundgerechte Zubereiten oder die Aufnahme der Nahrung,
3) im Bereich der Mobilität das selbständige Aufstehen und Zu-Bett-Gehen, An- und Auskleiden, Gehen, Stehen, Treppensteigen oder das Verlassen und Wiederaufsuchen der Wohnung,
4) im Bereich der hauswirtschaftlichen Versorgung das Einkaufen, Kochen, Reinigen der Wohnung, Spülen, Wechseln und Waschen der Wäsche und Kleidung oder das Beheizen.»

Das Betreuungsrecht ist in dem § 1896 f im Bürgerlichen Gesetzbuch (BGB) geregelt. Hier heißt es:

> Kann ein Volljähriger auf Grund einer psychischen Krankheit oder einer körperlichen, geistigen oder seelischen Behinderung seine Angelegenheiten ganz oder teilweise nicht besorgen, so bestellt das Betreuungsgericht auf seinen Antrag oder von Amts wegen für ihn einen Betreuer. […] Ein Betreuer darf nur für Aufgabenkreise bestellt werden, in denen die Betreuung erforderlich ist […]

Bei den Fähigkeitsdimensionen geht es bei der Beurteilung der Pflegebedürftigkeit vor allem um basale *Aktivitäten des täglichen Lebens (ADL)* wie Aufstehen, Waschen, Kleidung oder Ernährung und bei der Betreuung eher um *Intentionale Aktivitäten des täglichen Lebens (IADL)*, die für die Selbstorganisation des alltäglichen Lebens notwendig sind, wie die Regelung wirtschaftlicher Angelegenheiten, die Wohnungssicherung oder die medizinische Versorgung.

Bei der Pflegebedürftigkeit wie Betreuungsnotwendigkeit spielen psychische Einschränkungen eine wichtige Rolle, so wie es auch bereits in den zitierten Gesetzestexten explizit genannt wird. Dies kann eine angeborene oder früh erworbene Debilität sein, eine unfallbedingte Demenz, eine Alzheimer-Erkrankung, aber auch zum Beispiel eine chronische schizophrene Psychose oder schwere Persönlichkeitsstörung mit der Unfähigkeit zur Regelung der eigenen Angelegenheiten.

Wenn es um die Frage einer Pflege- oder Betreuungsnotwendigkeit geht, dann stellt sich in der Regel nicht mehr die Frage nach einer Teilhabe am Arbeitsleben, sondern nur noch nach einer «Teilhabe am Leben in der Gemeinschaft» (§ 55 SGB IX).

Die Pflegebedürftigkeit und ihre Schwere wird durch den Medizinischen Dienst der Krankenversicherung geprüft. Eine Betreuung erfolgt auf Gerichtsbeschluss nach entsprechendem Antrag durch den Betroffenen oder Dritte auf der Basis eines ärztlichen Gutachtens.

Für eine Beurteilung der Teilhabe am Leben in der Gemeinschaft kann zur Operationalisierung ein Restaurantbesuch als Standardumwelt oder Beurteilungsreferenz dienen. Zu einem Restaurantbesuch gehört eine Reihe von Aktivitäten und damit Fähigkeiten. Man muss gegebenenfalls eine Reservierung machen und den Termin einhalten können, den Weg finden, sich ohne aufzufallen in der Öffentlichkeit bewegen können, eine Bestellung aufgeben können, Tischmanieren zeigen, mit Besteck essen können, Smalltalk führen können, etc. Eine Adjustierung bezüglich der personbezogenen Faktoren ist nicht erforderlich, da es um die Teilhabe an einem universellen Lebensbereich geht, d.h. Männer wie Frauen, Alte wie Junge, Gebildete und Ungebildete gehen in Restaurants. Jemand, der alleine und problemlos ein Restaurant besuchen kann, ist nicht pflegebedürftig und kann alleine leben und sich alleine versorgen. Wer Hilfe beim Weg benötigt oder eine Überwachung seines Sozialverhaltens oder gar Unterstützung bei der Nahrungsaufnahme, ist in zunehmendem Grad hilfs- und pflegebedürftig.

7.7 Allgemeine Prinzipien und spezielle Probleme der Begutachtung bei psychischen Erkrankungen

Bei Vertragsärzten gehört es zu den nicht abweisbaren Aufgaben, die aktuelle Arbeitsunfähigkeit zu prüfen und zu attestieren. Bei einer gerichtlichen oder behördlichen Bestellung als Sachverständiger sind Ärzte, soweit es keine besonderen Ablehnungsgründe wie beispielsweise eine Befangenheit gibt, ebenfalls zur Übernahme von Begutachtungen verpflichtet, einschließlich unter Umständen dem persönlichen Erscheinen vor Gericht sowie der rechtzeitigen Erstellung und Vorlage des Gutachtens. Begutachtungen im Auftrag sonstiger Versicherungen oder von Patienten erfolgen nach individueller Vereinbarung. Krankenkassen übertragen auch regelhaft Gutachten beispielsweise nach § 275 SGB V (Begutachtung und Beratung) an den Medizinischen Dienst der Krankenversicherungen (MdK), dessen Ärzte nur ihrem Fachwissen und Gewissen unterworfen und nicht weisungsgebunden sind.

Inhaltlich geht es bei Begutachtungen im Bereich der gesetzlichen Krankenversicherung (GKV) um Fragen zur Leistungspflicht für psychotherapeutische ambulante, teilstationäre oder stationäre Behandlungen sowie zur Arbeitsfähigkeit und deren Dauer (Grobe, 2005). Die Deutsche Rentenversichberung braucht

Gutachten im Rentenverfahren oder bei beruflichen und medizinischen Rehabilitationsleistungen oder bei Problemen zur Abgrenzung der Leistungspflicht zwischen verschiedenen Kostenträgern, beispielsweise gegenüber der gesetzlichen Unfallversicherung bei psychoreaktiven Störungen oder bei missglücktem Arbeitsversuch. Im Bereich der Arbeitslosenversicherung sind medizinische Gutachten für die Arbeitsverwaltung vor allem zur Feststellung der Leistungsfähigkeit und Vermittelbarkeit der Betroffenen erforderlich (Grobe, 2005).

Wie bereits ausgeführt, sind die Qualität und Präzision ärztlicher Gutachten ausschlaggebend für korrekte Arbeitsunfähigkeitsatteste, sachgerechte Entscheidungen von Versicherungen oder Richtern oder auch für die Einleitung von Hilfsmaßnahmen (Piechowiak, 2006; Linden, 2013). Von ärztlichen Gutachten wird gefordert, dass sie plausibel, schlüssig, in sich logisch und widerspruchsfrei, verständlich und nachvollziehbar für den fachkundigen Leser, vollständig, transparent, wissenschaftlich fundiert, neutral und unabhängig, reliabel, wirtschaftlich durchgeführt und formal angemessen aufbereitet sind. Sie müssen einer Konsistenzprüfung standhalten können (Linden, 2013). Allerdings wird immer wieder infrage gestellt, inwieweit ärztliche Gutachten diese Forderungen erfüllen und eine hinreichende Reliabilität und Objektivität haben (Dickmann & Brooks, 2007; Linden, 2007; Zeller, 2008). Um dies zu verbessern, gibt es eine Reihe von Fachempfehlungen und Leitlinien für die sozialmedizinische Beurteilung von Menschen mit psychischen Erkrankungen (AWMF, 2010, 2012; DRV, 2011, 2012; Fritze & Mehrhoff, 2007; Grobe, 2005; Rauh et al., 2008; Schneider et al., 2012; SIM, 2005; Venzlaff & Foerster, 2004).

Ein Grundproblem bei der Begutachtung psychischer Störungen ist die Unterscheidung zwischen objektivem Befund und subjektiver Klage. Der psychopathologische Befund wie auch die Fähigkeitsbeurteilung ist ein Fachurteil eines sachkundigen Beobachters und Untersuchers. Er ist nicht die Wiedergabe subjektiver Klagen des Patienten. Ein Patient kann nicht sagen, ob seine schlechte Stimmung ein depressiver Affekt oder eine lebensübliche und damit normale Verzweiflung ist. Dies ist vom Gutachter auf der Basis der Qualität des beobachteten Affekts zu entscheiden. Ebenso wird eine Persönlichkeitsstörung nicht durch biografische Erzählungen, sondern durch den beobachteten Interaktionsstil beurteilt. Gleiches gilt für die Leistungsfähigkeit: Ein Patient mag vortragen, dass er eine bestimmte Aktivität nicht mehr ausüben kann. Es ist jedoch die Aufgabe des Gutachters, festzustellen, ob dies zutrifft und wenn, unter welchen Kontextbedingungen.

Für die sozialmedizinische Beurteilung der Leistungsfähigkeit ist nach objektivierbaren und nachvollziehbaren somatischen und psychischen

> Symptomen zu suchen, welche die Leistungsfähigkeit vermindern; keinesfalls darf sich die Beurteilung allein auf die Beschwerdeschilderung des Betroffenen stützen. (Bayerisches Landessozialgericht, Az: L 14 RA 103/02)

Die Feststellung des Befundes hinsichtlich der aktuell vorliegenden Funktionsstörungen (= psychopathologischer Befund) oder Fähigkeitsbeeinträchtigungen (= Leistungsvermögen) ist objektiv und reliabel beispielsweise in Anlehnung an das AMDP-System oder das Mini-ICF-APP vorzunehmen und steht diesbezüglich anderen Parametern in der Medizin nicht nach. Die Befundlage sollte durch sozialmedizinische Gutachten daher abschließend zu klären sein.

Ein weiteres Grundproblem ist die ungenügende Trennung zwischen Funktionsstörung und Fähigkeitsbeeinträchtigung. Eine Reihe von gutachterlichen Aussagen liest sich so, als sei mit der Feststellung der Krankheitsart und -schwere bereits eine sozialmedizinische Aussage möglich (AWMF, 2010). Wie bereits ausgeführt, gibt es jedoch keine «Krankschreibung» und aus einem psychopathologischen Befund alleine kann nicht auf Fähigkeitseinschränkungen geschlossen werden. Es müssen die Fähigkeitsbeeinträchtigungen unabhängig von und zusätzlich zu den Funktionsstörungen beschrieben werden und auch die daraus folgenden Auswirkungen auf Berufstätigkeit, Freizeit, Alltag und zwischenmenschliche Beziehungen.

In der Befunderhebung ist zu berücksichtigen, dass es bei sozialmedizinischen Begutachtungen in der Regel um Sozialleistungen geht, d.h. dass die Patienten teilweise klare und legitime Eigeninteressen verfolgen. Daher sind Aggravation, Simulation oder auch Dissimulation regelhafte Phänomene. Dies kann Patienten jedoch nicht zum Vorwurf gemacht werden. Es ist gerichtlich anerkannt, dass «in der Begutachtungssituation eine Verdeutlichungstendenz des Patienten als symptomverstärkende Darstellungsform normal ist und jedem zugestanden werden kann. Es handelt sich um einen mehr oder weniger bewussten Versuch, den Gutachter vom Vorhandensein der Beschwerden zu überzeugen» (Bayerisches Landessozialgericht, Az: L 14 RA 103/02).

Allerdings muss der Patient grundsätzlich in angemessener Weise an der Sachklärung mitwirken. Wer Sozialleistungen beantragt oder erhält, soll sich auf Verlangen des zuständigen Leistungsträgers ärztlichen und psychologischen Untersuchungsmaßnahmen oder einer Heilbehandlung unterziehen, soweit diese für die Entscheidung über die Leistung oder eine Besserung seines Gesundheitszustandes erforderlich sind (§ 62 SGB I, Untersuchungen, § 63 SGB I, Heilbehandlung). Es besteht für Patienten eine «Mitwirkungspflicht», außer wenn ihre Erfüllung in keinem angemessenen Verhältnis zu der in Anspruch genommenen Sozialleistung steht oder der Leistungsträger sich durch einen geringeren Aufwand die erforderlichen Kenntnisse selbst beschaffen kann oder im Einzelfall ein Schaden für Leben oder Gesundheit nicht mit hoher Wahrscheinlichkeit ausgeschlossen werden kann oder der Betroffene in Gefahr käme, wegen einer Straftat oder einer Ordnungswidrigkeit verfolgt zu werden (§ 383 1 Nr. 1 bis 3 ZPO). Dies kann auch bedeuten, dass Versicherte sich einer stationären Rehabilitation unterziehen müssen.

8. Psychotherapie von Fähigkeitsbeeinträchtigungen

8.1 Fähigkeitsorientierte Richtlinien- und Rehabilitationspsychotherapie

Psychotherapie ist seit jeher ein Behandlungsverfahren, das nicht nur auf die Besserung von unmittelbaren Krankheitssymptomen abzielt, sondern ebenso auf die Behandlung der Krankheitsfolgen, die Anpassungs- und die Teilhabeproblematik (Linden, 2009). Psychotherapie kann inhaltlich als auch formal und juristisch wesentlich als Maßnahme zur kurativen und kompensatorischen Behandlung von chronischen Erkrankungen und damit auch überdauernden Teilhabebeeinträchtigungen und Behinderungen verstanden werden (§ 26 SGB IX, Linden, 2009). Dies gilt insbesondere auch für die sogenannte «Richtlinien-Psychotherapie» gemäß der Psychotherapierichtlinie (Rüger et al., 2012). Das Beantragungsverfahren verlangt, dass der Patient einen Antrag stellt, der Therapeut einen Bericht verfasst, der dann zur Krankenkasse geht, diese einen Gutachter einschaltet, der den Antrag befürworten muss, woraufhin ein festgelegtes Stundenkontingent bewilligt wird, nach dessen Ende die Therapie zu beenden ist, unabhängig davon, wie der Krankheitsstatus ist. Dieses Prozedere benötigt Zeit und ist deshalb nicht bei akuten, sondern nur bei chronischen Erkrankungen machbar. Auch die Kontingentierung des Behandlungsumfangs ist rechtlich und ethisch nur bei chronischen Krankheitszuständen möglich. Vor diesem Hintergrund ist es nicht überraschend, dass es psychotherapeutische Ansätze nicht nur zur Besserung der unmittelbaren Symptomatik, sondern auch zur Besserung von Fähigkeitsbeeinträchtigungen und Minderung von Krankheitsfolgen gibt. Dazu gehört, quasi «am Symptom vorbei», krankheitsbedingte Fähigkeitseinschränkungen zu mindern oder vorhandene Fähigkeiten zu optimieren.

Beispiele für derartige Behandlungsansätze sind Stressbewältigungstraining, Aktivitätsaufbau, Emotionsregulationstraining, Problemlösetraining, Selbstbeobachtungs- und Selbstinstruktionstraining, Genusstraining, Konzentrations- und Aufmerksamkeitstraining, Selbstkontrolltraining, Kommunikations- und Selbstsicherheitstraining, Skills-Training oder Weisheitstraining (Linden & Hautzinger, 2011). **Tabelle 8-1** gibt eine Übersicht

Tabelle 8-1: Fähigkeitsorientierte Psychotherapiemethoden und -techniken (in modifizierter Form zitiert nach Muschalla, 2014) *(Fortsetzung nächste Seite)*

Fähigkeit	Fähigkeitsorientierte verhaltenstherapeutische Methoden	Nutzbare verhaltenstherapeutische Techniken
Fähigkeit zur Anpassung an Regeln und Routinen	Selbstkontrolltraining, Acceptance-und-Commitment-Ansätze	Selbstinstruktionen, Stimuluskontrolle, Shaping, Verhaltensverträge
Fähigkeit zur Planung und Strukturierung von Aufgaben	Problemlösetraining, Zeitmanagementtraining	Aktivitätenplanung (Tages- und Wochenplan), Problemhierarchisierung
Flexibilität und Umstellungsfähigkeit	Stresstoleranztraining, kognitive Umstrukturierung, Weisheitstraining	Sokratischer Dialog, Analyse automatischer Gedanken und Schemata, Perspektivwechsel, Zwei-Stühle-Technik
Kompetenz- und Wissensanwendung	Berufstraining, Computerkurs, Ergotherapie	berufliche Belastungserprobung
Entscheidungs- und Urteilsfähigkeit	Realitätstraining, Problemlösetraining	Realitätsprüfung, kognitive Probe, Problemhierarchisierung, Diskriminationstraining
Proaktivität und Spontanaktivitäten	Freizeitkompetenztraining, Aktivitätsaufbau, Entspannungsverfahren, Genuss- und Well-being-Therapie	Liste angenehmer Aktivitäten, Repertoire eigener früherer (angenehmer) Aktivitäten
Widerstands- und Durchhaltefähigkeit	Resilienz-Training (Hardiness), Stressbewältigungstraining, Konzentrations- und Aufmerksamkeitstraining	Aktivitätenplanung, Tages- und Wochenprotokoll, Stimuluskontrolle, Selbstverstärkung, Premack-Prinzip, Einüben von Ablehungsverhalten gegenüber ablenkenden Reizen
Selbstbehauptungsfähigkeit	soziales Kompetenztraining, Assertiveness-Training	Situations-Diskriminationsübungen, Einüben neuer Kognitionen zum Aufbau eines positiven Selbstkonzeptes, Modelllernen, Rollenspiele, gestufte In-vivo-Übungen, Einüben von Gesprächstechniken

Fähigkeit	Fähigkeitsorientierte verhaltenstherapeutische Methoden	Nutzbare verhaltenstherapeutische Techniken
Konversation und Kontaktfähigkeit zu Dritten	soziales Kompetenztraining, Training zur Ausstrahlung und Wirkung, Kommunikationstraining	Reflexion der eigenen Außenwirkung, Modelllernen, Rollenspiele, gestufte In-vivo-Übungen, Einüben von Gesprächstechniken
Gruppenfähigkeit	soziales Kompetenztraining in der Gruppe, Skills-Training	Verhaltensübungen und Rollenspiele, Modelllernen, Gruppenfeedback
Fähigkeit zu engen dyadischen Beziehungen	Work-Life-Balance-Training, Paartherapie	Analyse automatischer Gedanken und Schemata, Identifikation überwertiger Ideen (z. B. bzgl. Arbeit) und Korrektur, Realitätsprüfung, Wochenaktivitätsprotokolle
Fähigkeit zur Selbstpflege und Selbstversorgung	Gesundheitstraining, Training zur Ausstrahlung und Wirkung, Ernährungs- und Esstherapie, Bewegungstherapie	Selbstbeobachtung, Einüben neuer Kognitionen zum Aufbau eines positiven Selbstkonzeptes, Modifikation von nichtverhaltensbezogenen Äußerlichkeiten, Einüben umschriebener Mikroverhaltensweisen, körperbezogene Interventionen
Mobilität und Verkehrsfähigkeit	Wegetraining, Orientierungstraining	gestufte In-vivo-Exposition (parallel zu Symptomtoleranzübungen), Erlernen von Selbstberuhigung und Selbstinstruktion

über verhaltenstherapeutische Methoden und Techniken zum Training verschiedener Fähigkeitsdimensionen. Im Folgenden werden für die verschiedenen Fähigkeitsbereiche potenziell einsetzbare verhaltenstherapeutische Methoden und Techniken beispielhaft skizziert.

Grundsätzlich gilt, dass vor der Auswahl der Fähigkeitstrainingsmethoden und -techniken immer eine individuelle Verhaltensanalyse (Kanfer & Saslow, 1965) durchgeführt werden muss, um festzustellen, auf welchem psychologischen und psychopathologischen Mechanismus die Beeinträchtigung basiert (Linden, 2003). Es wurde bereits mehrfach darauf hingewiesen, dass es keine

Eins-zu-Eins-Beziehung zwischen einer vorliegenden psychischen Störung und Fähigkeitsbeeinträchtigungen gibt. Eine Beeinträchtigung der Entscheidungs- und Urteilsfähigkeit beispielsweise kann auf Grundlage einer formalen Denkstörung mit übermäßiger Sorgenproduktion (generalisierte Angsterkrankung) zustande kommen oder auf Basis einer narzisstischen Persönlichkeit mit Überlegenheitsaffekt und überwertigen Ideen über die eigene Leistungsfähigkeit. In beiden Fällen wären jedoch – neben den psychopathologiespezifischen Interventionen – Modelllernen und Selbstbeobachtung sowie kognitive Methoden der Realitätsprüfung hinsichtlich der Angemessenheit der Sorgen bzw. der Leistungsfähigkeitseinschätzung sinnvoll anwendbar. Bei beiden Erkrankungen kann man auch auf der Ebene der Selbstpflege intervenieren, hier kämen bei der generalisierten Angsterkrankung Entspannungsverfahren zur Anwendung, während man bei der Persönlichkeitsstörung eher an Mikroverhaltensweisen wie Gesichtsausdruck, Kleidung, Stimme o.Ä. arbeiten würde. Die Therapie wird sich also immer sowohl an der Fähigkeitsbeeinträchtigung und auch an den Ursachen orientieren. Nur dann können die passenden Interventionen ausgewählt werden.

8.2 Selektion – Optimierung – Kompensation (SOC)

Ein grundlegender Ansatz zur Therapie von Fähigkeitsbeeinträchtigungen kommt aus der Gerontopsychologie mit dem Konzept der *Selektion-Optimierung-Kompensation (SOC)* (Baltes & Baltes, 1990; Baltes & Carstensen, 1996). Es beschreibt einen Weg zur erfolgreichen Anpassung an altersbedingte Leistungsminderungen, an Lebensveränderungen und daraus resultierenden Belastungen. *Selektion* bedeutet, dass eine Eingrenzung des Spektrums der weiterhin in Familie, Beruf und Freizeit ausgeübten Aktivitäten vorgenommen wird, auf das, was weiterhin gut gekonnt wird oder wichtig ist. Wenn beispielsweise die körperliche Leistungsfähigkeit nachlässt, könnte sich ein Betroffener von Tennis- auf Schachspielen verlegen, was ermöglichen könnte, weiterhin an Vereinsaktivitäten teilzunehmen.

Optimierung bedeutet das Training und die Stärkung vorhandener Fähigkeiten und Ressourcen. Schachspiel muss also regelmäßig und mit mehr Konsequenz ausgeübt werden, um dort das benötigte Leistungsniveau zu erhalten oder zu erreichen.

Kompensation zielt ab auf die Schaffung, das Training oder die Nutzung alternativer Handlungsmittel, in Bereichen, die trotz Leistungsminderung unverzichtbar weiterhin ausgeübt werden müssen. Obwohl eine Teilnahme an Tennisturnieren nicht mehr möglich ist, kann ein systematisches körperliches

Training dennoch dazu beitragen, die allgemeine Mobilität zu erhalten. Die Nutzung eines Gehstocks kann zusätzlich die Verkehrsfähigkeit fördern.

Das SOC-Modell hat nicht nur eine Bedeutung in der Gerontologie, sondern kann als generelles Konzept für den Umgang mit Fähigkeitsbeeinträchtigungen angesehen werden. Nach der Feststellung des «negativen und positiven Leistungsbildes» ist zu prüfen, welche Fähigkeiten noch zur Verfügung stehen, die weiterhin eine Teilhabe ermöglichen, bei welchen Fähigkeiten es ein Reservepotenzial gibt, so dass durch ein Training die Leistungsfähigkeit verbessert werden kann, und welche Fähigkeiten genutzt werden können, um bestehende Defizite auszugleichen.

Ein sozial ängstlicher, eher anankastisch veranlagter Mensch könnte sich als Ausrichter eines Firmenfestes schwer tun im Umgang mit den Kollegen oder Lieferanten. Da es ihm jedoch entgegen kommt, Bestellungen aufzugeben oder Requisiten auf Vollständigkeit zu kontrollieren, kann er im Sinne einer Aufgabenselektion vorrangig organisatorische Tätigkeiten übernehmen und die interaktionellen Aufgaben anderen Kollegen überlassen. Er könnte die Buchhaltung und Abrechnung übernehmen und dadurch zu einem unverzichtbaren und von allen hochgeschätzten Mitgestalter werden. Zur Kompensation seiner begrenzten sozialen Fähigkeiten kann er im Umgang mit Kollegen oder Lieferanten einen besonders «freundlichen, korrekten und formalen» Interaktionsstil entwickeln, der keine Konflikt- oder Angriffsflächen bietet, oder auch bei schwierigen Problemen auf andere Verantwortliche verweisen. Kompensation bedeutet auch, dass vom Betroffenen Kompromisse eingegangen werden müssen, um trotz anforderungsrelevanter Fähigkeitsbeeinträchtigungen teilhaben zu können.

8.3 Training der Fähigkeit zur Anpassung an Regeln und Routinen

Die Fähigkeit zur Anpassung an Regeln und Routinen ermöglicht, eine Aktivität, die im Rahmen einer Rolle erwartet wird, entsprechend der üblichen Regeln auszuführen (Linden et al., 2009). Dazu gehört die Akzeptanz, dass es normal ist, dass nicht alles im Leben Spaß macht und den eigenen Wünschen entspricht, sondern dass notwendige Alltagsroutinen auch ausgeführt werden können, ohne darüber zu debattieren oder sie zu boykottieren. Es verlangt, auch hinnehmen zu können, dass andere entscheiden, was, wie und wann es zu erledigen ist und man Dienstanweisungen korrekt folgt. Solche Verhaltensweisen erfordern psychologische Fähigkeiten, wie sie in den Konzepten von *akzeptanz- und anpassungsorientierten Weisheitskompetenzen* (Baltes & Smith, 1990;

Baumann und Linden, 2008), und den *Akzeptanz- und Committment-Ansätzen* (Hayes et al., 1999) beschrieben sind.

Weisheit ist eine psychologische Fähigkeit, die unter anderem ermöglicht, Unveränderbares hinzunehmen. Eine Weisheitsregel ist beispielsweise, zu ändern, was zu ändern ist und zu akzeptieren, was nicht änderbar ist. Die *Weisheitspsychotherapie* (Baumann & Linden, 2008) lehrt Fähigkeiten wie Selbstdistanzierung, d.h. zu akzeptieren, dass man selbst nicht im Zentrum der Welt steht, dass es viele Interessen anderer gibt und viele Dinge notwendigerweise so sind, wie sie sind – auch dann, wenn sie einem persönlich nicht passen. Dazu gehört auch Fakten- und Strategiewissen derart, dass man nachvollziehen kann, wovon Lebensbedingungen abhängen und was sie bedingt und welche Unbedingtheit besteht (Baltes & Smith, 1990). Auf der Technikebene sind mögliche Interventionen kognitive Verfahren zur Einstellungs- und Bewertungsänderung oder zu Reattribuierungsmethoden, zur Selbstbeobachtung und Anleitungen zur Selbstinstruktion (Linden & Hautzinger, 2011).

Akzeptanz- und Selbstinstruktionsstrategien (Fliegel, 2011) zielen darauf ab, zu lernen, aversive Gefühlszustände und ungewünschte Zustände nicht ändern zu wollen, sondern sie emotional anzunehmen und sich nicht dadurch, dass die Dinge so sind, wie sie sind, in zusätzliche negative Stimmung zu steigern. Ziel ist letztlich, aversives Erleben tolerieren zu lernen als Voraussetzung dafür, dass man auch Dinge hinnehmen kann, die einem nicht gefallen.

Unter Rückgriff auf die vorgenannten Strategien, könnte beispielsweise einem narzisstisch akzentuierten Menschen, der entgegen geltender Regeln eigenmächtig Entscheidungen trifft, auf der Handlungsplanungsebene beigebracht werden, sich vor Entscheidungen ordnungsgemäß rückzuversichern und die erforderlichen Erlaubnisse einzuholen. Auf kognitiver Ebene kann mittels Selbstbeobachtungsübungen exploriert werden, welche Schemata und automatischen Gedanken jeweils aktiviert werden («Ich weiß doch besser als mein Chef, was richtig ist»), die zum regelwidrigen Verhalten führen. Es können dann kognitive Alternativbewertungen («Warum mache ich mir das Leben schwer?») sowie auch handlungsbezogene Selbstkontrolltechniken (z.B. Hinweisreiz setzen zur Reaktionsverzögerung durch vorübergehendes Aufschieben einer Entscheidung) oder kognitive Selbstkontrolltechniken («Stopp! Ich weiß, dass ich eine Unterschrift einholen muss») erarbeitet und gegebenenfalls auch in verschiedenen ähnlichen Alltagssituationen eingeübt werden. Schließlich wäre auch zu üben, Missmut zu ertragen und Dinge regelgerecht zu tun auch dann, wenn es einen ärgert.

8.4 Training von Planungs- und Strukturierungsfähigkeit

Die Fähigkeit zur Planung und Strukturierung von Aufgaben beschreibt, ob jemand in der Lage ist, kurz- oder längerfristig anstehende Aufgaben zu planen und zu strukturieren, d.h. angemessene Zeit für verschiedene Arbeitsaktivitäten aufzuwenden, die Reihenfolge der Arbeitsabläufe sinnvoll zu strukturieren, diese wie geplant durchzuführen und zu beenden. Beim Training dieser Fähigkeit können Problemhierarchisierung und Problemlöseansätze (D'Zurilla & Goldfried, 1971) zum Einsatz kommen ebenso wie Methoden der konkreten Aktivitätenplanung über einen Tag oder eine Woche hinweg sowie auch Zeitmanagementstrategien (Kaluza, 2004).

Problemlösetrainings existieren in unterschiedlichen Formen und kommen in unterschiedlichen Praxisfeldern zum Einsatz, sei es im Rahmen einer psychotherapeutischen Behandlung oder einer Paar-, Familien- oder Unternehmensberatung. Trotz der Vielzahl der Trainings gibt es doch eine weitgehende Übereinstimmung im Aufbau und der Struktur (D'Zurilla & Goldfried, 1971; Kanfer et al., 1996; Liebeck, 2000; Spivack et al., 1976). Es lassen sich fünf Kernelemente bzw. Prozessschritte unterscheiden: Im ersten Schritt steht die Problembeschreibung im Zentrum. Es erfolgt eine ausführliche Exploration des Problems hinsichtlich situativer Gegebenheiten, Verhalten, Gefühlen, Gedanken, Vorstellungen und interpersonellen Beziehungen. Ist das Problem definiert, widmet man sich im zweiten Schritt der detaillierten Problemanalyse. Es ist zu ergründen, unter welchen Bedingungen das Problem entstanden ist und welche Faktoren und Bedingungen zur Aufrechterhaltung beitragen (z.B. funktionale Lerngeschichte, sekundärer Krankheitsgewinn). Im Rahmen der Zielanalyse soll der gewünschte Soll- oder Zielzustand so konkret wie möglich formuliert werden. Dabei ist es wichtig, das Endziel in überschaubare und für den Patienten erreichbare Teilziele zu untergliedern. Wenn End- und Zwischenziele formuliert sind, werden im nächsten Schritt mögliche Lösungswege gesucht und ausgearbeitet. Dabei sollten frühere Erfahrungen mit ähnlichen Problemen bzw. Lösungswege berücksichtigt, neue Perspektiven eingenommen und Prioritäten gesetzt werden. Für jede entwickelte Lösungsvariante sind die Vor- und Nachteile bzw. kurz- und langfristige Konsequenzen abzuwägen, um dann eine Entscheidung für die beste und realistischste Lösung treffen zu können. Im nächsten Schritt wird die ausgewählte Variante konkret geplant und ausprobiert (Probehandeln). Es empfiehlt sich, dies zunächst im Rahmen eines Rollenspiels vorzubereiten. Vor allem zu Beginn eines Problemlösetrainings sind motivierende Erfolge entscheidend für die weitere Fortführung. Eine genaue Protokollierung der einzelnen Schritte ist ebenfalls wichtig, um anhand dessen im nächsten Schritt den Lösungsweg in Bezug auf Erfolg oder Misserfolg bewerten zu können und erfolgreiche Strategien für den späteren Transfer auf ähnliche Situationen festhalten zu können. Es ist die Frage zu beantworten, ob der Lösungsweg in dieser Form weiterverfolgt werden kann oder ob Modifikationen erforderlich sind. War der Weg nicht erfolgreich, müssen die Gründe in einer erneuten Problemanalyse betrachtet und gegebenenfalls auch die Ziele angepasst werden.

Im Rahmen von Stressbewältigungstrainings lassen sich auch Strategien für ein besseres Zeitmanagement finden (Kaluza, 2004). Dazu gehört zum Beispiel die Unterscheidung zwischen wichtigen und unwichtigen Aufgaben. Aber auch die Dringlichkeit ist bei der Prioritätensetzung einzubeziehen. Darüber hinaus kann man sich Unterstützung bei der Aufgabenbewältigung holen, Aufgaben an Dritte delegieren und versuchen, klarer Grenzen zu setzen (z.B. feste Sprechzeiten im Büro einrichten).

Trainings- und Unterstützungsvorschläge für die Planungs- und Strukturierungsfähigkeit finden sich schließlich auch unter dem Stichwort des «Zeitmanagements» (Echterhoff & Neumann, 2006; Seiwert, 2007). Ein Beispiel ist die sogenannte *ALPEN-Methode* (Seiwert, 2007):

(A) Aufgaben aufschreiben
(L) Länge/Dauer einschätzen
(P) Pufferzeiten einplanen
(E) Entscheidungen treffen
(N) Nachkontrolle.

8.5 Training von Flexibilität und Umstellungsfähigkeit

Flexibilität bedeutet, sich im Verhalten, Denken und Erleben wechselnden Situationen anpassen zu können, d.h. je nach Situation unterschiedliche Verhaltensweisen zeigen zu können (Linden et al., 2009). Dies kann zum Beispiel Veränderungen in den Alltagsaufgaben, zeitliche oder räumliche Veränderungen durch Arbeit oder Umzug, Umgang mit verschiedenen Kollegen oder Vorgesetzten, neue Nachbarn oder auch die Übertragung neuer Aufgaben betreffen.

Will man die Flexibilität und *Umstellungsfähigkeit* trainieren, ist zunächst zu präzisieren, welche genauen Anforderungen an diese Fähigkeit bestehen. Übungen im Sinne eines Stresstoleranztrainings können auf verschiedenste Alltagsanforderungen hin durchgeführt werden, zum Beispiel wie man sich in komplexen Situationen mit mehreren Anforderungen gleichzeitig verhält, wie sie im Arbeitsleben häufig vorkommen (BAUA, 2012). Zu übende Strategien sind beispielsweise, sich selbst kurz zu beruhigen, eine vorschnelle Reaktion zu verzögern, um dann besonnen und zielführend handeln zu können (Kaluza, 2004; Fliegel, 2011).

Manche Menschen haben Schwierigkeiten mit der Umstellungsfähigkeit, weil sie sich nicht empathisch in andere hineinversetzen können oder andere Denkweisen und Perspektiven nicht nachvollziehen können. Hier kann anhand von Beispielen lebensüblicher Problemlagen geübt werden, verschiedene Perspektiven und emotionale Distanz einzunehmen, um sich auf neue Inhalte, Situationen oder Anforderungen besser einstellen zu können (Baumann & Linden, 2008).

8.6 Training von Kompetenz- und Wissensanwendung

Fachliche Kompetenzen sind alles, was unter das Stichwort «Knowhow» fällt. Dazu gehört Schulwissen (z. B. Schreib- und Rechenfähigkeiten) oder erworbenes Fachwissen (z. B. Kenntnisse von Steuervorschriften), Erfahrungswissen (z. B. wie man mit dem zuständigen Finanzbeamten reden muss, damit er kooperativ bleibt), Lebenswissen (z. B. dass man manchmal etwas Kleineres abgeben muss, um etwas Größeres zu behalten). Es geht darum, dass man diese Kompetenzen gemäß den situativen Rollenerwartungen einsetzen kann und den gestellten Anforderungen unter Berücksichtigung des eigenen Lebens- und Ausbildungshintergrunds nachkommen kann (Linden et al., 2009).

Es geht nicht darum zu beurteilen, ob jemand eine Ausbildung hat und sich im Steuerrecht auskennt, sondern darum, ob er das, was er kann oder einmal konnte, auch zur Anwendung bringen kann. Angst kann dazu führen, dass man Anforderungen als bedrohlich erlebt und sich nicht wagt zu tun, was man eigentlich aufgrund der eigenen Kompetenzen tun könnte und müsste. Die Kompetenz ist gegeben, kann aber nicht genutzt werden. Eine Demenz kann eine einstmals gegebene Fähigkeit einschränken, weil dem Betroffenen die benötigten Paragraphen, die er eigentlich kannte, nicht mehr einfallen.

Therapeutisch muss zunächst verhaltensbeschreibend und anamnestisch geklärt werden, ob Angst vor einem Kompetenzdefizit oder ein reales Kompetenzdefizit vorliegt. Im letzteren Fall ist zu prüfen, ob dies krankheitsbedingt so ist. Entsprechend werden dann entweder die fachlichen Kompetenzen wiederhergestellt – sei es durch ein Training oder durch das Erlernen mittelbarer Kompetenzen wie die Nutzung elektronischer Hilfsmittel. Im Fall der Anwendungsängste muss der Vermeidungstendenz psychotherapeutisch entgegengearbeitet werden. Im Sinne einer Kombination aus beiden Ansätzen können zum Beispiel PC-Ängste bei älteren Arbeitnehmern, die mit neuen Technologien konfrontiert werden (Hand, 1993), mittels systematischer Einübung von Computerbedienungsfertigkeiten abgebaut werden (Beutel et al., 2004). Hier erfolgt parallel zur Angstreduktion durch Gewöhnung bei wiederholter Stimulusexposition auch eine Kompensation der Fähigkeitsdefizite. Dies geschieht dadurch, dass der Betroffene Erfolgserlebnisse bei der praktischen Erprobung von Fachkompetenzen erfährt. Die praktischen Erprobungen dafür müssen geplant und in bewältigbare aufeinander aufbauende Schritte zerlegt werden, damit sie zu Erfolgserlebnissen führen können. Möglichkeiten zur beruflichen Belastungserprobung an einem Probearbeitsplatz, die unter Umständen sogar als Sprungbrett zur Rückkehr an den bestehenden eigenen Arbeitsplatz oder aber auch vor Antritt einer neuen Stelle genutzt werden können, gibt es in vielen psychosomatischen Rehabilitationskliniken (Hillert et al., 2002; Linden et al., 2011).

Im Bereich der medizinischen Rehabilitation finden solche Trainingsmaßnahmen im Rahmen von Leistungen zur Teilhabe am Arbeitsleben statt, zu denen auch medizinische, psychologische und pädagogische Hilfen gehören (§ 33 SGB IX). Dies schließt das Training lebenspraktischer wie beruflicher Fähigkeiten und Kompetenzen und Hilfen zur Unterstützung bei der Krankheits- und Behinderungsverarbeitung ein. In Berufsförderungswerken erfolgt nicht nur eine Umschulung, sondern auch ein Training beruflicher Qualifikationen im Sinne einer Wiedererlangung der Selbstsicherheit in der Anwendung bereits grundsätzlich vorhandener Kompetenzen.

8.7 Training von Entscheidungs- und Urteilsfähigkeit

Bei der Entscheidungs- und Urteilsfähigkeit geht es darum, ob jemand in der Lage ist, kontextbezogen und nachvollziehbar Entscheidungen zu fällen oder Urteile abzugeben. Das heißt: Zu welchem Grad fasst er Sachverhalte differenziert und kontextbezogen auf? Inwieweit ist er in der Lage, daraus die angemessenen Schlussfolgerungen und Konsequenzen zu ziehen und dies in erforderliche Entscheidungen umzusetzen (Linden et al., 2009)?

Verschiedene psychopathologische Auffälligkeiten (z.B. formale Denkstörung mit Negativbias, antizipatorische Sorgenneigung, Überwertigkeit bestimmter Ideen) können zu verzerrenden Urteilen führen. Aus diesem Grund sollten bei derartigen Problemen Entscheidungs- und Strukturierungskompetenzen trainiert werden. Dazu gehört im Sinne der Erarbeitung von Problemlösekompetenzen (D'Zurilla & Goldfried, 1971) analysieren zu lernen, wer für was verantwortlich ist oder wann welche Entscheidungen anstehen. Es müssen

Kriterien erarbeitet werden, wie man zu einer Auswahl aus verschiedenen Optionen kommt. Bei Ungewissheitsangst muss der Umgang mit Ambivalenz geübt werden (Roemer & Borkovec, 1993; Zubrägel & Linden, 2011). Bei formalen Denkstörungen muss der eigene Bias zu Aggravierung oder Pseudologien oder Bagatellisierung erkannt werden. Die Bedeutung dieses Bias für Urteils- und Entscheidungsprozesse muss herausgearbeitet werden, um dann einzuüben, wie man dem gegensteuert. Zu lernen ist, Prioritäten zu setzen, wie man auf konkurrierende Anforderungen reagiert, Arbeitsabläufe plant oder sich erforderliche Freiräume schafft (Kaluza, 2004). Dazu gehört in manchen Fällen auch die Fähigkeit zur Weisheit: Mit ungerechten, belastenden aber unveränderlichen Lebenssituationen oder -ereignissen wie ausgebliebener Beförderung, Fremdgehen des Ehemannes mit der besten Freundin o.Ä. so umzugehen, dass man «das Beste aus der Sache macht», sich emotional vom Ereignis distanziert oder mit kognitiven Einsichten, Perspektivenerweiterungen oder ereignisunabhängigen neuen Plänen zu innerer Ausgeglichenheit zurückfindet (Baumann & Linden, 2008).

8.8 Training von Proaktivität und Spontanaktivitäten

Aktivitäten des täglichen Lebens wie auch Freizeitaktivitäten, spontane familiäre Unternehmungen oder Hobbys haben alle gemeinsam, dass sie Eigeninitiative verlangen. Beeinträchtigungen führen zu Einbrüchen in Lebensbereichen mit höheren Freiheitsgraden, d.h. dem Freizeitbereich (z.B. Hobbys, die zunehmend verloren gehen, oder Freundschaften, die sich reduzieren). Sie sind manchmal nicht unmittelbar erkennbar, da sie – anders als bei einer Teamarbeit am Arbeitsplatz – weniger zu unmittelbaren unangenehmen Konsequenzen für die Umwelt und den Betroffenen selbst führen (Muschalla et al., 2012).

Das *Salutogenesekonzept* (Antonovsky, 1997; Linden & Weig, 2009) und der Ansatz der *Wellbeing-Therapie* (Fava & Ruini, 2003) weisen darauf hin, dass gerade Menschen mit psychischen Störungen sich kompensatorisch aktiv um «gesundes» Verhalten bemühen müssen, und dass es wichtig ist, «es sich gut gehen zu lassen», gerade dann, wenn es einem krankheits- oder belastungsbedingt schlecht geht. Dieser Ansatz ist auch übertragbar auf den Aufbau regenerativer Komplementäraktivitäten im Alltag.

In der Verhaltenstherapie gibt es seit Langem ausgearbeitete Konzepte des «Aktivitätsaufbaus», die besonders in der Behandlung depressiver Störungen Anwendung gefunden haben. Regenerative ausgleichende Aktivitäten und Spontanaktivitäten sowie familiäre Aktivitäten und Aktivitäten zu zweit mit dem Partner können mithilfe von Aktivitäts- und Wochenplänen in strukturierter Weise geplant und erprobt werden. Dabei können mithilfe von – gegebenenfalls auch vom Patienten selbst erarbeiteten – «Listen angenehmer Aktivitäten» unterschiedlichste bekannte oder auch neue Aktivitäten erprobt und auf ihre Verstärkerwirkung hin untersucht werden (Lewinsohn & Libet, 1972; Lutz, 2000).

Auch aus dem Bereich der euthymen Therapie, die sich explizit der Aufmerksamkeitsfokussierung auf angenehme Wahrnehmungen im Alltag, Ressourcen und hedonistischer Lebenseinstellungen widmet, sind genussorientierte Sinneswahrnehmungsübungen möglich (Lutz, 2000) oder auch Achtsamkeitsübungen (Linehan, 1996). Auch Entspannungsverfahren können hierbei genutzt werden (Bernstein & Borkovec, 1997).

Überwertige Ideen zur Bedeutsamkeit des Lebensbereichs «Arbeit» (z. B. «Wenn ich nicht arbeite und viel Geld verdiene und Großes erreiche, habe ich als Familienvater versagt») können zu einem Ungleichgewicht der Lebensbereiche zu Lasten der außerberuflichen Aktivitäten beitragen. Sie können mittels Techniken kognitiver Umstrukturierung behutsam in dosierte Dissonanzen gebracht werden (Hoffmann, 1979; Fishbein & Ajzen, 1975). Im nächsten Schritt kann dann eine Intentionsbildung für eine Verhaltensänderung erarbeitet werden. Dann sollten Planungen zur Erprobung neuer alternativer Verhaltensweisen in komplementären regenerativen Lebensbereichen unternommen werden (z. B. mit einem alten Schulfreund in den Skat-Club gehen). Dies entspricht auch den Ansätzen der Work-Life-Balance der arbeitspsychologischen Forschung (Byron, 2005).

8.9 Training von Widerstands- und Durchhaltefähigkeit

Bei vielen Aktivitäten muss man hinreichend lange und ausdauernd bei der Sache bleiben, d. h. während der üblicherweise erwarteten Zeit bei einer Aktivität bleiben (Linden et al., 2009). Dies kann eine halbe Stunde betreffen, in der man einen Brief schreiben muss, vier Stunden, in denen man als Verkäuferin im Laden stehen und lächeln muss, oder auch wochenlanges Aushalten einer Dienstreise in einem fremden Land. Dazu ist Durchhaltefähigkeit, Belastungstoleranz bzw. «Hardiness» (Kobasa, 1979) erforderlich. Psychologisch geht es darum, das eigene Verhalten im Sinne der Selbstkontrolle unabhängig von inneren oder äußeren störenden oder aversiven Kontingenzen zu steuern.

Ein wichtiger Behandlungsansatz ist die Einübung von entsprechenden Selbstinstruktionen (Fliegel, 2011; Rehm & Adams, 2003). Dies kann im Sinne des *Premack-Prinzips* (Premack, 1959) «Erst die Arbeit, dann das Vergnügen» auch mit einer Verstärkung kombiniert werden, indem das normalerweise den

Arbeitsgang störende Verhalten (z. B. während des Ausfüllens von Formularen aufstehen und Cappuccino kochen) bewusst als Verstärker eingesetzt wird und erst nach erledigter Arbeit bzw. in der zuvor geplanten Pause getan werden «darf». Selbstkontrolle kann auch unterstützt werden durch *Stimuluskontroll-Techniken* (Mahoney & Thoresen, 1974): Wem es schwerfällt sich per internen Dialogen Selbstinstruktionen zu geben, der kann sich Hilfsmittel zunutze machen, wie beispielsweise einen Kurzzeitwecker stellen, der den Hinweis zur Beendigung einer Arbeitsetappe gibt, oder einen motivierenden Spruch zum Weiterarbeiten auf dem Bildschirmschoner installieren o. Ä. Hilfreich kann es auch sein, eine Arbeitsumgebung möglichst frei von ablenkenden Reizen zu halten. Wem es schwer fällt, sich nicht ablenken zu lassen, kann spezielle Ablehungsverhaltensweisen gegenüber «Versuchungsreizen» einüben, zum Beispiel Selbstinstruktionen mit Zeitperspektive («Ich mache diese Arbeit jetzt fertig. In 30 Minuten gönne ich mir eine Belohnung»).

Die Durchhaltefähigkeit kann auch an alltäglichen handwerklichen oder Haushaltstätigkeiten geübt werden, beispielsweise im Rahmen der Ergotherapie. Dabei geht es darum zu lernen, sich nicht zu sehr von Befindlichkeiten in seiner Verhaltenssteuerung behindern zu lassen, sondern Vorhaben, so wie vorgenommen, durchzuhalten und «bei der Sache zu bleiben». Dazu kann im Sinne einer *Aktivitätenplanung* (Lewinsohn & Libet, 1972) geübt werden, sich für eine Aufräumaktion des Kleiderschranks einen Zeitraum von 90 Minuten vorzunehmen, dann die Aufräumarbeit durchzuhalten und im Zimmer zu bleiben, ohne alle 10 Minuten durch die Wohnung zu gehen und sich mit Essen, Trinken, Telefonieren o. a. Dingen abzulenken. Am Ende einer gelungenen Arbeitssequenz kann dann eine zuvor festgelegte positive Verstärkung erfolgen im Sinne einer Selbstbelohnung (Timberlake, 1995). Der Übende kann auch einen Kalender führen, in dem er die vorgenommenen Aufgaben und angemessene Pausenzeiten zuvor plant und dann nach der Ausführung abhaken kann. Dabei kann die Planung von Arbeiten zunächst häufigere oder längere Pausen beinhalten, die dann im Zuge verbesserter Durchhaltefähigkeit schrittweise im Sinne eines Verhaltens-Shaping bis auf ein Normalmaß reduziert werden. Am Ende erreicht der Übende dann das Ziel, beispielsweise bei einer Aufräumaktion einen Vormittag lang verschiedene Zimmer nacheinander abzuarbeiten, mit einer 20-minütigen Pause bei einem Kaffee in einem nicht aufzuräumenden Zimmer.

Zu den Trainings der Aversions-, Frustrations- oder Distresstoleranz (Harrington, 2005; Leyro et al., 2010; Simons & Gaher, 2005) gibt es in mehreren Psychotherapieverfahren Module wie beispielsweise in der dialektischen Verhaltenstherapie bei Borderlinepatienten (Linehan, 1966) oder auch Abhängigkeitserkrankungen (Brown et al., 2008) oder bei Angstbehandlungen und

Expositionsübungen (Jaycox et al., 1998; McNally, 2007) oder psychischen Störungen allgemein (Barlow et al., 2004) oder in der *Akzeptanz- und Commitment-Therapie* (Fliegel, 2011; Hayes et al., 1999). Der therapeutische Ansatz besteht darin, negative emotionale Zustände nicht abzuwehren oder sofort ändern zu wollen, sondern sie anzunehmen, als Herausforderung zu begreifen, zu habituieren und Selbstkontrollfähigkeiten zu entwickeln, um sich trotz der oder gerade wegen der aversiven Rahmenbedingungen nicht vom eigentlichen Ziel abbringen zu lassen.

8.10 Training von Kontakt-, Selbstbehauptungs- und Gruppenfähigkeit

Soziale Kompetenzen sind in nahezu allen Lebensbereichen gefordert (Hinsch & Pfingsten, 2002). Dies umfasst Kompetenzen zur Interaktion mit Kindern, mit dem Partner, mit Nachbarn, Arbeitskollegen, Vorgesetzten, Freunden, bei Familienfesten, mit der Verkäuferin und solche Fähigkeiten, wie sie im Mini-ICF-APP genannt sind, d.h. Kontakt-, Selbstbehauptungs- und Gruppenfähigkeit (Linden et al., 2009). Grundsätzlich könnte jeder Mensch ein Mehr an solchen Fähigkeiten brauchen. Dies ist typisch für Fähigkeiten generell, bei denen es kein Maximum gibt. Jeder Mensch könnte ein Mehr an Kondition gebrauchen, selbst wenn er professioneller Marathonläufer ist. Jeder Tennisspieler würde gerne immer noch schneller oder reaktionssicherer sein, jeder Mensch könnte immer auch noch ein Mehr an Organisations- und Planungskompetenz brauchen. Fähigkeitstrainings werden daher nicht nur von Kranken, sondern auch Gesunden in Anspruch genommen. Ein Training sozialer Kompetenz findet regelhaft als «Managertraining» Anwendung.

Erst recht werden soziale Kompetenzen trainiert, wenn krankheitsbedingte Einschränkungen vorliegen. Ein Training der sozialen Kompetenz wird unter anderem eingesetzt bei Patienten mit sozialen oder sonstigen Ängsten, bei Depression, Persönlichkeitsstörungen oder schizophrenen Psychosen. Diese diagnosenübergreifende Einsetzbarkeit ist möglich, da es zwischen Funktionsstörungen und Fähigkeitsbeeinträchtigungen kein Eins-zu-Eins-Verhältnis gibt, sondern dieselbe Fähigkeit durch unterschiedlichste Funktionsstörungen beeinträchtigt werden kann, was oben bereits ausführlich diskutiert wurde.

Technisch wird mit Rollenspielen gearbeitet. Es werden bestimmte Situationen vorgegeben wie eine Verhandlungssituation oder bestimmte Aufgaben, wie sich durchsetzen oder um Sympathie werben. Es geht dann um die Beurteilung der Situationsadäquatheit des gegebenen Verhaltensrepertoires und dann um eine Optimierung. Es werden konkrete Gesprächstechniken eingeübt, wie zum

Beispiel freundliche Beharrlichkeit beim Äußern einer Meinung, das Einräumen von Fehlern, sich entschuldigen, Fragen stellen etc. (Hinsch & Pfingsten, 2002; Löffler et al., 2012; Smith, 2003). In der therapeutischen Situation können kontextbezogen situative Verhaltensweisen geübt werden, zum Beispiel das Verhalten auf öffentlichen oder familiären Veranstaltungen, wie einen Vortrag oder eine Rede halten, auf der Straße oder in Geschäften Fremde ansprechen, Wünsche äußern oder Reklamationen vorbringen. Diese übungsorientierten Techniken können sowohl in der Gruppentherapie als auch in der Einzeltherapie umgesetzt werden.

Wichtig kann auch die Reflexion der eigenen Außenwirkung und des ersten Eindrucks und persönlicher Konfliktanteile sein. Dies gilt insbesondere bei Patienten mit Persönlichkeits- und Affektausdrucksstörungen (Linden, 2014; Linden & Vilain, 2011). Generell erscheint es wichtig, bei sozialen Kompetenztrainings die in verschiedenen Kontexten geltenden sozialen Spielregeln zu vermitteln. Damit wird auch die Fähigkeit der Auswahl situationsangemessener Verhaltensweisen geschult – etwa ob es angezeigt ist, sich in einer Situation eher selbstbewusst zu verhalten oder um Sympathie werbend oder auch einmal drohend (Hinsch & Pfingsten, 2002). Eine therapeutische Intervention hierbei wäre beispielsweise die Frage: «Was ist Ihr Ziel in dieser Situation?» Oder: «Was glauben Sie, was Ihr Verhalten beim Gegenüber (Ehefrau, Vorgesetzter, Vereinskamerad) auslösen kann?» Wirkung und potenzieller Nutzen eines Verhaltens im Hinblick auf ein Ziel hin kann vor allem gut in einer Therapiegruppe mit einem Feedback der Mitpatienten erarbeitet werden (Fiedler, 2005). Zu den bekanntesten Vertretern standardisierter Trainingsmethoden zählen das *Assertiveness-Training* nach Ullrich und de Muynck (1998a–d) sowie das *Gruppentraining sozialer Kompetenzen* nach Hinsch und Pfingsten (2002).

Im Zentrum des *Assertiveness-Trainingsprogramms (ATP)* stehen 110 nach ansteigender Schwierigkeit geordnete soziale Anforderungs- und Konfliktsituationen, die jeweils im Rollenspiel von den Teilnehmern durchlaufen werden. Diese Situationen sollen dazu dienen, vier Hauptfähigkeiten zu trainieren:

1) Forderungen stellen
2) «Nein» sagen und kritisieren
3) Kontakte herstellen und aufrechterhalten
4) sich Fehler erlauben und sich öffentlicher Beachtung aussetzen (z. B. sich selbst im Spiegel freundlich anlächeln; sich in einem Café zu einer sympathischen Person setzen und ein Gespräch anfangen; einen Zeitungsartikel vorlesen, während die Gruppe durcheinander redet; sich in einem Geschäft ausführlich beraten lassen und doch nichts kaufen).

Strukturell orientiert sich das Programm an den Problembereichen:

- Prozesse und Eigenarten der Selbstbewertung
- soziale Unsicherheit und soziales Gehemmtsein
- Erwerb sozialer Fertigkeiten.

Entwickelt wurde das Programm ursprünglich für psychiatrische Patienten. Es ist aber auch auf andere Zielgruppen übertragbar. Eine genaue Ausrichtung auf die individuellen Bedürfnisse der Teilnehmer ist jedoch notwendig. Ziel ist es, selbstsichere Lösungen einzuüben und Selbstvertrauen aufzubauen.

Das *Gruppentraining sozialer Kompetenzen (GSK)* geht nicht von Fähigkeiten, sondern von sogenannten «Situationstypen» aus, für die von den Patienten in konkreten Übungen für die jeweiligen Belastungs- und Anforderungssituationen Lösungen erarbeitet werden. Der jeweilige Situationstyp entscheidet darüber, welche Fähigkeiten gebraucht werden, um wünschenswerte Ziele in optimaler Weise zu erreichen. Um welchen Situationstyp es sich in einer konkreten Situation handelt, entscheidet der jeweilige Proband entsprechend seiner Erfahrungen und Zielvorstellungen. Unterschieden werden die Situationstypen:

Typ 1: eigene Rechte durchsetzen
Typ 2: Beziehungen zu anderen Menschen aufnehmen, aufrechterhalten und beenden
Typ 3: um Sympathie werben.

Das Training umfasst sieben zwei- bis dreistündige Gruppensitzungen. Zentrale Bestandteile des Trainings sind die Einübung sozialer Fertigkeiten anhand von Modellen, Rollenspiele und Videofeedback. Darüber hinaus soll das Gelernte anhand von Hausaufgaben kontinuierlich zwischen den Sitzungen auf Alltagssituationen übertragen und systematisch protokolliert werden.

Zur Gruppe der Verfahren des sozialen Kompetenztrainings zählt auch das *Skills-Training*, das ursprünglich im Rahmen der dialektisch-behavioralen Behandlung von Borderline-Störungen entwickelt wurde (Linehan, 1996). Inzwischen kommt es aber auch bei vielen anderen psychischen Erkrankungen zum Einsatz, und zwar immer dann, wenn Störungen der Emotionsregulation bzw. die Reduktion dysfunktionaler Verhaltensweisen im Fokus stehen (z.B. bei Essstörungen, Abhängigkeitserkrankungen, Impulskontrollstörungen oder anderen Persönlichkeitsstörungen). Unter «Skills» werden emotionale, körperbezogene, gedankliche oder handlungsbezogene Fertigkeiten verstanden, um kurz- wie auch langfristig bestimmte Ziele zu erreichen. Das Training gliedert sich in die vier Module:

1) Stresstoleranz
2) Achtsamkeit
3) zwischenmenschliche Fertigkeiten
4) Umgang mit Gefühlen.

In einer Weiterentwicklung haben Bohus und Wolf (2009) noch ein Modul zum Selbstwert ergänzt. Ziel ist es einerseits, den Probanden bereits vorhandene Fertigkeiten bewusst zu machen, um diese auch in Krisensituationen anwenden zu können, und andererseits neue Fertigkeiten zu erlernen, zu trainieren und zu automatisieren.

8.11 Training der Fähigkeit zu engen dyadischen Beziehungen

Soll die Fähigkeit zu engen, partnerschaftlichen Beziehungen verbessert werden, steht dafür eine Reihe paartherapeutischer Ansätze zur Verfügung, in denen beide Interaktionspartner gemeinsam behandelt werden (von Schlippe & Schweitzer, 1996; Hahlweg et al., 1993). Ziel ist es, die Kommunikation der Partner miteinander zu verbessern, Konflikte zu bearbeiten und darüber die emotionale Qualität der Beziehung zu erhöhen (Barsfeld, 2012). Im Wesentlichen geht es darum, dem Paar grundlegende Sprecher- und Zuhörerfertigkeiten zu vermitteln. Beispiele für Sprecherfertigkeiten sind der «Ich-Gebrauch» bei der Mitteilung von eigenen Gedanken und Gefühlen, das Sprechen von konkreten Situationen sowie konkretem Verhalten in bestimmten Situationen sowie die damit einhergehende Vermeidung von Verallgemeinerungen wie «immer» oder «nie» sowie Anklagen und Vorwürfe. Beispiele für Zuhörerfertigkeiten sind das «aufnehmende Zuhören» (zugewandt, Blickkontakt, Nachfragen), die Wiederholung des Gesagten mit eigenen Worten, das «offene Fragen» oder auch positive Rückmeldungen. Die praktische Einübung der erlernten Regeln ist meist der Schwierigkeit nach gestaffelt (Ausdruck von positiven und negativen Gefühlen, vorgegebenes Konfliktgespräch, Konfliktgespräche mit eigenen Themen). Zunächst sollten neutrale oder gar positive Themen gewählt werden, die nicht zu den Streitthemen des Paares gehören. Diesen widmet man sich dann mit zunehmender Übung.

Zur Prävention von Beziehungskrisen und zur Verbesserung der Beziehungsqualität gibt es verschiedene Trainingsprogramme. Als ein bekannter Vertreter aus dem deutschsprachigen Raum ist hier *Ein Partnerschaftliches Lernprogramm (EPL)* von Hahlweg et al. (1993) zu nennen, das sich der Verbesserung der Kommunikations- und Problemlösefertigkeiten des Paares vor allem in den ersten

Beziehungsjahren widmet. Dabei werden die Gesetzmäßigkeiten partnerschaftlicher Kommunikation, unterschiedliche Formen der Gesprächsführung sowie hilfreiche Kommunikationsregeln (Sprecher- und Zuhörerfertigkeiten) vorgestellt und in Rollenspielen praktisch umgesetzt. Mithilfe der neu gelernten Kommunikationsfertigkeiten soll das Paar dann wichtige Themen der Partnerschaft besprechen. Zwischen den Sitzungen finden Hausaufgaben zur Generalisierung des Erlernten in der häuslichen Umgebung statt. Ein entsprechendes Training für Paare, die bereits in einer langjährigen Beziehung sind und diese vertiefen möchten, bietet das Programm *Konstruktive Ehe und Kommunikation (KEK)* von Engl et al. (2001). Das *Kommunikations-Kompetenz-Training für Paare (KOMKOM)* (Engl et al., 2001) richtet sich dann an Paare, die sich bereits in einer mehrjährigen Beziehung befinden und aufgrund partnerschaftlicher Probleme eine Beratungsstelle aufsuchen. Neben der Vermittlung und Einübung grundlegender Fertigkeiten der Paarkommunikation und des Problemlösens geht es in diesem Programm zusätzlich um das Krisenmanagement und die Erarbeitung einer beziehungsfreundlichen Gesprächskultur. Indem vorhandene Stärken der Beziehung wieder stärker in den Fokus gerückt werden, sollen positive Veränderungsprozesse angestoßen werden.

Im *Freiburger Stresspräventionstraining für Paare (FSPT)* von Bodenmann (1996, 1997) stehen insbesondere die Stressbewältigungskompetenzen beider Partner und deren Förderung im Vergleich zu anderen Trainingsprogrammen im Fokus. Unterteilt in sechs Module vermittelt das Programm Wissen zum Thema «Stress», versucht Veränderungsmotivation aufzubauen und die dafür erforderlichen Kompetenzen zu vermitteln und einzuüben. Dabei sollen einerseits die individuellen Stressbewältigungskompetenzen beider Partner verbessert werden, zum Beispiel über die Vermeidung von unnötigem Stress, den Aufbau von stressinkompatiblen Verhaltensweisen sowie den Aufbau gedanklicher Stressbewältigungskompetenzen mittels gängiger verhaltenstherapeutischer Methoden und Techniken. Parallel dazu wird aber auch trainiert, Stress beim Partner besser wahrzunehmen, eigenen Stress besser zu kommunizieren, Konflikte und Alltagsprobleme effizient zu lösen.

Eng verbunden mit der Qualität partnerschaftlicher oder familiärer Beziehungen ist auch die «Work-Life-Balance». Strategien zur Verbesserung der Vereinbarkeit von Beruf und Familie bietet das *SOC-Modell* (Baltes & Baltes, 1990) mit den Handlungsstrategien der Selektion, Optimierung und Kompensation. Selektion würde hier beispielsweise bedeuten, dass man bewusst bestimmte Ziele auswählt und optimiert, also sich beispielsweise zeitweilig auf einen Lebensbereich besonders konzentriert. Versucht man darüber hinaus, seine Kompetenzen in einem bestimmten Bereich zu verbessern und weiterzuentwickeln, um Arbeitsanforderungen besser bewältigen zu können, würde man von Optimierung sprechen. Werden Aufgaben aufgrund von Zeitmangel an andere delegiert (z. B. wenn die Kinder einen Teil der Ferien bei den Großeltern verbringen), würde man von kompensatorischem Verhalten sprechen (Wiese, 2007; Moser & Schmook, 2006). Zentrale Bestandteil einer verbesserten Ausbalancierung sind auch die Förderung von Fähigkeiten des Zeitmanagements sowie der Stressbewältigung.

Beispiele für weitere hilfreiche Selbstkontrollstrategien sind nach Rosenbaum und Cohen (1999) das kognitive Umbewerten von stressreichen Erfahrungen, positive Selbstgespräche, der Einsatz von Entspannungstechniken sowie die Aufmerksamkeitsfokussierung auf positive Aspekte des Zusammenspiels von Beruf und Familie. Auf der partnerschaftlichen Ebene kann man versuchen, die Anforderungen zu reduzieren, indem man beispielsweise Aufgaben im Haushalt aufteilt, Haushaltshilfen engagiert oder die Ansprüche senkt (z. B. Sauberkeitsstandards). Der Auf- und Ausbau des sozialen Netzes bzw. die Kontaktpflege im Freundeskreis wie auch Zeit nur für das Paar können dazu beitragen, Beruf und Familie besser miteinander zu vereinen bzw. die Lebensqualität zu erhöhen (Wiese, 2007, Moser & Schmook, 2006).

8.12 Training der Fähigkeit zur Selbstpflege und Selbstversorgung

Allgemeine Ansätze zur Förderung der Selbstpflege und Selbstfürsorge findet man nicht nur im therapeutischen Bereich, sondern auch im täglichen Leben. In Zeitschriften und Ratgebern werden vielfältige Empfehlungen publiziert, wie Menschen sich gesund ernähren, für genügend Bewegung sorgen oder angemessene Ruhe- und Erholungsphasen einhalten sollen. Aus diesen guten Ratschlägen weiß jedermann, dass Selbstfürsorge nicht einfach ist.

Dies gilt umso mehr bei psychischen Erkrankungen. Es gibt Störungen, die mit Selbstvernachlässigung, mangelnder Bewegung oder unzureichender Ernährung einhergehen, wie beispielsweise bei Depressionen oder Schizophrenie. Es gibt aber auch Störungen, die mit einem Zuviel an Beschäftigung mit sich selbst einhergehen, wie hypochondrische Ängste, körperdysmorphe Störungen oder Essstörungen.

Bei solchen Problemen ist zunächst eine Problemeinsicht zu erarbeiten. Dies kann realisiert werden mittels Selbstwahrnehmungstrainings, Selbstbeobachtung bestimmter verbaler oder nonverbaler Verhaltensweisen (Hautzinger, 2011) oder Einholen von Feedback anderer zu gezielten Fragen der eigenen Außenwirkung: «Was in meinem Gesichtsausdruck/an meinem Sprachstil/an meiner Körperhaltung/an meiner Kleidung ist es, was mich zickig aussehen lässt, obwohl ich es gar nicht sein will? Was davon kann ich wie kaschieren?» Mittels Modelllernen durch Beobachtung anderer (Rosenthal & Bandura, 1978) können Verhaltensalternativen erkundet werden. Mit kleinen, gegebenenfalls schrittweisen experimentellen Veränderungen in Kleidung, Frisur, Schminkstil oder in Mikroverhaltensweisen (Lächeln, Blickkontakt) können neue Erfahrungen mit der eigenen Außenwirkung gesammelt werden.

Bei einer übermäßigen Beschäftigung mit dem eigenen Körper kann nach edukativer Vermittlung krankheitsangemessener Gesundheitsverhaltensweisen (Muschalla et al., 2011) mittels «Therapie am Symptom vorbei» geübt werden, die Aufmerksamkeit wieder auf die normalen Alltagsaktivitäten zu lenken, statt auf unangenehme körperliche Symptome oder innere Befindlichkeiten.

8.13 Training von Mobilität und Verkehrsfähigkeit

Die Mobilität und Verkehrsfähigkeit kann aus unterschiedlichsten Gründen gestört sein. Beispiele sind phobische Ängste oder dementielle Erkrankungen, aber auch ein falscher Lebensstil mit Bewegungsmangel.

Soweit es um Angststörungen geht, gibt es umfangreiche psychotherapeutische Behandlungsansätze auf der Funktionsebene (Linden, 2011; Mathews et al., 1988), auf die hier nicht eingegangen werden soll. Bei Einschränkungen der Mobilität aufgrund von Orientierungsschwierigkeiten können Hilfsmittel Verwendung finden wie beispielsweise GPS-Systeme oder auch ein Training der Wegeplanung.

Eine Förderung der allgemeinen Mobilität ist Aufgabe der *Bewegungstherapie*, sei es in Kliniken oder auch in Sportvereinen (Höner et al., 2011; Pfeifer et al., 2010). Das entscheidende therapeutische Problem ist die Förderung der Volition, d.h. die Unterstützung bei der Umsetzung von Vorhaben, die man gerne machen möchte (Bartussek, 2009). Hierzu wurden insbesondere mit Blick auf die Förderung einer angemessenen körperlichen Aktivität spezielle Therapieansätze entwickelt. Ein Beispiel ist das *MoVo-LISA* (Motivation, Volition, und Lebensstil-integrierte sportliche Aktivität) von Fuchs et al. (2010). Es besteht aus fünf Modulen mit den Komponenten:

1) Zielintention, Selbstkonkordanz
2) Implementierungspläne
3) Strategien der Handlungskontrolle
4) Intentionsabschirmung
5) Konsequenzerfahrungen mit dem neuen Verhalten.

Vor dem Hintergrund handlungspsychologischer Modelle wurde von Höner et al. (2004) eine Intervention zur Überwindung des «Handlungslochs» entwickelt, d.h. dass Menschen trotz vorhandener Motivation an der Handlungsinitiierung scheitern. Die Therapie setzt an Dimensionen an wie Wünschbarkeit, Entschlossenheit, Handlungsplanung, Bewältigungsplanung und Selbstwirksamkeit.

9. Kontextbezogene Therapie bei arbeitsbezogenen Partizipationsproblemen

Wie in den vorangegangen Abschnitten wiederholt dargestellt wurde, besteht zwischen Fähigkeiten einerseits und Kontext andererseits eine enge Beziehung, da Fähigkeiten stets auf einen Kontext bezogen sind und zur Kontextbewältigung dienen. Auch die Qualifizierung bzw. die Beurteilung der Güte von Fähigkeiten hängt unmittelbar vom Kontext ab. Insofern können Fähigkeitsbeeinträchtigungen durch Kontextveränderungen schlimmer werden, aber auch besser. Die systematische Nutzung von Kontextänderungen zur Besserung oder Kompensation von Fähigkeitseinschränkungen kann als kontextbezogene oder sozialmedizinische Therapie bezeichnet werden. Dies betrifft besonders den Bereich der Arbeit. Für die meisten Menschen mit psychischen Erkrankungen sind der Arbeitsplatz und das Erwerbsleben der Lebensbereich, in dem krankheitsbedingte Beeinträchtigungen am stärksten auffallen und zu ungünstigen persönlichen wie auch ökonomischen Konsequenzen führen. Im Folgenden sollen die wichtigsten Methoden der kontextorientierten Therapie mit Blick auf den Arbeitsplatz dargestellt werden.

9.1 Allgemeine Arbeitsplatzgestaltung und betriebliches Gesundheitsmanagement

In den allgemeinen Grundsätzen des Arbeitsschutzgesetzes heißt es zu den Pflichten des Arbeitsgebers (ArbSchG § 4 Abs. 1):

> Die Arbeit ist so zu gestalten, dass eine Gefährdung für Gesundheit und Leben möglichst vermieden und die verbleibende Gefährdung möglichst niedrig gehalten wird.

Dies entspricht dem Prinzip der kontextorientierten Therapie, die auf die Modelle der Verhältnis-, Stress- und Belastungsprävention zurückgeht (Riechert, 2011).

Im Kapitel über die Analyse von psychischen Gefährdungen am Arbeitsplatz wurden Kriterien beschrieben, die zu psychischen Belastungen, damit auch Überlastungen und der Gefahr einer Dekompensation führen können, wie auch sogenannte «Ressourcen», die dem entgegenstehen. Immer wieder angeführte Faktoren sind (Semmer et al., 1995; Zapf et al., 1983; Udris & Alioth, 1980; Rimann & Udris, 1997; Metz & Rothe, 1999, 2004; Prümper et al., 1995: Leitner et al., 1987, 1993):

- Zeitdruck
- Aufgabenkomplexität
- Überforderung
- Ausbildungsvoraussetzungen
- Unterbrechungen bei der Arbeit
- Monotonie
- Arbeits-, Ausführungsbedingungen
- Arbeitsumgebung
- soziale Beziehungen und Teamklima
- Zusammenarbeit und Kommunikation
- Information und Mitsprache
- Entscheidungs- und Handlungsspielräume
- Zielklarheit
- soziale Rückendeckung
- Leistungsbeurteilungen.

Bei der Personalauswahl wird nach dem idealen Mitarbeiter gesucht, der intelligent, wach, stresstolerant, stets fröhlich und körperlich belastbar ist – und dies nicht nur bei Bankmanagern, sondern auch bei Supermarktverkäuferinnen (Blickle, 2011; Kanning, 2009). Diesem verständlichen Ansinnen steht der arbeitsrechtliche Grundsatz entgegen, dass der Arbeitgeber kein Recht auf einen perfekten Mitarbeiter hat, sondern beispielsweise in Kauf nehmen muss, dass jemand eine Brille trägt, auch dann, wenn dies die Anschaffung einer teuren Spezialanfertigung für eine Schutzbrille nötig macht, wenn eine solche benötigt wird. Ebenso kann von einer Verkäuferin an der Supermarktkasse trotz Qualitätsanforderungen, Qualitätsmanagement und fortlaufender Computer- oder Videoüberwachung nicht erwartet werden, dass sie gleichbleibend eine feste Zahl von Items über den Scanner zieht, weil normale Menschen Leistungsschwankungen unterliegen, oder dass sie stets und zu allen Kunden freundlich ist, weil normalen Menschen auch einmal die Hutschnur reißt oder sie «schlecht drauf sind».

Zur Unterstützung von Mitarbeitern bei der Bewältigung ihrer Alltagsaufgaben und zur Förderung und zum Erhalt ihrer Gesundheit gibt es in allen größeren Betrieben ein *betriebliches Gesundheitsmanagement (BGM)*. Ein Modell des BGM speziell für die Förderung der psychischen Gesundheit von Mitarbeitern sind sogenannte GREAT-Fokusgruppen (Linden et al., 2013). Es handelt sich um teambezogene Sitzungen von einem halben bis einem Tag unter Anleitung eines Moderators. Die übergeordneten Ziele sind ein «Empowerment» von Mitarbeitern durch Betonung von Stärken und Kompensation von Schwächen des Einzelnen und der Arbeitsgruppe sowie die Erarbeitung konkreter Problemlösungen für bestehende Probleme. In einem modularen Ablauf werden angesprochen:

- die Raumsituation
- die Arbeitsabläufe
- die Kollegialität
- der Unterstützungsbedarf einzelner Teammitglieder
- das Vertretungs- und Fehlzeitenmanagement und
- die Abgrenzung und Identität des eigenen Teams.

In der Eröffnungsphase der Gruppe wird zusammengetragen, was jeder einzelne Mitarbeiter an der Arbeitssituation gut findet oder verbesserungswürdig. Für das methodische Vorgehen gilt, dass von Beginn an festgelegt wird, wie viel Zeit für welches Thema in etwa zur Verfügung steht. Es wird Bezug genommen auf Ergebnisse früherer Besprechungen, wie zum Beispiel Teamtraining. Die Gruppe redet miteinander und nicht mit dem Moderator. Der Moderator achtet auch auf Probleme, die nur zwischen den Zeilen angesprochen werden und benennt sie. Er beobachtet die Gruppendynamik der Runde und hilft den schwächeren Mitgliedern der Gruppe, sich zu äußern. Es werden keine allgemeinen Diskussionen geführt, sondern konkrete Punkte angegangen. Es erfolgt eine Problempräzisierung dadurch, dass der Moderator deutlich macht, dass er selbst nichts von dem versteht, worüber die Gruppe redet, weshalb die Gruppe ihm erklären muss, was eigentlich die konkreten Abläufe sind und worin gegebenenfalls Probleme bestehen. Es darf nicht auf der Wunschebene stehen geblieben werden, sondern alle Probleme müssen stets auf die Handlungsebene überführt werden inklusive präziser Detail-, Verhaltens- und Ablaufbeschreibung. Qualifizierende oder rhetorische Fragen werden unterbunden. Der Moderator regt an, auch einmal an unkonventionelle Lösungen zu denken, indem er Anekdoten aus seiner eigenen Erfahrung einbringt, ohne jedoch Ratschläge zu geben. Es werden allgemeine Verhaltensregeln fixiert und konsentiert. Es kommt bei jedem Punkt zur Festlegung, wer was wann wie als Nächstes tut. Es konnte empirisch gezeigt werden, dass dies zu einer Reduktion der Ausfallzeiten von Mitarbeitern in einer Behörde beitragen kann, als Indikator einer besseren Arbeitssituation, Stressbewältigungsfähigkeit und Gesundheit der Mitarbeiter (Linden et al., 2013).

9.2 Unterstützung von Schwerbehinderten

Eine besondere Art der betrieblichen Fürsorge steht Menschen mit «Schwerbehinderung» zu. Die Feststellung einer Schwerbehinderung erfolgt auf Antrag des Betroffenen durch das Versorgungsamt in Anlehnung an die Versorgungsmedizin-Verordnung (VersMedV, Bundesministeriums der Justiz und für Verbraucherschutz). Die Verordnung enthält allgemeine Beurteilungsregeln und Einzelangaben darüber, wie hoch der Grad der Behinderung bei welcher Behinderung festzusetzen ist. **Tabelle 9-1** gibt die Vorgaben für psychische Störungen wieder. Voraussetzung ist, dass eine Krankheit vorliegt und jeweils die Kriterien der Definitionen der ICD-10 erfüllt werden. Wie zu erkennen ist, hängt die Einstufung wesentlich von Fähigkeitsbeeinträchtigungen und Partizipationseinschränkungen ab. Es gilt sogar, dass eine Behinderung erst ab Beginn der Teilhabebeeinträchtigung vorliegt und nicht bereits zum Krankheitsbeginn.

Der zuerkannte Grad der Behinderung (GdB) schwankt zwischen 0 und 100. Eine Behinderung liegt vor ab einem Grad von 20, eine Schwerbehinderung ab 50 bzw. eine Gleichstellung mit einer Schwerbehinderung ab 30, wenn

Tabelle 9-1: Festlegung eines Behinderungsgrads für psychische Störungen gemäß VersMedV *(Fortsetzung auf den nächsten Seiten)*

Tiefgreifende Entwicklungsstörungen (insbesondere frühkindlicher Autismus, atypischer Autismus, Asperger-Syndrom)
Bei tiefgreifenden Entwicklungsstörungen: • Ohne soziale Anpassungsschwierigkeiten beträgt der GdS 10–20. • Mit leichten sozialen Anpassungsschwierigkeiten beträgt der GdS 30–40. Soziale Anpassungsschwierigkeiten liegen insbesondere vor, wenn die Integrationsfähigkeit in Lebensbereiche (wie z. B. Regel-Kindergarten, Regel-Schule, allgemeiner Arbeitsmarkt, öffentliches Leben, häusliches Leben) nicht ohne besondere Förderung oder Unterstützung (z. B. durch Eingliederungshilfe) gegeben ist oder wenn die Betroffenen einer über das dem jeweiligen Alter entsprechende Maß hinausgehenden Beaufsichtigung bedürfen. • Mit mittleren sozialen Anpassungsschwierigkeiten beträgt der GdS 50–70. Mittlere soziale Anpassungsschwierigkeiten liegen insbesondere vor, wenn die Integration in Lebensbereiche nicht ohne umfassende Unterstützung (z. B. einen Integrationshelfer als Eingliederungshilfe) möglich ist. • Mit schweren sozialen Anpassungsschwierigkeiten beträgt der GdS 80–100. Schwere soziale Anpassungsschwierigkeiten liegen insbesondere vor, wenn die Integration in Lebensbereiche auch mit umfassender Unterstützung nicht möglich ist.

Hyperkinetische Störungen und Aufmerksamkeitsstörungen ohne Hyperaktivität

Ohne soziale Anpassungsschwierigkeiten liegt keine Teilhabebeeinträchtigung vor. Ab dem Alter von 25 Jahren beträgt der GdS regelhaft nicht mehr als 50.

Bei sozialen Anpassungsschwierigkeiten:

- ohne Auswirkung auf die Integrationsfähigkeit beträgt der GdS 10–20.
- mit Auswirkungen auf die Integrationsfähigkeit in mehreren Lebensbereichen (wie z. B. Regel-Kindergarten, Regel-Schule, allgemeiner Arbeitsmarkt, öffentliches Leben, häusliches Leben) oder wenn die Betroffenen einer über das dem jeweiligen Alter entsprechende Maß hinausgehenden Beaufsichtigung bedürfen, beträgt der GdS 30–40.
- mit Auswirkungen, die die Integration in Lebensbereiche nicht ohne umfassende Unterstützung oder umfassende Beaufsichtigung ermöglichen, beträgt der GdS 50–70.
- mit Auswirkungen, die die Integration in Lebensbereiche auch mit umfassender Unterstützung nicht ermöglichen, beträgt der GdS 80–100.

Schizophrenie

- Langdauernde (über ein halbes Jahr anhaltende) Psychose im floriden Stadium je nach Einbuße beruflicher und sozialer Anpassungsmöglichkeiten: 50–100.
- Schizophrener Residualzustand (z. B. Konzentrationsstörung, Kontaktschwäche, Vitalitätseinbuße, affektive Nivellierung) mit geringen und einzelnen Restsymptomen
  - ohne soziale Anpassungsschwierigkeiten: 10–20
  - mit leichten sozialen Anpassungsschwierigkeiten: 30–40
  - mit mittelgradigen sozialen Anpassungsschwierigkeiten: 50–70
  - mit schweren sozialen Anpassungsschwierigkeiten: 80–100

Affektive Psychose

- Mit relativ kurz andauernden, aber häufig wiederkehrenden Phasen
  - bei 1 bis 2 Phasen im Jahr von mehrwöchiger Dauer je nach Art und Ausprägung: 30–50
  - bei häufigeren Phasen von mehrwöchiger Dauer: 60–100
- Nach dem Abklingen lang dauernder psychotischer Episoden ist eine Heilungsbewährung von zwei Jahren abzuwarten. GdS während dieser Zeit, wenn bereits mehrere manische oder manische und depressive Phasen vorangegangen sind: 50 sonst 30.
- Eine Heilungsbewährung braucht nicht abgewartet zu werden, wenn eine monopolar verlaufene depressive Phase vorgelegen hat, die als erste Krankheitsphase oder erst mehr als zehn Jahre nach einer früheren Krankheitsphase aufgetreten ist.

Neurosen, Persönlichkeitsstörungen, Folgen psychischer Traumen

- leichtere psychovegetative oder psychische Störungen: 0–20
- stärker behindernde Störungen mit wesentlicher Einschränkung der Erlebnis- und Gestaltungsfähigkeit (z. B. ausgeprägtere depressive, hypochondrische, asthenische oder phobische Störungen, Entwicklungen mit Krankheitswert, somatoforme Störungen): 30–40
- schwere Störungen (z. B. schwere Zwangskrankheit) mit mittelgradigen sozialen Anpassungsschwierigkeiten: 50–70
- mit schweren sozialen Anpassungsschwierigkeiten: 80–100.

Psychische Störungen und Verhaltensstörungen durch psychotrope Substanzen

- Der schädliche Gebrauch psychotroper Substanzen ohne körperliche oder psychische Schädigung bedingt keinen Grad der Schädigungsfolgen. Die Abhängigkeit von Koffein oder Tabak sowie von Koffein und Tabak bedingt für sich allein in der Regel keine Teilhabebeeinträchtigung.
- Abhängigkeit von psychotropen Substanzen liegt vor, wenn als Folge des chronischen Substanzkonsums mindestens drei der folgenden Kriterien erfüllt sind:
  - starker Wunsch (Drang), die Substanz zu konsumieren
  - verminderte Kontrollfähigkeit (Kontrollverlust) den Konsum betreffend
  - Vernachlässigung anderer sozialer Aktivitäten zugunsten des Substanzkonsums
  - fortgesetzter Substanzkonsum trotz des Nachweises schädlicher Folgen
  - Toleranzentwicklung
  - körperliche Entzugssymptome nach Beenden des Substanzkonsums.

Es gelten folgende GdS-Werte:

- Bei schädlichem Gebrauch von psychotropen Substanzen mit leichteren psychischen Störungen beträgt der GdS 0–20.
- Bei Abhängigkeit:
  - mit leichten sozialen Anpassungsschwierigkeiten beträgt der GdS 30–40
  - mit mittleren sozialen Anpassungsschwierigkeiten beträgt der GdS 50–70
  - mit schweren sozialen Anpassungsschwierigkeiten beträgt der GdS 80–100.

Ist im Fall einer Abhängigkeit, die zuvor mit einem GdS von mindestens 50 zu bewerten war, Abstinenz erreicht, muss eine Heilungsbewährung von zwei Jahren ab dem Zeitpunkt des Beginns der Abstinenz abgewartet werden. Während dieser Zeit ist ein GdS von 30 anzunehmen, es sei denn, die bleibenden psychischen oder hirnorganischen Störungen rechtfertigen einen höheren GdS. Weitere Organschäden sind unter Beachtung von Teil A Nummer 2 Buchstabe „e" der versorgungsmedizinischen Grundsätze zu bewerten. Abnorme Gewohnheiten und Störungen der Impulskontrolle sind nach Teil B Nummer 3.7 zu bewerten.

nach Einschätzung der Bundesagentur für Arbeit ansonsten der Arbeitsplatz nicht behalten werden kann (§ 69 SGB IX). Auch wenn mehrere Krankheiten vorliegen, kann er nicht über 100 hinausgehen, da die Behinderung zu beurteilen ist, und diese maximal vollständig sein kann, also einen Grad von 100 haben kann.

Schwerbehinderte Menschen haben eine Reihe von Sonderrechten (Trenk-Hinterberger, 2007). Sie dürfen wegen der Behinderung in keiner Weise diskriminiert werden. Sie haben einen Anspruch auf Nachteilsausgleich im Privatleben wie auch am Arbeitsplatz. Sie haben einen besonderen Kündigungsschutz, ein Anrecht auf Freistellung von Mehrarbeit oder Anspruch auf mehr Urlaub. Für sie gelten eigene Ruhestandsregeln. Innerbetrieblich werden Schwerbehinderte auch noch in Ergänzung zum Personalrat durch eine gewählte Schwerbehindertenvertretung speziell unterstützt.

Arbeitgeber sind verpflichtet, 5 % ihrer Arbeitsplätze mit schwerbehinderten Menschen zu besetzen oder müssen im Sinne einer Strafe eine Ausgleichszahlung leisten. Sie sind verpflichtet, den Arbeitsplatz behindertengerecht auszustatten. Nach § 82 SGB IX besteht ein einklagbarer Anspruch der Betroffenen auf eine Beschäftigung, «bei der sie ihre Fähigkeiten und Kenntnisse möglichst voll verwerten und weiterentwickeln können».

Große Bedeutung hat eine Förderung durch das Integrationsamt, dessen Aufgabe ist, die berufliche Eingliederung Schwerbehinderter zu fördern. Dies geschieht durch Beratung, aber auch durch finanzielle Leistungen wie Lohnzuschüsse an den Arbeitgeber.

9.3 Berufliche Belastungserprobung

Berufliche Belastungserprobungen sind therapeutisch angeleitete kurze Berufspraktika, die einerseits zur diagnostischen Überprüfung des aktuellen Status der Leistungsfähigkeit genutzt werden können, aber vor allem im therapeutischen Sinne als Fähigkeitstraining oder als Expositionsübung zur Annäherung an einen realen «Arbeitsort», wie bereits oben mehrfach angesprochen.

Berufliche Belastungserprobungen werden in psychosomatischen Rehabilitationskliniken im Rahmen der Soziotherapie angeboten (Beutel et al., 1998; Deutsche Rentenversicherung Bund DRV, 2009; Hillert et al., 2002; Linden, 2011). Grundsätzlich ist dies auch im Rahmen einer ambulanten Therapie möglich. Die Patienten gehen parallel zu den sonstigen therapeutischen Angeboten stunden- oder tageweise in Firmen, Büros oder Läden, wo sie unter Anleitung in die regulären Arbeitsabläufe einbezogen oder auch mit speziell ausgewählten Tätigkeiten betraut werden. Mit den Firmen werden vorab entsprechende Kooperationsvereinbarungen getroffen, sie sind in ihre Rolle bei der Durchführung dieser Art von therapeutischer Maßnahme eingewiesen worden und haben in der Regel bereits Erfahrungen mit solchen Projekten. Es geht nicht darum, dass die Hospitanten Arbeitsleistungen im engeren Sinne erbringen, sondern vielmehr darum, ihr Sozial- und Arbeitsverhalten zu beobachten, um dem Hospitanten eine Rückmeldung über seine Wirkung im Arbeitsteam und bei der Aufgabenerfüllung geben zu können.

Eine besondere Indikation stellt die Bearbeitung arbeitsplatzphobischer Ängste dar. Die berufliche Belastungserprobung ist eine Form der Expositionstherapie. Da es sich nicht um den realen eigenen Arbeitsplatz handelt, kann an einem Probearbeitsplatz bei niederschwelliger Angstintensität der Umgang mit verschiedensten Symptomen und Anspannung oder Insuffizienz oder Sorgenängsten eingeübt werden.

Das Angebot an Tätigkeiten und Stellen für derartige Arbeitserprobungen muss breit gestreut sein, um für jeden Patienten eine Tätigkeit zu finden, die seinem Leistungsvermögen und seinen beruflichen Vorstellungen möglichst nahe kommt. Es muss zu Beginn geklärt werden, welche Fähigkeiten in welcher Art vom Probearbeitsplatz besonders angesprochen werden. Wenn es um ein Training der Kontaktfähigkeit im Beruf als Verkäuferin geht, kann diese in einer Boutique erprobt werden, ebenso kann die Durchhaltefähigkeit, die ein Arbeiter in der Produktion benötigt, beim Umtopfen in einer Gärtnerei getestet und trainiert werden. Manchmal lassen sich auch bereits bestehende Kontakte der Patienten nutzen, um geeignete Praktikumsplätze zu finden, oder Patienten können noch während einer stationären Behandlung probeweise auch an den eigenen Arbeitsplatz geschickt werden.

9.4 Stufenweise Wiedereingliederung

Die stufenweise Wiedereingliederung ist eine Maßnahme zur Erleichterung einer Rückkehr an den bestehenden Arbeitsplatz nach längerer krankheitsbedingter Abwesenheit (§ 28 SGB IX). Sie dient zur Wiedereingewöhnung an die vormals ausgeübte Arbeitstätigkeit bei prognostisch reversiblen Funktionsstörungen und Fähigkeitseinschränkungen.

Stufenweise Wiedereingliederung bedeutet ein Training der vorhandenen, aber reduzierten Fähigkeiten, die wiederhergestellt werden sollen, und gleichzeitig eine vorübergehende quantitative Kontextänderung im Sinn einer vorübergehenden Arbeitsstundenreduktion.

Der Arbeitnehmer wird mit gestufter wöchentlicher Arbeitsstundenzahl in seiner Tätigkeit wieder eingearbeitet. Dabei befindet er sich noch in einem Arbeitsunfähigkeitsstatus. Stufenweise Wiedereingliederung geschieht nach längerdauernder Arbeitsunfähigkeit auf Kosten der gesetzlichen Krankenkassen oder aber nach der Vereinbarung zur Zuständigkeitsabgrenzung bei stufenweiser Wiedereingliederung nach § 28 i.V. mit § 51 Abs. 5 SGB IX im Anschluss an eine medizinische Rehabilitationsleistung zu Lasten der Rentenversicherung. Die stufenweise Wiedereingliederung muss jeweils mit dem Patienten und dem Arbeitgeber abgestimmt werden.

Eine stufenweise Wiedereingliederung ist dann indiziert, wenn eine Rückkehr an den bestehenden Arbeitsplatz nur unter der Bedingung möglich erscheint, dass der Betroffene zu Beginn mit reduzierten Leistungsanforderungen konfrontiert werden kann, um nicht eine Verschlimmerung der Erkrankung oder eine erneute vollständige Arbeitsunfähigkeit zu provozieren. Die Reduktion der Leistungsanforderungen ergibt sich bei der stufenweisen Wiedereingliederung aus der Reduktion der Arbeitsstunden pro Tag.

9.5 Betriebliches Eingliederungsmanagement (BEM)

Betriebliches Eingliederungsmanagement (BEM) ist ein Oberbegriff für eine Reihe von Interventionen für eine vorübergehende oder dauerhafte Veränderung eines Arbeitsplatzes zum Zwecke der Wiedereingliederung oder Weiterbeschäftigung eines durch Krankheit beeinträchtigten Mitarbeiters. Es handelt sich damit um eine hauptsächlich kontextbezogene therapeutische Maßnahme. Auf der Fähigkeitsebene bedeutet es eine Selektion und Optimierung alternativer Fähigkeiten.

Gesetzlich geregelt ist das BEM im § 84 des SGB IX. Arbeitgeber sind nach diesem Gesetz zum betrieblichen Eingliederungsmanagement verpflichtet. Der Arbeitgeber soll bei längerfristig (über sechs Wochen) oder wiederholt arbeitsunfähigen Arbeitnehmern mit Zustimmung und Beteiligung des Betroffenen und der Mitarbeiter- bzw. Behindertenvertretung klären, wie die Arbeitsunfähigkeit überwunden werden kann, und mit welchen Leistungen oder Hilfen erneuter Arbeitsunfähigkeit vorgebeugt und der Arbeitsplatz erhalten werden kann.

BEM setzt voraus, dass es gesundheitsbedingte Probleme am Arbeitsplatz gibt. Sonstige betriebsbedingte Probleme sind in diesem Kontext nicht von Belang. Für den Arbeitgeber werden krankheitsbedingte Fähigkeits- und Partizipationsbeeinträchtigungen oft erst durch eine längerfristige AU-bedingte Abwesenheit von der Arbeit erkennbar. Dabei bleiben ihre Qualität, d.h. die Art der Fähigkeitseinschränkung in der Regel für den Arbeitgeber zunächst im Unklaren.

Bei Menschen mit psychischen Erkrankungen gestaltet sich die Durchführung von BEM schwieriger als bei Patienten mit somatischen Erkrankungen. Körperliche Beeinträchtigungen sind in ihrer Qualität und Auswirkung auch für Laien leichter kommunizierbar und nachvollziehbar als psychische Störungen. Hier bestehen auch spezielle Kommunikationsbarrieren wegen der Befürchtung von Stigmatisierung. Andererseits stellt das Instrument des BEM aber auch gerade für psychisch reduziert belastbare Patienten eine Möglichkeit der Wiedereingliederung unter bewältigbaren Bedingungen dar.

Aus therapeutischer Perspektive muss wegen der vorgenannten Sonderprobleme sowohl dem Patienten wie dem Arbeitgeber gegenüber eher motivierend und werbend, denn juristisch fordernd aufgetreten werden. Eine juristische und formale Betrachtung von BEM kann für die Betroffenen kontraproduktiv werden. Besser sind informelle Problemlösungen. Dabei ist von besonderer Bedeutung, dass dem Arbeitgeber erst einmal verständlich gemacht wird, welche krankheitsbedingten Fähigkeitsbeeinträchtigungen vorliegen. Es muss dann überlegt werden, welche Mittel zur Kompensation zur Verfügung stehen, um den betroffenen Mitarbeiter im Betrieb wiedereingliedern zu können und Konflikteskalationen vorzubeugen. Wenn diese medizinischen Voraussetzungen geklärt sind, kann konkret Hilfe geplant werden, einschließlich hilfreicher Veränderungen am Arbeitsplatz. Im Rahmen eines Modellprojekts zum BEM konnten bei 19 von 23 Patienten neben medizinischen Maßnahmen auch konkrete Arbeitsplatzveränderungen vorgeschlagen und umgesetzt werden. Hierbei trug vor allem der Dialog zwischen Arzt, Patient/Mitarbeiter und Arbeitgeber zentral zur Wiedereingliederung bei (Lawall et al., 2007). Derartige konkrete Hilfen werden auch von Arbeitgebern selbst als sinnvoll erachtet. Bei einer Befragung von 104 Arbeitgebern, was sie für die Eingliederung kranker Mitarbeiter als besonders wichtig ansehen, nannten 60 % die Kenntnis der konkreten Leistungseinschränkung und 54 % das frühzeitige Ansprechen des erkrankten Mitarbeiters. Formale Aspekte hingegen, wie die Androhung arbeitsrechtlicher Sanktionen (44 %) oder der Abschluss einer Betriebsvereinbarung zum BEM (32 %), wurden als weniger wichtig angesehen (Lawall et al., 2007).

9.6 Leistungen zur Teilhabe am Arbeitsleben (LTA)

Mit den «Leistungen zur Teilhabe am Arbeitsleben» (§ 33ff SGB IX) sind berufliche Rehabilitationsmaßnahmen gemeint, deren Ziel es ist, drohende Frühberentung bei chronischer Erkrankung abzuwehren und die Wiedereingliederung ins Erwerbsleben durch die Vermittlung individueller Fähigkeiten und Kompetenzen einzuleiten. Der Begriff der beruflichen Rehabilitation wird vielfach mit Umschulungsleistungen gleichgesetzt. Umschulung ist zwar die bekannteste LTA, es gibt jedoch ein sehr viel breiteres Spektrum an Sach-, Geld- und Dienstleistungen. Nach § 33 SGB IX zählen zu den LTA-Leistungen:

- Hilfen zur Erhaltung oder Erlangung eines Arbeitsplatzes einschließlich Leistungen zur Aktivierung und beruflichen Eingliederung
- Berufsvorbereitung einschließlich einer wegen der Behinderung erforderlichen Grundausbildung
- individuelle betriebliche Qualifizierung im Rahmen unterstützter Beschäftigung
- berufliche Anpassung und Weiterbildung, auch soweit die Leistungen einen zur Teilnahme erforderlichen schulischen Abschluss einschließen
- berufliche Ausbildung, auch soweit die Leistungen in einem zeitlich nicht überwiegenden Abschnitt schulisch durchgeführt werden
- Gründungszuschuss entsprechend § 93 des Dritten Buches durch die Rehabilitationsträger nach § 6 Abs. 1 Nr. 2 bis 5
- sonstige Hilfen zur Förderung der Teilhabe am Arbeitsleben, um behinderten Menschen eine angemessene und geeignete Beschäftigung oder eine selbständige Tätigkeit zu ermöglichen und zu erhalten.

Die Leistungen umfassen auch medizinische, psychologische und pädagogische Hilfen, soweit diese Leistungen im Einzelfall erforderlich sind, um die genannten Ziele zu erreichen oder zu sichern und Krankheitsfolgen zu vermeiden, zu überwinden, zu mindern oder ihre Verschlimmerung zu verhüten, insbesondere:

- Hilfen zur Unterstützung bei der Krankheits- und Behinderungsverarbeitung
- Aktivierung von Selbsthilfepotenzialen
- mit Zustimmung der Leistungsberechtigten Information und Beratung von Partnern und Angehörigen sowie von Vorgesetzten und Kollegen
- Vermittlung von Kontakten zu örtlichen Selbsthilfe- und Beratungsmöglichkeiten
- Hilfen zur seelischen Stabilisierung und zur Förderung der sozialen Kompetenz, unter anderem durch Training sozialer und kommunikativer Fähigkeiten und im Umgang mit Krisensituationen
- Training lebenspraktischer Fähigkeiten
- Anleitung und Motivation zur Inanspruchnahme von Leistungen zur Teilhabe am Arbeitsleben
- Beteiligung von Integrationsfachdiensten im Rahmen ihrer Aufgabenstellung.

Dies bedeutet konkret Ausbildungs- und Umschulungsmaßnahmen, die für eine langfristige berufliche Neuorientierung notwendig sind ebenso wie die Finanzierung technischer Arbeitshilfen, die die Berufstätigkeit sofort wieder ermöglichen (Hansmeier, 2009).

Üblicherweise sind Betriebe die ersten Ansprechpartner, wenn es um eine berufliche Rehabilitation geht. Dies gilt insbesondere bei der Wiedereingliederung älterer Arbeitnehmer mit vorhandener Ausbildung und Berufserfahrung. Der Arbeitgeber kann auch finanzielle Zuwendungen zur dauerhaften beruflichen Wiedereingliederung erhalten. Darüber hinaus gibt es über- oder außerbetriebliche Bildungs- und Qualifizierungsmaßnahmen in Einrichtungen der beruflichen Rehabilitation. Das sind nach § 35 SGB IX Berufsförderungswerke, Berufsbildungswerke und sonstige Einrichtungen zur beruflichen Bildung (Akademien, Bildungszentren, Fach[hoch]schulen, Technikerschulen usw.).

Leistungen zur Teilhabe am Arbeitsleben sind bei psychischen Störungen dann von Bedeutung, wenn mit Psychotherapie und Training der am aktuellen Arbeitsplatz geforderten Fähigkeiten keine ausreichenden Veränderungen der Symptomatik und der damit verbundenen Beeinträchtigungen zu erwarten sind. Im Fall eines 26-jährigen Patienten beispielsweise, der mit einer selbstunsicher-vermeidenden Persönlichkeitsstörung überdauernde Beeinträchtigungen in sozial kommunikativen Fähigkeiten und der Kontaktfähigkeit hatte, und der in seinem ursprünglich gelernten Beruf als Verkäufer an mehreren Arbeitsplätzen gescheitert und dann lange wegen ausgeprägter arbeitsbezogener sozialer Ängste arbeitsunfähig geschrieben war, wurde eine berufliche Rehabilitation im Sinne einer Umschulungsmaßnahme angeregt. Empfohlen und mit dem Patienten abgesprochen wurde eine Neuqualifizierung in einem Bereich, in dem er wenig von sich aus um Sympathie werbend und aktiv auf Menschen zugehen muss, d. h. in technischen, handwerklichen oder gärtnerischen Berufen. Es ist also von großer Bedeutung, sehr genau herauszuarbeiten, worin das Problem besteht und welche Fähigkeitsbeeinträchtigung zu kompensieren ist. Es wäre im vorgenannten Fall nicht zielführend, den Betroffenen vom Verkäufer zum Dozenten oder Trainer umzuschulen. Daher sind Beschreibungen des Befundes und des Leistungsprofils notwendig, um bewältigbare Aktivitäten statt globaler Berufsfelder anstreben zu können.

Eine spezielle Intervention zur beruflichen Wiedereingliederung von Menschen mit psychischen Erkrankungen und dadurch bedingten Problemen in der Ausübung ihrer beruflichen Tätigkeit stellen die Angebote des «beruflichen Trainings» dar, die zum Beispiel in beruflichen Trainingszentren (BTZ) durchgeführt werden. Voraussetzung für die Aufnahme in ein solches Programm ist eine Bewilligung einer LTA durch den zuständigen Kostenträger (Rentenversicherung, Arbeitsagentur, die örtliche Arbeitsgemeinschaft ARGE, das Jobcenter usw.). Berufstrainingszentren bieten in der Regel Informationsveranstaltungen an, bevor in Einzelgesprächen die weiteren Schritte des Aufnahmeverfahrens besprochen und die Zielsetzung für die Trainingsmaßnahme gefunden wird. Das Ziel des beruflichen Trainings ist es, dass der Patient auf dem allgemeinen Arbeitsmarkt wieder Fuß fasst. Dazu wird gemeinsam mit dem Patienten eine berufliche Perspektive erarbeitet, und er wird mittels praktischer Trainings auf die Anforderungen des Berufsalltags vorbereitet. Das Training im BTZ gliedert sich in eine Orientierungsphase bzw. Eingangstraining, ein drei- bis sechsmonatiges spezifisches betriebliches Training mit dem Ziel einer Qualifizierung und am Ende eine dreimonatige Integrationsphase, die eine Platzierung an einem Arbeitsplatz auf dem ersten Arbeitsmarkt zum Ziel hat. Eine berufliche Trainingsmaßnahme in einem BTZ kann als eine längerfristige berufliche Belastungserprobung verstanden werden. Die Teilnehmer können in unterschiedlichen Trainingsbetrieben beschäftigt werden: im handwerklichen Bereich (z.B. in Metall- und Holzwerkstätten), im Garten oder Lager, in Dienstleistungsbereichen (z.B. in der Küche, Hauswirtschaft, Cafeteria oder im Verkauf am Kiosk), im Bereich der Medien/IT (z.B. in der Beratung, Entwicklung und Wartung von Software, in maschineller oder manueller Bearbeitung im Druck) oder im Bereich Büroarbeiten in der Auftragssachbearbeitung, Arbeit mit Datenverarbeitungsprogrammen, Sekretariat oder Buchhaltung.

9.7 Return-to-Work-Programme

Ist erst einmal eine Arbeitsunfähigkeit attestiert, ist es oft nicht einfach, die Arbeitsfähigkeit zügig wiederherzustellen. Bekannt ist eine Reihe von Risikofaktoren für eine dauerhafte Beeinträchtigung und ausbleibende Rückkehr an den Arbeitsplatz oder ins Erwerbsleben bei Patienten mit psychischen Erkrankungen. Dies sind:

- ein Alter über 50 Jahre
- die Art und Schwere der Erkrankung
- ein niedriges Bildungsniveau
- ein niedriger sozioökonomischer Status
- die Dauer der Arbeitsunfähigkeit in der Vorgeschichte sowie auch
- die Erwartungshaltung des Betroffenen selbst.
  Dies sind Faktoren, die therapeutisch nicht ohne Weiteres zu ändern sind.

In der Forschung und Praxis der Arbeits-Rückkehr-Programme bei psychischen Erkrankungen vollzog sich daher ein Paradigmenwandel derart, dass man die berufliche Wiedereingliederung nicht mehr davon abhängig macht, dass die berufsrelevanten Fähigkeiten zunächst vollständig wiederhergestellt werden müssen, bevor man sich der Arbeit stellt («first train, then place»), sondern dass man mit einer Platzierung an einem Arbeitsplatz beginnt und dann die Fähigkeiten trainiert und Funktionsstörungen behandelt, die nötig sind, um zu einer vollen Leistungsfähigkeit zu kommen («first place, then train»; Corrigen & McCracken, 2005). In Studien zur Effektivität der sogenannten unterstützten Beschäftigung (supported employment) nach dem «Place-and-train»-Ansatz finden sich positive Effekte auf die späteren Beschäftigungsraten der Teilnehmenden (Bond et al., 2008; Crowther et al., 2001; Rinaldi & Perkins, 2007). Für derartige «Place-train-Strategien» fehlen bislang oft noch die faktischen und juristischen Voraussetzungen.

9.8 Steuerung und Durchführung sozialmedizinischer Therapiemaßnahmen

Für die Behandlung von Funktionsstörungen bzw. Krankheitssymptomen stehen viele Therapeuten bereit: von niedergelassenen Ärzten, über Richtlinienpsychotherapeuten, bis hin zu stationären Einrichtungen. Sie kennen ihre Aufgaben und halten die erforderlichen Interventionen vor. Wenn es um das Training von Fähigkeiten oder gar die Anpassung des Kontextes geht, dann ist die Situation deutlich unübersichtlicher. Es gibt hier zahlreiche Angebote, von Selbsthilfegruppen, über Vertragsärzte, stationäre Einrichtungen, LTA-Einrichtungen bis hin zu Betriebsräten, der Arbeitsagentur oder dem Integrationsamt. Ein Problem ist, dass die Inanspruchnahme und qualifizierte Durchführung in vielen Fällen eher wenig strukturiert erfolgt.

Von unterschiedlichen Interessengruppen wurde eine Fülle von «Koordinierungsstellen» geschaffen, die versuchen, Betroffenen zu helfen, den Weg im Dickicht der sozialen Hilfssysteme zu finden. Dazu gehören beispielsweise «Sozialraum-Koordinierungsbüros» von Kommunen, gemeinsame Rehaberatungsstellen der Renten- und Krankenversicherer oder die Fallmanager der Krankenkassen oder der Arbeitsagenturen. Das Problem ist, dass alle diese Koordinatoren in der Regel selbst wieder nur fokussierte Interessen verfolgen und die vorliegenden Optionen nur ausschnittsweise kennen. Insbesondere fehlt ihnen eine präzise Kenntnis des zugrunde liegenden Gesundheitsproblems und der daraus resultierenden Fähigkeitseinschränkungen, was aber eine unverzichtbare Voraussetzung für eine zielführende Beratung und Begleitung der Patienten ist. Benötigt wird eine Führung der betroffenen Patienten durch einen Experten, der die Krankheit des Patienten kennt und die vorliegenden Fähigkeitseinschränkungen beurteilen kann, der weiß, was diesbezüglich therapeutisch noch machbar ist oder nicht, der die relevanten personbezogenen Faktoren und die Lebensverhältnisse des Patienten kennt, der mit der Struktur und den Angeboten des Gesundheits- und Sozialwesens vertraut ist und der weiß, was für den Einzelfall Sinn macht. Er muss insbesondere die soziale Kompetenz und den sozialen Status haben, um die besondere logistische und Verhandlungsleistung erbringen zu können, die unabdingbare Voraussetzung ist, um Patient, Arbeitgeber, Ämter oder sonstige Institutionen zu koordinieren, gegensätzliche Interessen auszugleichen und auch gelegentlich dazu zu bringen, überhaupt aktiv zu werden. Er muss ein Gesamtbehandlungskonzept steuern können, das gleichzeitig funktionsorientierte, fähigkeitsorientierte und kontextorientierte Maßnahmen bündelt und deren Verlauf überwachen. Im derzeitigen Gesundheitswesen sind die einzigen Experten, die alle diese Voraussetzungen erfüllen und diese Funktionen auch in großem Umfang bereits wahrnehmen, die niedergelassenen Hausärzte.

Dies zeigte sich in einer Studie an 307 Patienten aus Hausarztpraxen, die unter chronischen psychischen Erkrankungen litten (Linden et al., 2012). Es wurde untersucht, was jeweils an rehabilitationsmedizinischen Leistungen bei diesen Patienten bislang durchgeführt worden war oder zu empfehlen wäre. Dazu wurde jeder dieser Patienten von einem Konsiliararzt ausführlich untersucht. Es fand sich, dass fast 80 % der Patienten sich länger als ein Jahr beim jeweiligen Hausarzt in Behandlung befanden, was dafür spricht, dass diese Ärzte in der Position sind, Patienten über die Zeit hin zu begleiten. Die Hausärzte führen eine koordinierte multidimensionale Behandlung durch. So waren 34,9 % der Patienten außer beim Hausarzt auch in Behandlung bei einem Psychiater bzw. Nervenarzt und 36,5 % bei einem Psychotherapeuten. 12,1 % hatten stationäre Aufenthalte in der Psychiatrie/Psychosomatik und 9,1 % waren bereits in stationärer psychosomatischer Rehabilitation. Eine Untersuchung der vorliegenden Teilhabeeinschränkungen ergab, dass nur 37,0 % der Patienten Vollzeit beschäftigt waren, 20,3 % gingen einer Teilzeitbeschäftigung nach, 16,1 % waren zum Zeitpunkt der Untersuchung arbeitslos und 9,5 % waren bereits in Rente. 27,7 % der Patienten waren aktuell arbeitsunfähig geschrieben. 38,4 % gaben an, Arbeitsplatzprobleme zu haben. 21,5 % hatten einen Grad der Behinderung zuerkannt bekommen. Es fanden sich ausgeprägte Fähigkeitsbeeinträchtigungen. Neben der psychischen Erkrankung fand sich auch eine hohe Rate an somatischer Komorbidität, zum Beispiel Erkrankungen des Muskel-Skelett-Systems.

Die Erhebung der bisherigen rehamedizinischen Interventionen mittels einer «Reha-Checkliste» ergab, dass im Mittel von den Hausärzten ein breites Spektrum sozialmedizinischer Maßnahmen durchgeführt wird. Dazu gehören die Vermittlung in eine Selbsthilfegruppe für Patienten oder Angehörige, eine Patientenschulung durch Dritte, einen Krankenkassenkurs (nach § 20 SGB V) zum Thema Entspannung, Stressmanagement, Bewegung, Suchtprävention, u. Ä. Sie förderten Freizeitaktivitäten und motivierten Patienten zu einer besseren Selbstfürsorge.

Sie beantragten Entlastungsmaßnahmen für Familie und Lebensumwelt im Sinne von Haushaltshilfen, Familienhilfen, Erziehungshilfen, heilpädagogischen Leistungen, Wohnungshilfen, Einzelfallhilfen, Schuldnerberatung, Pflegediensten, betreutem Wohnen oder Tagesstätten sowie Maßnahmen zur Förderung der Barrierefreiheit.

Sie initiierten, beantragten oder unterstützten die Einleitung von häuslicher (psychiatrischer) Krankenpflege, medizinischen Rehabilitationsleistungen, gestuften Wiedereingliederungen, Leistungen zur Teilhabe am Arbeitsleben, Kontakten zum Integrationsamt oder Integrationsfachdienst, zu Werkstätten für behinderte Menschen und von beruflichen Belastungserprobungen.

Sie hatten Kontakte zu Fallmanagern der Arbeitsagentur, der Krankenkassen oder dem MdK. Sie schalteten Reha-Berater der Rentenversicherung ein oder verwiesen Patienten an die gemeinsamen Servicestellen. Sie kooperierten mit den sozialpsychiatrischen Diensten oder Psychiatriekoordinatoren der Kommunen, mit dem Jugendamt, Arbeitgebern inklusive Betriebsrat, Schwerbehindertenvertretung oder Betriebsarzt. Sie wirkten mit am betrieblichen Eingliederungsmanagement.

Sie stellten Arbeitsunfähigkeitsbescheinigungen und Atteste über Leistungseinschränkungen aus, fertigten Berichte an zu Rentenanträgen, Anträgen auf Schwerbehinderung und zur Einleitung von Betreuungsmaßnahmen.

Eine Überprüfung durch den Projektarzt ergab kaum spezifische zusätzliche Behandlungsoptionen, sondern nur Empfehlungen für eher unspezifische Maßnahmen wie Einleitung eines Entspannungstrainings oder eine Förderung von kompensatorischen Freizeitaktivitäten.

Zusammenfassend gilt, dass behinderte Menschen mit chronischen Krankheiten, die zu Teilhabeeinschränkungen führen, nahezu alle auch Kontakt zu Hausärzten haben. Daher ist dort die Voraussetzung gegeben, auch die rehabilitationsmedizinische Betreuung durchzuführen. Dazu stehen den Hausärzten alle einschlägigen Instrumente zur Verfügung. Sie sind zudem in einer besonderen Schlüsselposition, da sie sowohl den individuellen Patienten genauestens kennen, wie auch den Überblick über den Kontext haben, einschließlich der sozialen Hilfsmöglichkeiten. Sozialmedizinische Therapie und Rehabilitationsmedizin ist daher als eine wichtige Aufgabe von Hausärzten, die strukturell und fachlich noch weiter ausgebaut werden kann und sollte.

Literatur

Aguiar, M.; Hurst, E. (2007). Measuring Trends in Leisure: The Allocation of Time over Five Decades. Quarterly Journal of Economics, 122: 969–1006.

Ahlers, E. (2011). Belastungen am Arbeitsplatz und betrieblicher Gesundheitsschutz vor dem Hintergrund des demographischen Wandels. Ergebnisse der RARGEMA/WSI Betriebsrätebefragung 2008/09. WSI-Diskussionspapier, Düsseldorf: 175.

Ahnert, J. (2005). Motorische Entwicklung vom Vorschul- bis ins frühe Erwachsenenalter – Einflussfaktoren und Prognostizierbarkeit. Dissertation, Würzburg. Verfügbar unter: http://opus.bibliothek.uni-wuerzburg.de/opus.t3/volltexte/2006/1634/pdf/diss-ahnert-internet.pdf [06.12.2006].

Ahnert, J.; Bös, K.; Schneider, W. (2003). Motorische und kognitive Entwicklung im Vorschul- und Schulalter: Befunde der Münchner Längsschnittstudie LOGIK. Zeitschrift für Entwicklungspsychologie und Pädagogische Psychologie, 35 (4): 185–199.

Allin, M.; Streeruwitz, A.; Curtis, V. (2005). Progress in understanding conversion disorder. Journal of Neuropsychiatric Disease and Treatment, 1: 205–209.

Amabile, T. M. (1996). Creativity in context. Boulder, CO: Westview Press.

AMDP: Arbeitsgemeinschaft für Methodik und Dokumentation in der Psychiatry (Hrsg.) (2006). Das AMDP-System. Manual zur Dokumentation Psychiatrischer Befunde. Göttingen: Hogrefe.

American Psychiatric Association (APA) (1994). Diagnostic and Statistical Manual of Mental Disorders (DSM-IV). Washington, DC: American Psychiatric Association.

American Psychiatric Association (APA) (2013). Diagnostic and Statistical Manual of Mental Disorders, Fifth Edition. Arlington, AV: American Psychiatric Association.

Anton, K.-H.; Weiland, D. (1993). Soziale Kompetenz: Vom Umgang mit Mitarbeitern. Düsseldorf: Econ.

Antonovsky, A. (1979). Health, stress, and coping. San Francisco: Jossey-Bass.

Antonovsky, A. (1987). Unraveling the mystery of health. How people manage stress and stay well. San Francisco: Jossey-Bass.

Antonovsky, A. (1997). Salutogenese. Zur Entmystifizierung von Gesundheit. Dt. erw. Ausgabe von A. Franke. Tübingen: Dgvt-Verlag.

Arnold, W.; Eysenck, H. J.; Melli, R. (1993). Lexikon der Psychologie. Feiburg i. Breisgau: Herder.

Asendorpf, J. B. (1996). Psychologie der Persönlichkeit – Grundlagen. Heidelberg: Springer

Asendorpf, J. B. (2009). Persönlichkeitspsychologie – für Bachelor. Heidelberg: Springer

Asendorpf, J. B.; Neyer, F. J. (2012). Psychologie der Persönlichkeit. (5., vollst. überarb. Aufl.). Springer: Heidelberg.

AWMF (2010). Sk2 Leitlinie für die ärztliche Begutachtung von Menschen mit chronischen Schmerzen. AWMF-Leitlinien-Register Nr. 030/102.

AWMF (2012). Sk2 Leitlinie zur Begutachtung psychischer und psychosomatischer Erkrankungen. AWMF-Leitlinien-Register Nr. 051/029.

Baltes, M. M.; Kühl, P.; Sowarka, D. (1992). Testing for Limits of Cognitive Reserve Capacity: A Promising Strategy for Early Diagnosis of Dementia? Journal of Gerontology, 47: 165–167.

Baltes, M. M.; Carstensen, L. L. (1996). Gutes Leben im Alter: Überlegungen zu einem prozessorientierten Metamodell erfolgreichen Alterns. Psychologische Rundschau, 7: 199–215.

Baltes, P. B.; Baltes, M. M. (1990). Psychological perspectives on successful aging: The model of selective optimization with compensation, In: P. B. Baltes & M. M. Baltes (eds.). Successful aging: Perspectives from the behavioral sciences. Cambridge: Cambridge University Press: 1–34.

Baltes, P. B.; Smith, J. (1990). Weisheit und Weisheitsentwicklung: Prolegomena zu einer psychologischen Weisheitstheorie. Zeitschrift für Entwicklungspsychologie und Pädagogische Psychologie, 22: 95–135.

Baltes, P. B.; Staudinger, U. M.; Lindenberger, U. (1999). Lifespan Psychology: Theory and Application to Intellectual Functioning. Annual Review of Psychology, 50: 471–507.

Bandelow, B. (1997). PAS – Panik- und Agoraphobie-Skala. Göttingen: Hogrefe.

Bandura, A. (1977). Self-efficacy: Toward a unifying theory of behavioral change. Psychological Review, 84: 191–215.

Barlow, D. H.; Allen, L. B.; Choate, M. L. (2004). Toward a Unified Treatment for Emotional Disorders. Behavior Therapy, 35: 205–230.

Bärmayr, A. (2010). Arbeitsunfähigkeit von psychisch Kranken. Wenn der Krankengeldmanager prüft. Neurotransmitter, 10: 16–17.

Barnett, J.; Cooper, N. (2009). Creating a culture of self-care. Clin Psychol Sci Prac, 16: 16–20.

Baron, S.; Linden, M. (2008). The role of the »International Classification of Functioning, Disability and Health, ICF" in the description and classification of mental health. European Archives of Psychiatry and Clinical Neuroscience, 258 (Suppl 5): 81–85.

Barsfeld, D. (2012). Die Regeln der Partnerschaft. Norderstedt: Grin Verlag.

Bartussek, O. (2009). Nächstes Jahr ändere ich mein Leben. Warum gute Vorsätze so oft scheitern. Selbststeuerung und Teilnahme bei Fitnestraining. Norderstedt: Grin Verlag.

Bastians, F.; Runde, B. (2002). Instrumente zur Messung sozialer Kompetenzen. Zeitschrift für Psychologie, 210 (4): 186–196.

BAUA Bundesanstalt für Arbeitsschutz und Arbeitsmedizin: Stressreport Deutschland 2012. (2012). Psychische Anforderungen, Ressourcen und Befinden. Berlin: BAUA.

Baumann, K.; Linden, M. (2008). Weisheitskompetenzen und Weisheitstherapie. Die Bewältigung von Lebensbelastungen und Anpassungsstörungen. Lengerich: Pabst Science Publishers.

Bax, M.; MacKeith, R. M. (1963). Minimal Cerebral Dysfunction. Lavenham: The Lavenham Press.

Bayliss, E. A.; Steiner, J. F.; Fernald, D. H.; Crane, L. A.; Deborah, S.; Main, D. S. (2003). Descriptions of Barriers to Self-Care by Persons with Comorbid Chronic Diseases. *Annals of Family Medicine*,1: 15–21.

Beck, A. T.; Freeman, A.; Davis, D. D. (2004). Cognitive Therapy of Personality Disorders (2nd edition). New York: Guilford.

Beck, A.; Ruch, A.; Shaw, R.; Emerdy, G. (1986). Kognitive Therapie der Depression. München-Weinheim: Beltz.

Beck, D.; Richter, G.; Ertel, M.; Morschhäuser, M. (2012). Gefährdungsbeurteilung bei psychischen Belastungen in Deutschland. Prävention und Gesundheitsförderung, 7: 115–119.

Becker, P. (1997). Interaktions-Angst-Fragebogen IAF (3. Aufl.). Weinheim: Beltz-Test.

Becker, R. E.; Heimberg, R. G. (1988). Assessment of social skills. In A. Bellack & M. Hersen (Eds.), Behavioral assessment. Oxford: Pergamon Press: 365–395.

Bernstein, D. A.; Borkovec, T. D. (1997). Entspannungstraining. Handbuch der Progressiven Muskelentspannung nach Jacobsen. München: Pfeiffer.

Beutel, M.E.; Dommer, T.; Kayser, E.; Bleichner, F.; Vorndran, A.; Schlüter, K. (1998). Arbeit und berufliche Integration psychosomatisch Kranker – Nutzen und Indikation der beruflichen Belastungserprobung. Psychotherapie, Psychosomatik und medizinische Psychologie, 48: 368–374.

Beutel, M.E.; Gerhard, C.; Wagner, S.; Bittner, H.R.; Bleicher, F.; Schattenburg, L.; Knickenberg, R.; Freiling, T.; Kreher, S.; Martin, H. (2004). Reduction of technology fears in psychosomatic rehabilitation – concepts and results based on a computer training for older employees. Zeitschrift für Gerontologie und Geriatrie, 37: 221–230.

Bieberich, R.; Kuhl, J. (2002). Neurotizismus und Kreativität: Strukturelle Unterschiede in der Beeinflussung kreativer Leistungen. Zeitschrift für Differentielle und Diagnostische Psychologie, 23 (2): 171–190.

Biederman, J.; Mick, E.; Faraone, S.V. (2000). Age-Dependent decline of symptoms of attention deficit hyperactivity disorder: Impact of remission definition and symptom type. American Journal of Psychiatry, 157 (5): 816–818.

Biederman, J.; Faraone, S.V.; Spencer, T.; Wilens, T.; Norman, D.; Lapey, K.A. et al. (1993). Patterns of psychiatric comorbidity, cognition, and psychosocial functioning in adults with attention deficit hyperactivity disorder. American Journal of Psychiatry, 150 (12): 1792–1798.

Biedermann, J.; Petty, C.; Fried, R. et al. (2008). Educational and occupational underattainment in adults with ADHD: a controlled study. Journal of Clinical Psychiatry, 69 (8): 1217–1222.

Binet, A.; Simon, T. (1905). Méthodes nouvelles pour le diagnostique du niveau intellectual des anormaux. Anneé Psychologique, 11: 191–244.

Bledow, R.; Frese, M. (2009). A situational judgment test of personal initiative and its relationship to performance. Personnel Psychology, 62: 229–258.

Blickle, G. (2011). Anforderungsanalyse. In: F.W. Nerdinger; G. Blickle; N. Schaper (Hrsg.). Arbeits- und Organisationspsychologie. Berlin: Springer: 195–208.

Bodenmann, G. (1996). Freiburger Stresspräventionstraining für Paare. Trainermanual. Fribourg: Universität Fribourg.

Bodenmann, G. (1997). Stress und Partnerschaft. Gemeinsam den Alltag bewältigen. Bern: Huber.

Bohus, M.; Wolf, M. (2009). Interaktives SkillsTraining für Borderline-Patienten. Manual zur CD-ROM für die therapeutische Arbeit. Stuttgart: Schattauer.

Bond, G.R.; Drake, R.E.; Becker, D.R. (2008). An update on randomized controlled trials of evidence-based supported employment. Psychiatric Rehabilitation Journal, 31: 280–90.

Bös, K. (1987). Handbuch sportmotorischer Tests. Göttingen: Hogrefe.

Bös, K. (1994). Differentielle Aspekte der Entwicklung motorischer Fähigkeiten. In: J. Baur; K. Bös; R. Singer (Hrsg.). Motorische Entwicklung – Ein Handbuch. Schorndorf: Hofmann: 238–256.

Bös, K. (1996). Fitness testen und trainieren: Tests und Programme für Sportler & Nichtsportler. Oberhaching: Sportinform Verlag.

Bös, K.; Abel, T.; Woll, A.; Niemann, S.; Tittlbach, S.; Schott, N. (2002). Der Fragebogen zur Erfassung des motorischen Funktionstatus (FFB-Mot). Diagnostica, 48 (2): 101–111.

Brickenkamp, R. (2002). Test d2: Aufmerksamkeits- und Belastungstest. Göttingen: Hogrefe.

Brown, R.A.; Palm, K.M.; Strong, D.R.; Lejuez, C.W.; Kahler, C.W.; Zvolensky, M.J. et al. (2008). Distress tolerance treatment for early-lapse smokers: Rationale, program description, and preliminary findings. Behavior Modification, 32: 302–332.

Brüggemann, S.; Irle, H.; Mai, H. (2007). Pschyrembel Sozialmedizin. Berlin: De Gruyter.

Bryant, R.A.; Harvey, A.G. (1995). Psychological impairment following motor vehicle accidents. Australian Journal of Public Health, 19: 185–188.
Buhrmeister, D. (1996). Need fulfillment, interpersonal competence, and the development contexts of early adolescent friendship. In: W.M. Bukowski; A.F. Newcomb; W.W. Hartup (eds.). The company they keep. Friendship in childhood and adolescence. Cambridge: Cambridge University Press: 158–185.
Buhrmester, D.; Furman, W.; Wittenberg, M.T.; Reis, H.T. (1988). Five domains of interpersonal competence in peer relationships. Journal of Personality and Social Psychology, 55: 991–1008.
Bundesausschuss der Ärzte und Krankenkassen (2013). Richtlinie des gemeinsamen Bundesausschusses über die Beurteilung der Arbeitsunfähigkeit und die Maßnahmen zur stufenweisen Wiedereingliederung (Arbeitsunfähigkeits-Richtlinien) nach § 92 Abs. 1 Satz 2 Nr. 7 SGB V. Bundesanzeiger AT Nr. 61 vom 27.1.2014.
Bundesgesundheitssurvey (1999). Bundesgesundheitssurvey 1998. Gesundheitswesen, 61, Sonderheft 2: S55–S56.
Byron, K. (2005). A meta-analytic review of work-family conflict and its antecedents. Journal of Vocational Behavior, 67: 169–198.
Caplan, R.D.; Cobbs, S.; French, J.R.P.; van Harrison, R.; Pinneau, S.R. (1975). Job demands and worker health. Washington. DC: National Institute of Occupational Safety and Health.
Carson, S. (2010). Your Creative Brain. Cambridge: Harvard University.
Cattel, R.B. (1963). Theory of fluid and cristallized interlligence: A critical experiment. Journal of Educational Psychology, 54: 1–22.
Chafouleas, S.M.; Riley-Tillman, T.C.; Sugai G. (2007). School Based Behavior Assessment: Informing Instruction and Intervention. New York: The Guilford Press.
Chambless, D.L.; Caputo, G.C.; Jasin, S.E.; Gracely, E.J.; Williams, C. (1985). The Mobility Inventory for Agoraphobia. Behaviour Research and Therapy, 23: 35–44.
Cieza, A.; Geyh, S.; Chatterji, S.; Kostanjsek, N.; Üstün, B.D.; Stucki, G. (2006). Identification of candidate categories of the International Classification of regression modeling. BMC Medical Research Methodology, 6 (1): 36.
Cieza, A.; Ewert, T.; Üstün, T.B.; Chatterji, S.; Kostanjsek, N.; Stucki, G. (2004). Development of ICF Core Sets for patients with chronic conditions. Journal of Rehabilitation Medincine, 44 (Suppl): 9–11.
Cojan, Y.; Waber, L.; Carruzzo, A.; Vuilleumier, P. (2009). Motor inhibition in hysterical conversion paralysis. NeuroImage, 47: 1026–1037.
Colomb, E. et al. (2012). Schweizerische Gesellschaft für Versicherungspsychiatrie: Qualitätsleitlinien für psychiatrische Gutachten in der Eidgenössischen Invalidenversicherung. Bern, Februar 2012, Verfügbar unter http://www.psychiatrie.ch.
Cooper, K.H. (1968). A means of assessing maximal oxygen uptake. Journal of the American Medical Association, 203: 201–204.
Corrigen, P.W.; McCracken, S.G. (2005). Place first, then train: An alternative to the medical model of psychiatric rehabilitation. Social Work, 50: 31–39.
Cramer, C.; Davidhizar, R. (2000). The health care employee with an »attitude". Hospital Materiel Management Quarterly, 22: 27–33.
Crasselt, W.; Forchel, I.; Stemmler, R. (1985). Zur körperlichen Entwicklung der Schuljugend in der Deutschen Demokratischen Republik. Leipzig: Barth.
Crisand, E. (2002). Soziale Kompetenz als persönlicher Erfolgsfaktor. Heidelberg: Sauer.
Cronbach, L.J. (1970). Essentials of psychological testing. New York: Harper & Row.

Crowther, R.E.; Marshall, M.; Bond, G.R.; Huxley, P. (2001). Helping people with severe mental illness to obtain work: systematic review. British Medical Journal, 322: 204–208.
D'Zurilla, T.J.; Goldfried, M.R. (1971). Problem solving and behavior modification. Journal of Abnormal Psychology, 78: 107–126.
De Bono, E. (1992). Laterales Denken: Der Kurs zur Erschließung Ihrer Kreativitätsreserven. Düsseldorf: Econ-Verlag.
Dean, K. (1989). Self-care components of lifestyles: The importance of gender, attitudes and the social situation. Social Science & Medicine, 29: 137–152.
Deck, R.; Mittag, O.; Hüppe, A. (2007). Index zur Messung von Einschränkungen der Teilhabe (IMET) – Erste Ergebnisse eines ICF-orientierten Assessmentinstruments. Praxis Klinische Verhaltensmedizin und Rehabilitation, 76: 113–120.
DeJong, A.; Giel, R.; Sloof, C.; Wiersma, D. (1985). Social disability and outcome in schizophrenic patients. British Journal of Psychiatry, 147: 621–636.
Denham, S.A. (1998). Emotional development in young children. New York: Guilford.
Deutsche Rentenversicherung Bund DRV (Hrsg.) (2011). Sozialmedizinische Begutachtung für die gesetzliche Rentenversicherung. Berlin: Springer.
Deutsche Rentenversicherung Bund DRV (Hrsg.) (2012a). Leitlinien für die sozialmedizinische Begutachtung – Sozialmedizinische Beurteilung bei psychischen und Verhaltensstörungen. Berlin: Deutsche Rentenversicherung Bund.
Deutsche Rentenversicherung Bund DRV (Hrsg.) (2012b). Statistik der Deutschen Rentenversicherung. Rentenversicherung in Zahlen 2012. Berlin: Deutsche Rentenversicherung Bund.
Deutsche Rentenversicherung Bund DRV (Hrsg.) (2013). Sozialmedizinisches Glossar der Deutschen Rentenversicherung. DRV-Schriften Band 81. 2. Auflage, korrigierter Nachdruck 07/2013, Berlin: Deutsche Rentenversicherung Bund.
Deutsche Rentenversicherung Bund DRV. (2009). Qualitätsbericht 2007–2008 Rehazentrum Seehof. Berlin: Deutsche Rentenversicherung Bund.
Deutscher Olympischer Sportbund DOSB. (2012). Newsletter 32/2012 vom 11.05.2012. Verfügbar unter http://newsletter.dosb.de/newsletter/newsletter.php?id=3297&html=1.
Dickmann, J.R.M.; Broocks, A. (2007). Das psychiatrische Gutachten im Rentenverfahren – wie reliabel? Fortschritte der Neurologie – Psychiatrie, 75: 379–381; 397–401.
DIN EN ISO 10075-1 (1996). Ergonomische Grundlagen bezüglich psychischer Arbeitsbelastung, Teil 1: Allgemeines und Begriffe. Berlin: Deutsches Institut für Normung e.V.
Döpfner, M.; Schlüter, S.; Rey, E.-R. (1981). Evaluation eines sozialen Kompetenztrainings für selbstunsichere Kinder im Alter von neun bis zwölf Jahren: Ein Therapievergleich. Zeitschrift für Kinder- und Jugendpsychiatrie, 9: 233–252.
Dorsch, F. (Hrsg.) (1982). Psychologisches Wörterbuch. Bern: Huber.
DuBois, D.L.; Felner, R.D. (1996). The quadripartite model of social competence. In: M.A. Reinecke; F.M. Dattilio; A. Freeman (eds.). Cognitive therapy with children and adolescents. New York: Guilford: 124–152.
Dunckel, H. (1998), Psychologische Arbeitsanalyse: Verfahrensüberblick und Auswahlkriterien. In H. Dunckel (Hrsg), Handbuch psychologischer Arbeitsanalyseverfahren. Zürich: vdf: 9–30.
Echterhoff, G.; Neumann, B. (2006). Projekt- und Zeitmanagement. Stuttgart: Klett.
Edwards, J.R.; van Harrison, R. (1993). Job demands and worker health: Three-dimensional reexamination of the relationship between person-environment fit and strain. Journal of Applied Psychology, 78: 628–648.

Endicott, J.; Spitzer, R. L.; Fleiss, J. L.; Cohen, J. (1976). The Sickness Rating Scale: A Procedure for Measuring Overall Severity of Psychiatric Disturbance. Archives of General Psychiatry, 33: 766–771.
Engl, J.; Thurmaier, F.; Black, C. (2001). Kommunikationstraining als Ansatz zur Prävention und Bewältigung von Beziehungsstörungen. Die Programme EPL, KEK und KOMKOM. Beratung Aktuell, 1: 5–20.
Erdmann, G.; Janke, W. (2008). Stressverarbeitungsfragebogen. Stress, Stressverarbeitung und ihre Erfassung durch ein mehrdimensionales Testsystem. Göttingen: Hogrefe.
Facaoaru, C. (1985). Kreativität in Wissenschaft und Technik. Bern: Huber.
Faltermaier, T. (1999). Subjektorientierte Gesundheitsförderung: Zur Konzeption einer salutogenetischen Praxis. In: B. Röhrle; G. Sommer (Hrsg.). Prävention und Gesundheitsförderung. Fortschritte der Gemeindepsychologie und Gesundheitsförderung. Tübingen: Deutsche Gesellschaft für Verhaltenstherapie: 27–52.
Faraone, S.; Biedermann, J.; Mick, E. (2006). The age-dependent decline of attention deficit disorder: a meta-analysis of follow-up studies. Psychological Medicine, 36 (2): 159–165.
Farin, E.; Fleitz, A.; Frey, C. (2007). Psychometric properties of an ICF-oriented, adaptive questionnaire for the assessment of mobility, self care and domestic life. Journal of Rehabilitation Medicine, 39: 537–546.
Fava, G. A.; Ruini, C. (2003). Development and characteristics of a well-being enhancing psychotherapeutic strategy: Well-being therapy. Journal of Behavioral Therapy and Experimental Psychology, 34: 45–63.
Fay, D.; Frese, M. (2001). The Concept of Personal Initiative. An overview of validity studies. Human Performance, 14: 97–124.
Fay, D.; Sonnentag, S. (2002). Rethinking the effects of stressors: A longitudinal study on personal initiative. Journal of Occupational Health Psychology, 7 (3): 221–234.
Fayyad, J.; de Graaf, R.; Kessler, R. et al. (2007). Cross-national prevalence and correlates of adult ADHD. British Journal of Psychiatry, 190: 402–409.
Fengler, J.; Sanz, A. (Hrsg.) (2011). Ausgebrannte Teams. Burnout-Prävention und Salutogenese. Stuttgart: Klett-Cotta.
Ferris, G. R., Perrewe, P. L.; Douglas, C. (2002). Social effectiveness in organizations: Construct validity and research directions. Journal of Leadership & Organizational Studies, 9: 49–63.
Ferris, G. R.; Witt, L. A.; Hochwarter, W. A. (2001). Interaction of social skill and general mental ability on job performance and salary. Journal of Applied Psychology, 86: 1075–1082.
Fiedler, P. (2005). Verhaltenstherapie in Gruppen. Psychologische Psychotherapie in der Praxis. Weinheim: Beltz.
Fine, D. L. (1979). Bruininks-Oseretsky Test of Motor Proficiency. Journal of Educational Measurement, 16: 290–292.
Fischer, M.; Barkley, R.; Smallish, L.; Fletcher, K. (2007). Hyperactive children as young adults: driving abilities, safe driving behaviour and adverse driving outcomes. Accident Analysis and Prevention, 39 (7): 94–105.
Fishbein, M.; Ajzen, I. (1975). Belief, attitude, intention and behavior. Wesley: Reading/MA.
Fliegel, S. (2011). Selbstverbalisation und Selbstinstruktion. In M. Linden & M. Hautzinger (Hrsg.), Verhaltenstherapiemanual. Berlin: Springer: 269–273.
Focken, A. (1981). Hirnorganische Faktoren in der Entwicklung von Neurosen. In: H. Mester; R. Tölle (Hrsg.). Neurosen. Berlin: Springer.
Folstein, M. F.; Folstein, S. E.; McHugh, P. R. (1975). «Mini-Mental State»: a practical method for grading the cognitive state of patients for the clinician. Journal of Psychiatric Research, 12: 189–198.

Förster, J.; Friedmann, R. (2003). Kontextabhängige Kreativität. Zeitschrift für Psychologie, 211 (3): 149–160.

Franke, A. (1993). Die Unschärfe des Begriffs «Gesundheit» und seine gesundheitspolitischen Auswirkungen. In: A. Franke; M. Broda (Hrsg.). Psychosomatische Gesundheit. Versuch einer Abkehr vom Pathogenese-Konzept. Tübingen: Deutsche Gesellschaft für Verhaltenstherapie: 15–34.

French, J.R.P. Jr. (1973). Person role fit. Occupational and Mental Health, 3: 15–20.

Frese, M.; Fay, D. (2001). Personal Initiative: An Active Performance Concept for work in the 21st century. Research in Organizational Behavior, 23: 133–187.

Frese, M.; Garman, G.; Garmeister, K.; Halemba, K.; Hortig, A.; Pulwitt, T. et al. (2002). Training zur Erhöhung der Eigeninitiative bei Arbeitslosen: Bericht über einen Pilotversuch. Zeitschrift für Arbeits- und Organisationspsychologie, 46 (2): 89–97.

Frese, M.; Tornau, K.; Fay, D. (2008). Forschung zur Analyse und Förderung der Eigeninitiative: Love it, leave it or change it. Zeitschrift für Personalführung, 3: 48–57.

Frese, M.; Fay, D.; Hilburger, T.; Leng, K.; Tag, A. (1997). The concept of personal initiative: Operationalization, reliability and validity in two German samples. Journal of Occupational and Organizational Psychology, 70 (2): 139–161.

Freyhan, F.A. (1965). Rationale and indications for biological treatment of psychiatric disorders. Comprehensive Psychiatry, 6: 283–290.

Fritze, E.; Mehrhoff, F. (Hrsg.) (2007). Die ärztliche Begutachtung: Rechtsfragen, Funktionsprüfungen, Beurteilungen. Steinkopff: Darmstadt.

Frone, M.R.; Yardley, J.K.; Markel, K.S. (1997). Developing and testing an integrative model of the work family interface. Journal of Vocational Behavior, 50: 145–167.

Fuchs, R.; Göhner, W.; Seelig, H.; Fleitz, A.; Mahler, C.; Schittich, I. (2010). Lebensstil-integrierte sportliche Aktivität: Ergebnisse der MoVo-LISA Interventionsstudie. Bewegungstherapie und Gesundheitssport, 26: 270–276.

Gambrill, E. (1995). Assertion skills training. In: W. O'Donohue; L. Krasner (eds.). Handbook of social skills training. Boston: Allyn & Bacon: 81–118.

Gardner, H. (1983). Frames of mind: The theory of multiple intelligences. New York: Basic Books.

Gardner, H. (1999). Kreative Intelligenz. Was wir mit Mozart, Freud, Woolf und Gandhi gemeinsam haben. Frankfurt: Campus-Verlag.

Gittelman, R.; Mannuzza, S.; Shenker, R.; Bonagura, N. (1985). Hyperactive boys almost grown up. Archives of General Psychiatry, 42: 937–947.

Glaub, M.E. (2009). Training Personal Initiative to Business Owners in Developing Countries. A theoretically dervived intervention and its evaluation. Dissertation, Universität Gießen.

Goleman, D. (1995). Emotional Intelligence: Why it can matter more than IQ. New York: Bantam.

Gönner, S.; Bischoff, C. (2009). Flexibilität und Flexibilitätstraining. In: M. Linden; W. Weig (Hrsg.). Salutotherapie in Prävention und Rehabilitation. Köln: Deutscher Ärzte-Verlag.

Gottschall, K.; Voß, G.G. (2005). Entgrenzung von Arbeit und Leben. Zum Wandel der Beziehung von Erwerbstätigkeit und Privatspäreim Alltag. München: Hampp.

Graichen, J. (1973). Teilleistungsschwächen, dargestellt an Beispielen aus dem Bereich der Sprachbenützung. Zeitschrift für Kinder- und Jugendpsychiatrie, 73: 113–143.

Greenhaus, J.H.; Beutell, N.J. (1985). Sources of conflict between work and family roles. Academy of Management Review, 10: 76–88.

Grepmair, L.; Mitterlehner, F.; Loew, T.; Bachler, E.; Rother, W.; Nickel, M. (2007). Promoting Mindfulness in Psychotherapists in Training Influences the Treatment Results of their Patients: A Randomized, Double-Blind, Controlled Study. Psychotherapy and Psychosomatics, 76: 332–338.

Grobe, T. (2005). Sozialmedizinische Begutachtung psychischer Störungen. Der Arzt als unabhängiger Sachverständiger. Neurotransmitter, 1: 34–37.

Grossart-Maticek, R. (2003). Selbstregulation, Autonomie und Gesundheit. Krankheitsfaktoren und soziale Gesundheitsressourcen im sozio-psycho-biologischen System. Berlin: Walter de Gruyter: 38.

Gruber, H.; Mierdel, B.; Kittelmann, M. (2010). Leitfaden für die Gefährdungsbeurteilung. Bochum: Verlag Technik und Information.

Guilford, J. P. (1950). Creativity. American Psychologist, 5: 444–454.

Haase, I.; Schwarz, A.; Burger, A.; Kladny, B. (2001). Der Funktionsfragebogen Hannover (FFbH) und die Subskala «körperliche Funktionsfähigkeit" aus dem SF-36 im Vergleich. Rehabilitation, 40 (1): 40–42.

Haase, K. (2002). Statusbericht (2) zum Internationalen Monitoring « Grundlagen Kompetenzmessung». Didaktiv & Diagnostik. Gesellschaft für Angewandte Bildungsforschung MBH.

Hackman, J. R.; Oldham, G. R. (1975). Development of the Job Diagnostic Survey. Journal of Applied Psychology, 60: 159–170.

Häfner, H. (1983). Allgemeine und spezielle Krankheitsbegriffe in der Psychiatrie. Nervenarzt, 54: 231–238.

Hahlweg, K.; Thurmaier, F.; Engl, J.; Eckert, V.;Markman, H. (1993). Prävention von Beziehungsstörungen. System Familie, 6: 89–100.

Halligan, P.W.; Bass, C.; Wade, D.T. (2000). New approaches to conversion hysteria. British Medical Journal, 320: 1488–1489.

Hand, I. (1993). Expositions-Reaktionsmanagement (ERM) n der strategisch-systemischen Verhaltenstherapie. Verhaltenstherapie, 3: 61–65.

Hansmeier, T. (2009). Leistungen zur Teilhabe am Arbeitsleben. In: A. Hillert; W. Müller-Fahrnow; F.M. Radoschewski (Hrsg.). Medizinisch-berufliche orientierte Rehabilitation. Köln: Deutscher Ärzte-Verlag: 198–211.

Harrington, N. (2005). The frustration discomfort scale: Development and psychometric properties. Clinical Psychology and Psychotherapy, 12: 374–387.

Hasenbring, M. (1994). Chronifizierung bandscheibenbedingter Schmerzen: Zur Bedeutung von Risikofaktoren und gesundheitsförderndem Verhalten. In: F. Lamprecht; R. Johnen (Hrsg.). Salutogenese: ein neues Konzept in der Psychosomatik? [Kongressband der 40. Jahrestagung des Deutschen Kollegiums für Psychosomatische Medizin] Frankfurt (Main): Verlag für Akademische Schriften: 353–361.

Hautzinger, M. (2011). Selbstbeobachtung. In M. Linden& M. Hautzinger (Hrsg.), Verhaltenstherapiemanual. Berlin: Springer: 257–260.

Hautzinger, M.; Bailer, M. (1993). ADS – Allgemeine Depressions-Skala. Göttingen: Hogrefe.

Hautzinger, M.; Kühner, C.; Keller, F. (2006). BDI-II – Beck-Depressions-Inventar. Frankfurt: Pearson Assessment & Information GmbH.

Hayes, S.C.; Strosahl, K.D.; Wilson, K.G. (1999). Acceptance and commitment therapy. An experiential approach to behavior change. New York: Guliford.

Hillert, A.; Staedtke, D.; Cuntz, U. (2002). Berufliche Belastungserprobung als integrierter Bestandteil der verhaltenstherapeutisch-psychosomatischen Rehabilitation. Theoretische

Konzepte, real existierende Patienten und multiple Schnittstellen. Praxis Klinische Verhaltensmedizin und Rehabilitation, 15: 94–100.

Hinsch, R.; Pfingsten, U. (2002). Gruppentraining sozialer Kompetenzen (GSK) Grundlagen, Durchführung, Anwendungsbeispiele (4. überarb. Aufl.). Weinheim: Beltz.

Hirt, E.R.; McDonald, H.E.; Melton, R.J. (1996). Processing goals and the affect-performance link: Mood as main effect or mood as input? In: L.L Martin; A. Tesser (eds.). Striving and feeling: Interactions among goals, affect, and selfregulation. Hillsdale, NJ: Lawrence Erlbaum: 303–328.

Hochwarter, W.A.; Witt, L.A.; Treadway, D.C.; Ferris, G.R. (2006). The interaction of social skill and organizational support on job performance. Journal of Applied Psychology, 91: 482–489.

Hodgkins, P.; Montejano, L.; Sasané, R.; Huse, D. (2011). Cost of illness and comorbidities in adults diagnosed with attention-deficit/hyperactivity disorder: a retrospective analysis. Primary Care Companion CNS Disorders, 13 (2): pii.

Hoffmann, N. (1979). Grundlagen kognitiver Therapie. Bern: Huber.

Hoffmann, N.; Hofmann, B. (2008). Selbstfürsorge für Therapeuten und Berater. Weinheim: Beltz PVU.

Holland, J.L. (1985). Making vocational choices. A theory of vocational personalities and work environments. Englewood-Cliffs, NJ: Prentice Hall.

Hollmann, W.; Strüder, H.K. (2009). Grundlagen für körperliche Aktivität, Training und Präventivmedizin. Stuttgart: Schattauer.

Höner, O.; Sudeck, G.; Willimczik, K. (2004). Instrumentelle Bewegungsaktivitäten von Herzinfarktpatienten – Ein integratives Modell zur Motivation und Volition. Zeitschrift für Gesundheitspsychologie, 12: 1–10.

Höner, O.; Sudeck, G.; Keck, M.; Kosmützky, G. (2011). Verhaltensbezogene Interventionen in der Sport- und Bewegungstherapie. Bewegungstherapie und Gesundheitswsport, 27: 111–120.

Horn, B. (1998). Erfolg im Beruf und Erfüllung in der Freizeit als protektive Faktoren bei koronarer Herzkrankheit. In: W. Schüffel et al. (Hrsg.). Handbuch der Salutogenese. Konzept und Praxis. Wiesbaden: Ullstein Medical: 95–102.

Hossiep, R.; Paschen, M. (2003). Bochumer Inventar zur berufsbezogenen Persönlichkeitsbeschreibung (BIP) (2. Aufl.). Göttingen: Hogrefe.

Hottenrott, K.; Hoos, O. (2013). Sportmotorische Fähigkeit und sportliche Leistungen – Trainingswissenschaft. In: A. Güllich; M. Krüger (Hrsg.). Sport. Das Lehrbuch für das Sportstudium. Berlin: Springer Spektrum.

Huffcutt, A.I.; Conway, J.M.; Roth, P.L.; Stone, N.J. (2001). Identification and meta-analytic assessment of psychological constructs measured in employment interviews. Journal of Applied Psychology, 86: 897–913.

ICF Research Branch in cooperation with the WHO Collaborating Centre for the Family of International Classifications in Germay (DIMDI). (2012a). Generic Set. Verfügbar unter http://www.icfresearch-branch.org/icf-core-sets-projects/diverse-situations/minimal-generic-set.html.

ICF Research Branch in cooperation with the WHO Collaborating Centre for the Family of International Classifications in Germany (DIMDI). (2012b). ICF Core Set Projects. Verfügbar unter http://www.icf-research-branch.org.

ICF Research Branch in cooperation with the WHO Collaborating Centre for the Family of International Classifications in Germany (DIMDI). (2013). ICF Core Sets. Verfügbar unter http://www.icf-research-branch.org.

Isen, A.M. (1987). Positive affect, cognitive processes, and social behavior. Advances in Experimental Social Psychology, 20: 203–253.

Jack, M. (2007). Fragebogen zur Erfassung von Ressourcen und Selbstmanagementfähigkeiten – FERUS. Göttingen: Hogrefe.

Jäger, A.O.; Süß, H.M.; Beauducel, A. (1997). Berliner Intelligenzstruktur-Test (BIS). Göttingen: Hogrefe.

Jaycox, L.H.; Edna, B.; Foa, E.B.; Morral, A.R. (1998). Influence of Emotional Engagement and Habituation on Exposure Therapy for PTSD. Journal of Consulting and Clinical Psychology, 66: 185–192.

Jost, P.-J. (2008). Organisation und Motivation. Eine ökonomisch-psychologische Einführung. Wiesbaden: Gabler. GWV Fachverlage GmbH: 61.

Kaiser, S.; Ringlstetter, M. (Hrsg.) (2010). Work-Life-Balance. Heidelberg: Springer.

Kaluza, G. (2004). Stressbewältigung. Trainingsmanual zur psychologischen Gesundheitsförderung. Berlin: Springer.

Kanfer, F.H.; Saslow, G.H. (1965). Behavioral Analysis. An Alternative to diagnostic classification. Archives of General Psychiatry,12: 529–538.

Kanfer, F.H.; Reinecker, H.; Schmelzer, D. (1996). Selbstmanagement-Therapie. Ein Lehrbuch für die klinische Praxis (2. Aufl.). Berlin: Springer.

Kanning, U.P. (2001). Soziale Kompetenz. In: G. Wenninger (Hrsg.). Lexikon der Psychologie, Bd. 4. Heidelberg: Spektrum: 197.

Kanning, U.P. (2002). Soziale Kompetenz: Definition, Struktur und Prozesse. Zeitschrift für Psychologie, 210: 154–163.

Kanning, U.P. (2003). Diagnostik sozialer Kompetenzen. Göttingen: Hogrefe.

Kanning, U.P. (2009). ISK: Inventar Sozialer Kompetenzen. Göttingen: Hogrefe.

Kastner, M. (2004). Work Life Balance als Zukunftsthema. In: M. Kastner (Hrsg.). Die Zukunft der Work Life Balance. Kröning: Asanger: 1–65.

Katz, S.; Moskowitz, R.W.; Jackson, B.A. (1963). Studies of illness in the aged. The Index of ADL: a standardized measure of biological and psychosocial function. Journal of American Medical Association, 185: 914–919.

Kauffeld, S.; Martens, A. (2011). Arbeitsanalyse und –gestaltung. In S. Kauffeld (Hrsg.), Arbeits-, Organisations- und Personalpsychologie. Heidelberg: Springer: 195–221.

Kemper, H.C.G.; Mechelen, W. (1995). Physical fitness and the relationship to physical activity. In: H.C.G. Kemper (ed.). The Amsterdam Growth Study: A Longitudinal Analysis of Health, Fitness and Lifestyle (HK Sport Science Monograph Series, 6. Champaign, IL: Human Kinetics: 135–158.

Kennedy, A.; Reeves, D.; Bower, P.; Lee, V.; Middleton, E.; Richardson, G.; Gardner, C.; Gately, C.; Rogers, A. (2007). The effectiveness and cost effectiveness of a national lay led self care support programme for patients with long term conditions: a pragmatic randomised controlled trial. Journal Epidemiology and Community Health, 61: 254–261.

Kessler, R. (2007). Comorbidity patterns in a community sample of adults with ADHD. APA 160th annual meeting.

Kessler, J.; Markowitsch, H.J.; Denzler, P.E. (1990). MMST: Mini-Mental-Status Test. Weinheim: Beltz Test GmbH.

Kleinmann, M. (2003). Assessment Center: Praxis der Personalpsychologie. Göttingen: Hogrefe.

Klix, F. (1971). Information und Verhalten. Bern: Huber.

Klyczek, J.P.; Bauer-Yox, N.; Fiedler, R.C. (1997). The interest checklist: A factor analysis. The American Journal of Occupational Therapy, 51: 815–823.

Knoll, M. (1997). Sporttreiben und Gesundheit. Eine kritische Analyse vorliegender Befunde. Schorndorf: Hofmann.

Kobasa, S. C. (1979). Stressful live events and health An inquiry into hardiness. Journal of Personality and Social Psychology, 37: 1–11.

Kohlmann, C.-W. (2002). Stress- und Copingtheorien. In: R. Schwarzer; M. Jerusalem; H. Weber (Hrsg.). Gesundheitspsychologie von A bis Z. Ein Handwörterbuch. Göttingen: Hogrefe.

Kohlmann, T.; Raspe, H. (1994). Die patientennahe Diagnostik von Funktionseinschränkungen im Alltag. Psychomed, 6: 21–27.

Köpcke, W. (1994). Design, methological and statistical issues in prediction research of neuroleptic response. In: W. Gaebel; P. Ambrosini (Hrsg.). Prediction of neuroleptic treatment outcome in schizophrenia. Wien: Springer: 155–164.

Krampen, G. (1991). Fragebogen zu Kompetenz- und Kontrollüberzeugungen (FKK). Göttingen: Hogrefe.

Kröger, U.; Staufenbiel, T. (2012). Entwicklung und Validierung eines Fragebogens zur Erfassung von «Adaptive Performance». Zeitschrift für Arbeits- und Organisatoinspsychologie, 56 (2): 55–69.

Krug, J.; Minow, H.-J. (Hrsg.) (2002). Trainingsprinzipien – Fundament der Trainingswissenschaft. Wissenschaftliche Berichte und Materialien, 10. Köln: Bundesinstitut für Sportwissenschaft.

Kruse, A. (2002). Produktives Leben im Alter II: Der Umgang mit Verlusten und der Endlichkeit des Lebens. In: R. Oerter; L. Montada (Hrsg.). Entwicklungspsychologie. Weinheim: Beltz Psychologie Verlags Union.

Kubinger, K. D. (2003a). Adaptives Testen. In: K. D. Kubinger; R. S. Jäger (Hrsg.). Schlüsselbegriffe der Psychologischen Diagnostik. Weinheim: Beltz/PVU: 1–90.

Kubinger, K. D. (2003b). Objektiver Persönlichkeitstest. In: K. D. Kubinger; R. S. Jäger (Hrsg.). Schlüsselbegriffe der Psychologischen Diagnostik. Weinheim: Beltz: 304–309.

Kubinger, K. D. (2006). Psychologische Diagnostik – Theorie und Praxis psychologischen Diagnostizierens. Göttingen: Hogrefe.

Küchenhoff, J. (2011). Selbstzerstörung und Selbstfürsorge. Gießen: Psychosozial-Verlag.

Kudielka, B. M.; Kirschbaum, C. (2002). Stress und Gesundheit. In: R. Schwarzer; M. Jerusalem; H. Weber (Hrsg.). Gesundheitspsychologie von A bis Z. Ein Handwörterbuch. Göttingen: Hogrefe.

Kurz, A.; Wilz, G. (2011). Die Belastung pflegender Angehöriger bei Demenz. Nervenarzt, 82: 336–342.

Latham, G. P.; Wexley, K. N. (1977). Behavioral observation scales for performance appraisal purposes. Personal Psychology, 30: 255–268.

Lautenschläger, J.; Mau, W.; Kohlmann, T.; Raspe, H. H.; Struve, F.; Brückle, W.; Zeidler, H. (1997). Vergleichende Evaluation einer deutschen Version des Health Assessment Questionnaires (HAQ) und des Funktionsfragebogens Hannover (FFbH). Zeitschrift für Rheumatologie, 56: 144–155.

Laux, L.; Glanzmann, P.; Schaffner, P.; Spielberger, C. D. (1981). STAI – Das State-Trait-Angstinventar. Göttingen: Hogrefe.

Lawall, C.; Lewerenz, M.; Muschalla, B.; Vilain, M.; Linden, M. (2007). Regionale Initiative Betriebliches Eingliederungsmanagement. Abschlussbericht zum Modellprojekt. Berlin: Deutsche Rentenversicherung Bund.

Lawton, M. P.; Brody, E. M. (1968). Assessment of older people: Self-maintaining and instrumental activities of daily living. The Gerontologist, 9 (3): 179–186.

Lazarus, R.S. (1966). Psychological stress and the coping process. New York: McGraw Hill.
Leitner, K.; Lüders, E.; Greiner, B.; Ducki, A.; Niedermeier, R.; Volpert, W. (1993). Analyse psychischer Anforderungen und Belastungen in der Büroarbeit. Das RHIA/VERA-Büro-Verfahren. Göttingen: Hogrefe.
Leitner, K.; Volpert, W.; Greiner, B.; Weber, W.G.; Hennes, K. (1987). Analyse psychischer Belastung und Arbeit. Köln: Verlag TÜV Rheinland.
Lempp, R. (1964). Frühkindliche Hirnschädigung und Neurose. Bern: Verlag Hans Huber.
Lempp, R. (1971). Organische Psychosymptome. In: L.N. Harbauer (Hrsg.). Lehrbuch der speziellen Kinder- und Jugendpsychiatrie. Berlin, Heidelberg, New York: Springer: 225.
Leon, S.C.; Visscher, L.; Sugimura, N.; Lakin, B.L. (2008). Person-job match among frontline staff working in residential treatment centers: the impact of personality and child psychopathology on burnout experiences. American Journal of Orthopsychiatry, 78: 240–248.
Lewinsohn, P.M.; Libet, J. (1972). Pleasant Events, Activity Schedules, and Depressions. Journal of Abnormal Psychology, 79: 291–295.
Leyro, T.M.; Zvolensky, M.J.; Bernstein, A. (2010). Distress Tolerance and Psychopathological Symptoms and Disorders: A Review of the Empirical Literature among Adults. Psychological Bulletin, 136 (4): 576–600.
Lichtenberg, J.; Bornstein, M.; Silver, D. (1984). Empathy. Hillsdale, New Jersey: Erlbaum.
Lichtner, S.; Pflanz, M. (1971). Appendectomy in the Federal Republic of Germany: Epidemiology and Medical Care Patterns. Medical Care, 9: 311–330.
Liebeck, H. (2000). Problemlösetraining. In: M. Linden; M. Hautzinger (Hrsg.). Verhaltenstherapiemanual. Berlin: Springer.
Linden, M. (2003). Psychopathologie, Deskription und Diagnostik psychischer Erkrankungen. In M. Gastpar M, S. Kasper & M. Linden (Hrsg), Psychiatrie und Psychotherapie (S. 1-17). Wien: Springer.
Linden, M. (2007). Das psychiatrische Gutachten im Rentenverfahren – wie reliabel? Fortschritte der Neurologie – Psychiatrie, 75: 1–3.
Linden, M. (2009). Rehabilitationspsychotherapie. Definition, Aufgaben und Organisationsformen nach ICF und SGB IX. Praxis Klinische Verhaltensmedizin und Rehabilitation, 84: 137–142.
Linden, M. (2011). Agoraphobie und Panikerkrankung. In: M. Linden; M. Hautzinger (Hrsg.). Verhaltenstherapiemanual. Berlin: Springer: 499–503.
Linden, M. (2013). Handwerkliche Aspekte der sozialmedizinischen Begutachtung bei psychischen Störungen. Die Rehabilitation, 52: 412–422.
Linden, M. (2014). Minimale Emotionale Dysfunktionen bei Persönlichkeitsstörungen (MED-Modell). Psychotherapie im Dialog, im Druck.
Linden, M.; Hautzinger, M. (eds.) (2011). Verhaltenstherapiemanual (7. Auflage). Berlin: Springer.
Linden, M.; Vilain, M. (2011). Emotionale Teilleistungsstörungen und «first impression formation» bei Persönlichkeitsstörungen. Nervenarzt, 82: 25–36.
Linden, M.; Weidner, C. (2005). Arbeitsunfähigkeit bei psychischen Störungen. Nervenarzt, 11: 1421–1431.
Linden, M.; Weig, W. (Hrsg.) (2009). Salutotherapie in Prävention und Rehabilitation. Köln: Deutscher Ärzteverlag.
Linden, M.; Baron, S.; Muschalla, B. (2009). Mini-ICF-Rating für psychische Störungen (Mini-ICF-APP). Ein Kurzinstrument zur Beuteilung von Fähigkeits- bzw. Kapazitätsstörungen bei psychischen Störungen. Göttingen: Verlag Hans Huber.

Linden, M.; Baron, S.; Muschalla, B. (2012). Mini-ICF-APP. Uno strumento per la valutazione delle limitazioni di Attività e Partecipazione nei disturbi Psychici. Giunto: Firenze.

Linden, M.; Gehrke, G.; Geiselmann, B. (2009). Profiles of recreational activities of daily living (RADL) in patients with mental Disorders. Psychiatria Danubina, 21: 490–496.

Linden, M.; Lischka, A.-M.; Popien, C.; Golombek, J. (2007). Der multidimensionale Sozialkontakt Kreis (MuSK) – ein Interviewverfahren zur Erfassung des sozialen Netzes in der klinischen Praxis. Zeitschrift für Medinische Psychologie, 16: 135–143.

Linden, M.; Müller, M.; Oberle-Thiemann, C.; Komets, S.; Streibelt, M. (2011). Die «externe berufliche Belastungserprobung» in der medizinisch beruflich orientierten Rehabilitation. Zielsetzung und Durchführungsmodalitäten. Prävention Rehabilitation, 23: 156–167.

Linden, M.; Muschalla, B.; Hansmeier, T.; Sandner, G. (2013). Reduction of sickness absence by an occupational health care management program focusing on self-efficacy and self-management. Work, 47: 485–489.

Linden, M.; Muschalla, B.; Haverkamp, L.; Keßler, U. (2013). Selbst- und Fremdeinschätzung von Teilhabestörungen. DRV. Verfügbar unter http://forschung.deutsche-rentenversicherung.de/ForschPortalWeb/ressource?key=21_ linden_2013.pdf

Linden, M.; Muschalla, B.; Keßler, U.; Haverkamp, L.; Rath, K. (2012). Reha in der Hausarztpraxis. Rehabedarfsfeststellung, -zugang, -steuerung, -koordinierung, -optimierung und -verstetigung bei psychischen Erkrankungen unter Mitwirkung niedergelassener Ärzte. Eine Untersuchung zum Stand und zu den Optimierungsmöglichkeiten durch ein Rehakonsil. Abschlussbericht zum Modellprojekt. Berlin: Deutsche Rentenversicherung Bund.

Lindenberger, U. (2002). Erwachsenenalter und Alter. In: R. Oerter; L. Montada (Hrsg.). Entwicklungspsychologie. Weinheim: Beltz Psychologie Verlags Union.

Linehan, M.M. (1996). Dialektisch-behaviorale Therapie der BPS. München: CIP.

Löffler, S.; Gerlich, C.; Lukasczik, M.; Wolf, H.D.; Neuderth, S. (2012). Arbeits- und berufsbezogene Orientierung in der medizinischen Rehabilitation. Praxishandbuch (3. Auflage). Würzburg: Universität Würzburg, Arbeitsbereich Rehabilitationswissenschaften.

Looks, P.; Gilbert, K.; Roitzsch, K.; Hacker, W. (2011). Gefährdungsbeurteilung bei Verlaufspersonal. Pilotvalidierung der Tätigkeitsanalyse distributiver Dienstleistungen (TA-DD). Prävention und Gesundheitsförderung, 6: 238–244.

Lovallo, W.R. (2004). Stress and health. Thousand Oaks, CA: Sage Publications.

Lutz, R. (2000). Gesundheit und Genuss: Euthyme Grundlagen der Verhaltenstherapie. In: J. Margraf (ed.). Lehrbuch der Verhaltenstherapie, Bd 1. Berlin: Springer: 167–182.

Lutz, R. (2006). Selbstfürsorge und verhaltenstherapeutische Selbsterfahrung. Verhaltenstherapie & Verhaltensmedizin, 2: 209–232.

Mahoney, F.J.; Barthel, D.W. (1965). Functional evaluation: The Barthel Index. Maryland State Medical Journal, 14: 61–65.

Mahoney, M.J.; Thoresen, C.E. (1974). Self-control: Power to the Person. Monterey: Brooks & Cole.

Manuzza, S.; Klein, R.; Moulton, J. (2008). Lifetime criminality among boys with ADHD a prospective follow-up study into adulthood using official arrest records. Psychiatry Research, 160 (3): 237–246.

Marks, S.R. (1977). Multiple roles and role strain: Some notes on human energy, time and commitment. American Sociological Review, 42: 921–936.

Marshall, S.J.; Jones, D.A.; Ainsworth, B.E.; Reis, J.P.; Levy, S.S.; Macera, C.A. (2007). Race/Ethnicity, Social Class, and Leisure-Time Physical Inactivity. Medicine & Science in Sports & Exercise, 39: 44–51.

Mathews, A.; Gelder, M.; Johnston, D. (1988). Agoraphobie. Eine Anleitung zur Durchführung einer Exposition in vivo unter Einsatz eines Selbsthilfemanuals. Berlin: Springer.

Matsutsuyu, J.S. (1969). The Interest Check List. The American Journal of Occupational Therapy, 23: 323–328.

McNally, R.J. (2007). Mechanisms of exposure therapy: How neuroscience can improve psychological treatments for anxiety disorders. Clinical Psychology Review, 27: 750–759.

McNamara, J.M.; Stephens, P.A.; Dall, S.R. X.; Houston, A.I. (2009). Evolution of trust and trustworthiness: social awareness favours personality differences. Proceedings of the. Royal Society B: Biological Sciences, 276: 605–613.

Medizinischer Dienst der Spitzenverbände der Krankenkassen (MDS) (2004). Anleitung zur sozialmedizinischen Beratung und Begutachtung bei Arbeitsunfähigkeit (ABBA 2004) Empfehlung des Vorstandes des MDS vom Beschlussgremium nach § 213 SGBV am 27. April 2004 als Richtlinie nach § 282 Satz 3 SGBV beschlossen. Essen: MDS.

Meichenbaum, D. (1977). Cognitive-behavior modification. New York: Plenum Press.

Meinel, K.; Schnabel, G. (2007). Bewegungslehre Sportmotorik: Abriss einer Theorie der sportlichen Motorik unter pädagogischem Aspekt. Aachen: Meyer & Meyer Verlag.

Metz, A.-M.; Rothe, H.-J. (1999). Erfassung und Bewertung psychischer Belastungen – Screening pathogener Arbeitsbelastungen. ErgoMed Zeitschrift für angewandte Arbeitsmedizin, Arbeitshygiene und Umweltmedizin, 3: 122–126.

Metz, A.-M.; Rothe, H.-J. (2004). Screening psychischer Arbeitsbelastungen (SPA). Universität Potsdam: Institut für Psychologie.

Meyer, A. (1917). Progress in teaching psychiatry. Journal of American Medical Association, LXIX (11): 861–863.

Michalk, S.; Nieder, P. (2007). Erfolgsfaktor Work-Life-Balance. Weinheim: Wiley-VCH Verlag GmbH & Co. KGaA.

Milman, D. (1979, ed40). Minimal brain dysfunction in childhood: Outcome in late adolescence and early adult years. Journal of Clinical Psychiatry, 40: 371–380.

Möller, H.J. (1994). General aspects of predictor research in schizophrenia and depression. In: W. Gaebel; A.G. Awad (Hrsg.). Prediction of neuroleptic treatment outcome in schizophrenia. Wien: Springer: 27–36.

Morisini, P.L.; Magliano, L.; Brambilla, L.; Ugolini, S.; Piolo, R. (2000). Development, reliability and acceptability of a new version of the DSM-IV Social and Occupational Functioning Assessment Scale (SOFAS) to assess routine social functioning. Acta Psychiatrivca Scandinavica, 1001: 323–329.

Moser, K.; Schmook, R. (2006). Berufliche und organisationale Sozialisation. In: H. Schuler (Hrsg.). Lehrbuch der Personalpsychologie. Göttingen: Hogrefe: 232–254.

Mount, M.K.; Barrick, M.R.; Stewart, G.L. (1998). »Five-factor model of personality and Performance in jobs involving interpersonal interactions". Human Performance, 11: 145–165.

Muschalla, B. (2014). Fähigkeitsorientierte Verhaltenstherapie bei psychischen Erkrankungen. Verhaltenstherapie, 24: 48–55.

Muschalla, B.; Linden, M. (2013). Arbeitsplatzbezogene Ängste und Arbeitsplatzphobie. Phänomenologie, Differentialdiagnostik, therapeutische Ansätze und sozialmedizinische Aspekte. Stuttgart: Kohlhammer-Verlag.

Muschalla, B.; Glatz, J.; Karger, G. (2011). Kardiologische Rehabilitation mit strukturierter Schulung bei Herzinsuffizienz – Akzeptanz bei Patienten und Veränderungen in Krankheitswissen und Wohlbefinden. Rehabilitation, 50: 103–110.

Muschalla, B.; Kessler, U.; Schwantes, U.; Linden, M. (2013). Rehabilitationsbedarf bei Hausarztpatienten mit psychischen Störungen. Rehabilitation, 52: 251–256.

Muschalla, B.; Vilain, M.; Lawall, C.; Lewerenz, M.; Linden, M. (2009). Berufliche und soziale Partizipationsstörungen bei Patienten in der vertragsärztlichen Versorgung. Die Rehabilitation, 48: 84–90.

Muschalla, B.; Vilain, M.; Lawall, C.; Lewerenz, M.; Linden, M. (2012). Participation restrictions at work indicate participation restrictions in other domains of live. Psychology, Health and Medicine, 17: 95–104.

National Health and Nutrition Examination Survey – NHANES. (2007/08). National Health and Nutrition Examination Survey (NHANES) and Followup Series. NHANES.

Nedopil, N. (2003). Rechtliche Aspekte in der Psychiatrie. Rechtsgrundlagen in Deutschland. In: M. Gastpar; S. Kasper; M. Linden (Hrsg.). Psychiatrie und Psychotherapie. Wien: Springer: 309–327.

Noeker, M.; Petermann, F. (2008). Resilienz: Funktionale Adaptation an widrige Umgebungsbedingungen. Zeitschrif für Psychiatrie, Psychologie und Psychotherapie, 56 (4): 255–263.

Nosper, M. (2008). ICF AT 50-Psych. Entwicklung eines ICF-konformen Fragebogens für die Selbstbeurteilung von Aktivitäten und Teilhabe bei psychischen Störungen. DRV-Schriften, 77: 125–128.

Nuber, U. (1999). Das Konzept «Resilienz»: So meistern Sie jede Krise. Psychologie Heute, 20: 22–27.

Ohlmeier, M.; Peters, K.; Kordon, A. et al. (2007). Nicotine and alcohol dependence in patients with comorbid ADHD. Alcohol Alcohol, 42 (6): 539–543.

Oldham, J. M.; L. B. Morris. (1995). The New Personality Self-Portrait: Why You Think, Work, Love, and Act the Way You Do. Rev. ed. New York: Bantam.

Ortner, T. M.; Kubinger, K. D., Schrott, A.; Radinger, R.; Litzenberger, M. (2011). Manual zum Belastbarkeits-Assessments, BACO. Mödling: Schufried.

Öst, L. G. (1990). The agoraphobia scale: An evaluation of its reliability and validity. Behaviour Research and Therapy, 28: 323–329.

Ostendorf, F.; Angleitner, A. (2004). NEO-Persönlichkeitsinventar nach Costa und McCrae, revidierte Fassung. Göttingen: Hogrefe.

Petermann, F.; Schmidt, M. H. (2006). Ressourcen – ein Grundbegriff der Entwicklungspsychologie und Entwicklungspsychopathologie? Kindheit und Entwicklung, 15: 118–127.

Petermann, F.; Wiedebusch, S. (2003). Emotionale Kompetenz bei Kindern. Göttingen: Hogrefe.

Peterson, N. G.; Mumford, M. D.; Borman, W. C.; Jeanneret, P. R.; Fleishman, E. A.; Levin, K. Y.; Campion, M. A.; Mayfield, M. S.; Morgeson, F. P.; Pearlman, K.; Gowing, M. K.; Lancaster, A. R.; Silver, M. B.; Dye, D. M. (2001). Understanding work using the occupational information network (O*NET): Implications for practice and research. Personnel Psychology, 54: 451–492.

Pfeifer, K.; Sudeck, G.; Brüggemann, S.; Huber, G. (2010). DGRW-Update: Bewegungstherapie in der medizinischen Rehabilitation – Wirkungen, Qualität, Perspektiven. Rehabilitation, 49: 224–236.

Philipsen, A.; Heßlinger, B.; Tebartz van Elst, L. (2008). Aufmerksamkeitsdefizit-Hyperaktivitätsstörung im Erwachsenenalter. Deutsches Ärzteblatt, 105 (17): 311–317.

Piechowiak, H. (2006). Präzise berichten – im Interesse der Patienten. Deutsches Ärzteblatt, 103: 3012–3016.

Polanczyk, G.; de Lima, M.; Horta, B.; Biedermann, J.; Rohde, L. (2007). The worldwide prevalence of ADHD: a systematic review and metaregression analysis. American Journal of Psychiatry, 164 (6): 942–948.

Premack, D. (1959). Toward empirical behavior laws: I. Positive reinforcement. Psychological Review, 66: 219–233.

Prosiegel, M.; Böttger, S.; Schenk, T.; König, N.; Marolf, M.; Vaney, C.; Garner, C.; Yassouridis, A. (1996). Der Erweiterte Barthel-Index (EBI) – eine neue Skala zur Erfassung von Fähigkeitsstörungen bei neurologischen Patienten. Neurologische Rehabilitation, 1: 7–13.

Prümper, J.; Hartmannsgruber, K.; Frese, M. (1995). KFZA. Kurz-Fragebogen zur Arbeitsanalyse. Zeitschrift für Arbeits- und Organisationspsychologie, 39: 125–132.

Rauh, S.; Svitak, M.; Grundmann, H. (2008). Handbuch Psychosomatische Begutachtung. Ein praktisches Manual für Ärzte und Versicherer. München: Elsevier.

REFA Verband für Arbeitsstudien und Betriebsorganisation (Hrsg.) (1991). Anforderungsermittlung (Arbeitsbewertung) (2. Aufl.) München: Hanser-Verlag.

Rehm, L.P.; Adams, J.H. (2003). Self-management. In: W.T. O'Donohue; J.F. Fisher (eds.). Cognitive behavior therapy. Applying Empirically supported Techniques in Your Practice. Hoboken: Wiley: 354–360.

Resch, M.; Bamberg, E. (2005). Work-Life-Balance – ein neuer Blick auf die Vereinbarkeit von Berufs- und Privatleben? Zeitschrift für Arbeits- und Organisationspsychologie, 49: 171–175.

Richter, D.; Berger, K.; Reker, T. (2008). Nehmen psychische Störungen zu? Eine systematische Literaturübersicht. Psychiatrische Praxis, 35: 321–330.

Riechert, I. (2011). Psychische Störungen bei Mitarbeitern. Berlin: Springer.

Rieckmann, N. (2002). Resilienz, Widerstandsfähigkeit, Hardiness. In: R. Schwarzer; M. Jerusalem; H. Weber (Hrsg.). Gesundheitspsychologie von A bis Z. Ein Handwörterbuch. Göttingen: Hogrefe.

Riemann, R. (1997). Persönlichkeit: Fähigkeiten oder Eigenschaften? Lengerich: Pabst.

Riemann, R.; Allgöwer, A. (1993). Eine deutsche Fassung des »Interpersonal Competence Questionnaire» (ICQ). Zeitschrift für Differentielle und Diagnostische Psychologie, 14 (3): 153–163.

Riggio, R.E. (1986). Assessment of basic social skills. Journal of Personality and Social Psychology, 51: 649–660.

Rimann, M.; Udris, I. (1997). Subjektive Arbeitsanalyse: Der Fragebogen SALSA. In: O. Strohm; E. Ulich (Hrsg.). Unternehmen arbeitspsychologisch bewerten. Ein Mehr-Ebenen-Ansatz unter besonderer Berücksichtigung von Mensch, Technik und Organisation. Zürich: vdf Hochschulverlag: 281–298.

Rinaldi, M.; Perkins, R. (2007). Comparing employment outcomes for two vocational services: individual placement and support and non-integrated pre-vocational services in the UK. Journal of Vocational Rehabilitation, 27: 21–27.

Robertson, I.T.; Downs, L. (1989). Work-Sample tests of trainability: A meat-analysis. Journal of Applied Psychology, 74 (3): 402–410.

Robin, L. (2002). The impact of ADHD on marriage. The ADHD Report, 10 (3): 9–14.

Roelofs, K.; van Galen, G.P.; Keijsers, G.P.; Hoogduin, C.A. (2002). Motor initiation and execution in patients with conversion paralysis. Acta Psychologica, 110: 21–34.

Roemer, L.; Borkovec, T.D. (1993). Worry: unwanted cognitive activity that controls unwanted somatic experience. In: D.M. Wegner; J.W. Pennebaker (eds.). Handbook of mental control. Englewood Cliffs/NJ: Prentice Hall: 220–238.

Rogers, J.C.; Weinstein, J.M.; Figone, J.J. (1978). The Interest Checklist: Empirical Assessment. American Journal of Occupational Therapy, 32: 628–630.

Rosenbaum, M.; Cohen, E. (1999). Equalitarian marriages, spousal support, resourcefulness, and psychological distress among Israel working women. Journal of Vocational Behavior, 54: 102–113.

Rosenthal, T.L.; Bandura, A. (1978). Psychological modeling: Theory and practice. In: S. Garfield; A.E. Bergin (eds.). Handbook of psychotherapy and behavior change (2nd ed.). New York: Wiley.

Rösler, M.; Retz, W. (2006). Die Aufmerksamkeitsdefizit-/ Hyperaktivitätsstörung (ADHS) im Erwachsenenalter. Zeitschrift für Psychiatrie, Psychologie und Psychotherapie (ZPPP), 54: 77–86.

Rüger, U.; Dahm, A.; Kallinke, D. (2012). Kommentar Psychotherapie-Richtlinien. München: Urban & Fischer.

Rutter, M. (2006). Implications of resilience concepts for scientific understanding. Annals of the New York Academy of Sciences, 1094: 1–12.

Saarni, C. (1999). The development of emotional competence. New York: Guilford Press.

Salovey, P.; Mayer, J.D. (1989). Emotional Intelligence. Imagination, Cognition and Personality, 9: 185–211.

Salzman, L. (1968). The Obsessive Personality. New York: Science House.

Sarazin, F.; Spreen, O. (1986). Fifteen year stability of some neuropsychological tests in learning disabled subjects with and without neurological impairment. Journal of Clinical Experimental Neuropsychology, 8: 190–200.

Sarges, W. (2000). Diagnose von Managementpotential für eine sich immer schneller und unvorhersehbarer ändernde Wirtschaftswelt. In: L. von Rosenstiel; Th. Lang-von Wins (Hrsg.). Perspektiven der Potentialbeurteilung.Göttingen: Hogrefe: 107–128.

Sass, H.; Wittchen, H.-U.; Zaudig, M. (1996). Skala zur Erfassung des sozialen und beruflichen Funktionsniveaus (SOFAS): Diagnostisches und Statistisches Manual psychischer Störungen. DSM-IV. Übersetzt nach der vierten Auflage des Diagnostic and Statistical Manual of Mental Disorders. American Psychiatric Association. Göttingen: Hogrefe.

Sass, H.; Wittchen, H.-U.; Zaudig, M.; Houben, I. (1998). Diagnostische Kriterien des DSM-IV. Göttingen: Hogrefe, Verlag für Psychologie.

Schaub, D.; Juckel, G. (2011). PSP-Skala – Deutsche Version der Personal and Social Performance Scale: Validiertes Messinstrument zur Erfassung des psychosozialen Funktionsniveaus in der Schizophrenietherapie. Der Nervenarzt, 82: 1178–1184.

Schmidt, C.F. (1988). Tätigkeitsanalyseliste TAL. Psychodiagnostisches Zentrum, Sektion Psychologie der Humboldt-Universität zu Berlin.

Schmidt; S.; Petermann, F. (2008). Entwicklungspsychopathologie des ADHS. Zeitschrift für Psychiatrie, Psychologie und Psychotherapie (ZPPP), 56: 265–274.

Schmuck, P. (1996). Die Flexibilität menschlichen Verhaltens. Frankfurt/M.: Peter Lang.

Schneider, C.M. (2000). Philosophische Überlegungen zu Aaron Antonovskys Konzept der Salutogenese. In: H. Wydler; P. Kolip; T. Abel (Hrsg.). Salutogenese und Kohärenzgefühl. Grundlagen, Emperie und Praxis eines gesundheitswissenschaftlichen Konzepts. Weinheim und München: Juventa Verlag: 21–41.

Schneider, W.; Dohrenbusch, R.; Henningsen, P.; Freyberger, H.J.; Irle, H.; Köllner, V.; Widder, B. (2012). Begutachtung bei psychischen und psychosomatischen Erkrankungen. Bern: Verlag Hans Huber.

Schneider, W.; Henningsen, P.; Dohrenbusch, R.; Freyberger, H.J.; Irle, H.; Köllner, V.; Widder, B. (Hrsg.) (2012). Begutachtung bei psychischen und psychosomatischen Erkrankungen. Autorisierte Leitlinien und Kommentare. Bern: Verlag Hans Huber.

Schoppe, K.J. (1975). Verbaler Kreativitätstest. Testzentrale Göttingen: Hogrefe.

Schoppek, W.; Putz-Osterloh, W. (2003). Individuelle Unterschiede und die Bearbeitung komplexer Probleme. Zeitschrift für Differentielle und Diagnostische Psychologie, 24 (3): 163–173.

Schott, N. (2000). Prognostizierbarkeit und Stabilität von sportlichen Leistungen über einen Zeitraum von 20 Jahren: eine Nachuntersuchung bei 28jährigen Erwachsenen. Dissertation, Karlsruhe. Verfügbar unter: http://www.ubka.unikarlsruhe. de/eva/index.html [2.1.2006].

Schrott, A. (2003). Belastbarkeitsdiagnostik. In: K. D. Kubinger; R. S. Jäger (Hrsg.). Schlüsselbegriffe der Psychologischen Diagnostik. Weinheim: Beltz: 56–61.

Schuler, H. (Hrsg.) (2006). Lehrbuch der Personalpsychologie. Göttingen: Hogrefe.

Schulz, A. (2012). Zur Erfassung von Problemlösefähigkeit als Teil der Fachkompetenz im Kontext webbasierter Lernumgebungen in der gewerblich-technischen Berufsausbildung. In: D. Frommberger (Hrsg.). Magdeburger Schriften zur Berufs- und Wirtschaftspädagogik, Heft 1, Jg. 2012. Magdeburg: Otto-von-Guericke-Universität.

Schüpbach, H.; Zölch, M. (2007). Analyse und Bewertung von Arbeitssystemen und Arbeitstätigkeiten. In: H. Schuler (Hrsg.). Lehrbuch Organisationspsychologie. Bern: Verlag Hans Huber.

Schwarzer, R. (2002). Bewältigung, proaktive. In: R. Schwarzer; M. Jerusalem; H. Weber (Hrsg.). Gesundheitspsychologie von A bis Z. Ein Handwörterbuch. Göttingen: Hogrefe.

Seiffge-Krenke, I. (2002). Gesundheit als aktiver Gestaltungsprozess im menschlichen Lebenslauf. In: R. Oerter; L. Montada (Hrsg.). Entwicklungspsychologie. Weinheim: Beltz Psychologie Verlags Union.

Seiwert, L. (2007). Das neue 1 x 1 des Zeitmanagements. München: Gräfe und Unzer.

Semmer, N.; Zapf, D.; Dunckel, H. (1995). Assessing stress at work: A framework and an instrument. In: O. Svane; C. Johansen (Hrsg.). Work and Health – Scientific basis of progress in the working environment. Luxembourg: Office for Official Publications of the European Communities: 105–113.

SGB IX. Das Neunte Buch Sozialgesetzbuch – Rehabilitation und Teilhabe behinderter Menschen (2013). Artikel 1 des Gesetzes vom 19. Juni 2001, BGBl. I S. 1046, 1047, das zuletzt durch Artikel 3 des Gesetzes vom 14. Dezember 2012 (BGBl. I S. 2598) geändert worden ist. Online-Zugriff am 13.05.2013. http://www.gesetze-im-internet.de/bundesrecht/sgb_9/gesamt.pdf.

Shapiro, S. L.; Brown, K. W.; Biegel, G. M. (2007). Teaching Self-Care to Caregivers: Effects of Mindfulness-Based Stress Reduction on the Mental Health of Therapists in Training. Training and Education in Professional Psychology, 1: 105–115.

Sheehan, D.; Janavs, J.; Baker, R.; Knapp, E.; Sheehan, K. H.; Sheehan, M. (1994). MINI. Mini International Neuropsychiatric Interview. Tampa: University of South Florida.

Sieber, S. D. (1974). Toward a theory of role accumulation. American Sociological Review, 39: 567–578.

SIM, Swiss Insurance Medicine. (2005). Leitlinie zur Beurteilung der Arbeitsunfähigkeit nach Unfällen und Krankheit. Winterthur: Swiss Insurance Medicine.

Simons, J.; Gaher, R. (2005). The Distress Tolerance Scale: Development and validation of a self-report measure. Motivation and Emotion, 29: 83–102.

Smith, M. (2003). Sag Nein ohne Skrupel. Die neue Methode zur Steigerung von Selbstsicherheit und Selbstbehauptung. Ulm: Mvg Verlag.

Soldat, A. S.; Sinclair, R. C.; Mark, M. M. (1997). Color as an environmental processing cue: External affective cues can directly affect processing strategy without affecting mood. Social Cognition, 15 (1): 55–71.

Sommer, G.; Fydrich, T. (1989). Soziale Unterstützung – Diagnostik, Konzepte, F-SOZU. Tübingen: Deutsche Gesellschaft für Verhaltenstherapie.

Sonntag, K.H.; Scharper, N. (2011). Personale Veraltens-. Und Leistungsbedingungen. In: C. Hoyos; D. Fey (Hrsg.). Arbeits- und- und Organisationspsychologie. Weinheim: Beltz: 298–312.

Spearman, C. (1904). «General intelligence», objectively determined and measured. American Journal of Psychology, 15: 201–293.

Spector, W.D.; Katz, S.; Murphy, J.B.; Fulton, J.P. (1987). The hierarchical relationship between activities of daily living and instrumental activities of daily living. Journal of Chronic Disease, 40: 481–489.

Spivack, G.; Platt, J.J.; Shure, M.B. (1976). The problem-solving approach to adjustment. San Francisco: Joessey-Bass.

Sprung, L.; Sprung, H. (2001). Grundzüge der historischen Methodenlehre. Psychologische Rundschau, 52: 215–223.

Stern, W. (1912). Die psychologischen Methoden der Intelligenzprüfung. In: F. Schumann (Hrsg.). Bericht über den 5. Kongress für Experimentelle Psychologie in Berlin. Leipzig: Barth: 1–109.

Sternberg, R.J.; Lubart, T.I. (1996). Investing in creativity. American Psychologist, 51 (7): 677–688.

Sternberg, R.J. (1985). Beyond IQ: A triarchic theory of human intelligence. Cambridge UK: Cambridge University Press.

Strauss, A.A.; Lehtinen, L.E. (1947). Psychopathology and education oft he rbain-injured child. New York: Grune & Stratton.

Techniker Krankenkasse. (2012). Gesundheitsreport 2012. Band 27 Teil 1: Arbeitsunfähigkeiten. Hamburg: Techniker Krankenkasse.

Tesio, L. (2003). Measuring behavioours and perceptions: Rasch analysis as a tool for rehabilitation research. Journal of Rehabilitation Medicine, 35 (3): 105–115.

Thase, M.E.; Rush, A.J. (1997). When at first you don`t succeed: sequential strategies for antidepressant nonrespnders. Journal of Clin Psychiatry, 58: 23–29.

Thoits, P.A. (1983). Multiple identities and psychological well-being: A reformulation and test of the social isolation hypothesis. American Sociological Review, 48: 174–187.

Thompson, E.R. (2008). Development and Validation of an International English Big-Five Mini-Markers. Personality and Individual Differences, 45 (6): 542–548.

Thorndike, E.I. (1920). Intelligence and its uses. Harper's Magazine, 140: 227–235.

Timberlake, W. (1995). Reconceptualising reinforcement: A causal-system approach to reinforcement and behaviour change. In: W. O'Donohue; L. Krasner (eds.). Theories of behaviour therapy. Washington, DC: American Psychological Association.

Tracy, E.M.; Whittaker, J.K. (1990). The social network map: Assessing social support in clinical practice. Families in Society: The Journal of Contemporary Human Services, 71: 461–470.

Trenk-Hinterberger, P. (2007). Die Rechte behinderter Menschen und ihrer Angehörigen. Düsseldorf: Bundesarbeitsgemeinschaft SELBSTHILFE e.V.

Udris, I.; Alioth, A. (1980). Fragebogen zur «Subjektiven Arbeitsanalyse» (SAA). In: E. Martin; I. Udris; U. Ackermann; K. Oegerli (Hrsg.). Monotonie in der Industrie. Bern: Verlag Hans Huber: 61–68 und 204–207.

Ullrich, R.; de Muynck, R. (1998a). ATP1: Einübung von Selbstvertrauen. Bedingungen und Formen sozialer Schwierigkeiten. München: Pfeiffer.

Ullrich, R.; de Muynck, R. (1998b). ATP2: Einübung von Selbstvertrauen – Grundkurs. München: Pfeiffer.

Ullrich, R.; de Muynck, R. (1998c). ATP3: Einübung von Selbstvertrauen und kommunikative Problemlösung – Anwendung in Freundeskreis, Arbeit und Familie. München: Pfeiffer.

Ullrich, R.; de Muynck, R. (1998d). ATP4: Anleitung für den Therapeuten. München: Pfeiffer.

Ullrich de Muynck, R.; Ullrich, R. (1977). Der Unsicherheitsfragebogen. Testmanual und Anleitung für den Therapeuten. München: Pfeiffer.

Ullrich de Muynck, R.; Ullrich, R. (1978). Der Unsicherheitsfragebogen. München: Pfeiffer Verlag.

Ullrich de Muynck, R.; Ullrich, R. (1987). Das Assertiveness-Trainingsprogramm ATP: Einübung von Selbstvertrauen und sozialer Kompetenz, Teil 1: Bedingungen und Formen sozialer Schwierigkeiten. München: Pfeiffer bei Klett Cotta.

Üstün, T.B.; Kostanjsek, N.; Chatterji, S.; Rehm, J. (Hrsg.) (2010). Measuring Health and Disability. Manual for WHO Disability Assessment Schedule WHODAS 2.0. Malta: World Health Organization.

Vauth, R.; Dietl, M.; Stieglitz, R.-D.; Olbrich, H.M. (2000). Kognitive Remedition. Eine neue Chance in der Rehabilitation schizophrener Störungen. Nervenarzt, 71 (1): 19–29.

Venzlaff, U.; Foerster, K. (2004). Handbuch Psychiatrische Begutachtung. München: Elsevier.

Versorgungsmedizin-Verordnung (VersmedV) (2010). Verordnung zur Durchführung des § 1 Abs. 1 und 3, des § 30 Abs. 1 und des § 35 Abs. 1 des Bundesversorgungsgesetztes. Zuletzt geändert 17.02.2010. Verfügbar unter http://www.gesetze-im-internet.de/bundesrecht/versmedv/gesamt.pdf

Viehauser, R. (2000). Förderung salutogener Ressourcen. Entwicklung und Evaluation eines gesundheitspsychologischen Trainingsprogramms. Regensburg: Roderer.

Volpert, W.; Oesterreich, R.; Gablenz-Kolokovic, S.; Krogoll, T.; Resch, M. (1983). Verfahren zur Ermittlung von Regulationserfordernissen in der Arbeitstätigkeit (VERA). Analyse von Planungs- und Denkprozessen in der industriellen Produktion. Köln: Verlag TÜV Rheinland.

von Schlippe, A.; Schweitzer, J. (1996). Lehrbuch der systemischen Therapie und Beratung. Göttingen: Vandenhoeck & Ruprecht.

Wancata, J.; Kapfhammer, H.P.; Schüssler, G.; Fleischacker, W.W. (2007). Sozialpsychiatrie, essentieller Bestanbdteil der Psychiatrie. Psychiatrie Psychotherapie, 3: 58–64.

Waters, E.; Sroufe, L.A. (1983). Social competence as a developmental construct. Developmental Review, 3: 79–97.

Wechsler, D. (1939). The measurement of adult intelligence. Baltimore, MD: Williams & Wilkins.

Wechsler, D. (2006). WIE, Wechsler Intelligenztest für Erwachsene. Deutschsprachige Bearbeitung und Adaptation des WAIS-III von David Wechsler. Göttingen: Hogrefe.

Weiss, U. (1978). Biologische Grundlagen und körperliche Leistungsfähigkeit. In K. Egger (Hrsg.), Turnen und Sport in der Schule. Bern: Eidgenössische Drucksachen und Materialzentrale: 33–61.

Weiß, R. (2008). Grundintelligenztest Skala 2 – Revision – (CFT 20-R) mit Wortschatztest und Zahlenfolgetest – Revision (WS/ZF-R). Göttingen: Hogrefe.

Welter-Enderlin, R.; Hildenbrand, B. (Hrsg.) (2006). Resilienz – Gedeihen trotz widriger Umstände. Heidelberg: Carl Auer Verlag: 13.

WidO Wissenschaftliches Institut der AOK. (2011). Pressemitteilung Fehlzeitenreport 2011. Online. Zugriff am 20.03.2013. Verfügbar unter http://www.aok-bv.de/imperia/md/aok-bv/presse/pressemitteilungen/archiv/2011/pm_wido_2011-16-08_fzr2011_v02_final.pdf

Wiersma, D.; DeJong, A.; Ormel, J. (1988). The Groningen Social Disability Schedule: Development, relationship with I.C.I.D.H., and psychometric properties. International Journal of Rehabilitation and Research, 11 (3): 213–224.

Wiersma, D.; DeJong, A.; Kraaijkamp, H.J. M.; Ormel, J. (1990). The Groningen Social Disabilities Schedule. Manual and Questionnaires, 2nd Version. WHO: University of Groningen, Department of social Psychiatry.

Wiersma, U.; Latham, G.P. (1996). The practicality of behavioral observation scales and trait scales. Personnel Psychology, 39: 619–628.

Wiese, B.S. (2007). Work-Life-Balance. In: K. Moser (Hrsg.). Wirtschaftspsychologie. Heidelberg: Springer: 246–263.

Willimczik, K.; Voelcker-Rehage, C.; Wietz, O. (2006). Sportmotorische Entwicklung über die Lebensspanne. Empirische Befunden zu einem theoretischen Konzept. Zeitschrift für Sportpsychologie, 13 (1): 10–22.

Willison, S.; Tsacoumis, S. (2009). O*NET Analyst Occupational Abilities Ratings: Analysis Cycle 9 Results. Human Resources Research Organization. Available under http://www.onetcenter.org/reports/Wave9.html (29.07.2013).

Wittchen, H.U.; Jacobi, F. (2001). Die Versorgungssituation psychischer Störungen in Deutschland. Eine klinisch-epidemiologische Abschätzung anhand des Bundesgesundheitssurveys 1998. Bundesgesundheitsblatt für Gesundheitsforschung und Gesundheitsschutz, 44: 993–1000.

Wittchen, H.U.; Jacobi, F.; Rehm, J.; Gustavsson, A.; Svensson, M.; Jönsson, B.; Olesen, J.; Allgulander, C.; Alonso, J.; Faravelli, C.; Fratiglioni, L.; Jennum, P.; Lieb, R.; Maercker, A.; van Os, J.; Preisig, M.; Salvador-Carulla, L.; Simon, R.; Steinhausen, H.C. (2011). The size and burden of mental disorders and other disorders of the brain in Europe 2010. European Neuropsychopharmacology, 21: 655–679.

Wolf, B.; Barell, G.; Hoenle, S. (1995). Assessment Center auf dem Prüfstand. Hamburg: Windmühle.

Woll, A. (1996). Gesundheitsförderung in der Gemeinde. Neu-Isenburg: LinguaMed Verlag.

World Health Organization WHO. (1980). International Classification of Impairments, Disabilities and Handicaps (ICIDH). Geneva: World Health Organization.

World Health Organization WHO. (1987). The Groningen Social Disabilities Schedule. WHO: University of Groningen, Department of social Psychiatry.

World Health Organization WHO. (1988). WHO psychiatric disability assessment schedule. Geneva: World Health Organization.

World Health Organization WHO. (1991). Internationale Klassifikation psychischer Störungen: ICD-10, Kapitel V (F). Bern: Verlag Hans Huber.

World Health Organization WHO. (2001). International Classification of Functioning, Disability and Health: ICF. Geneva: World Health Organization.

World Health Organization WHO. (2004). WHODAS II – Disability Assessment Schedule Training Manual: A guide to administration [Internet]. Geneve: WHO; [cited 2010 June 3]. Available from: http://www.who.int/icidh/whodas/training_man.pdf

World Health Organization WHO. (2005). Internationale Klassifikation der Funktionsfähigkeit, Behinderung und Gesundheit (ICF). Genf: World Health Organization.

Yu, K.Y. (2009). Affective influences in person-environment fit theory: exploring the role of affect as both cause and outcome of P-E fit. Journal of Applied Psychology, 94: 1210–1226.

Zapf, D.; Semmer, N.K. (2004). Stress und Gesundheit in Organisationen. In: H. Schuler (Hrsg.). Enzyklopädie der Psychologie: Themenbereich D Praxisgebiete, Serie III Wirtschafts-, Organisations- und Arbeitspsychologie, Band 3 Organisationspsychologie – Grundlagen und Personalpsychologie. Göttingen: Hogrefe: 1007–1112.

Zapf, D.; Bamberg, E.; Dunckel, H.; Frese, M.; Greif, S.; Mohr, G.; Rückert, D.; Semmer, N. (1983). Dokumentation der Skalen des Forschungsprojekts «Psychischer Stress am Arbeitsplatz – hemmende und fördernde Bedingungen für humanere Arbeitsplätze». Osnabrück: Universität Osnabrück, Fachbereich Psychologie.

Zaudig, M.; Hiller, W.; Geiselmann, B.; Hansert, E.; Linder, G.; Mombour, W.; Reischies, F. M.; Thora, C. (1996). SIDAM – Strukturiertes Interview für die Diagnose einer Demenz vom Alzheimer Typ, der Multiinfarkt- (oder vaskulären) Demenz und Demenzen anderer Ätiologie nach DSM-III-R, DSM-IV und ICD-10. Göttingen: Hogrefe.

Zeller, E. (2008). Ärztliche Arbeitsunfähigkeitsbescheinigungen in der Sackgasse. Ein Aufruf zur ärztlichen Besinnung auf Sachlichkeit. Der medizinische Sachverständige,5: 187–194.

Zitterbarth, W. (1995). Gesundheit als Gesellschaftliche Konstruktion. In: R. Lutz; N. Mark (Hrsg.). Wie gesund sind Kranke? Zur seelischen Gesundheit psychisch Kranker. Göttingen: Hogrefe: 27–39.

Zubrägel, D.; Linden, M. (2011). Generalisierte Angststörung. In: M. Linden; M. Hautzinger (eds.). Verhaltenstherapiemanual. Berlin: Springer: 589–593.

Zwicker, J. G.; Missiuna, C.; Harris, S. R.; Boyd, L. A. (2012). «Developmental coordination disorder: a review and update». Eur. J. Paediatr. Neurol., 16: 573–581.